之养生厨房：天天养生菜

日常养生篇

强筋健骨

补气养血

清热祛湿

祛火解毒

减肥清肠

调节睡眠

消除疲劳

缓解抑郁

提高免疫力

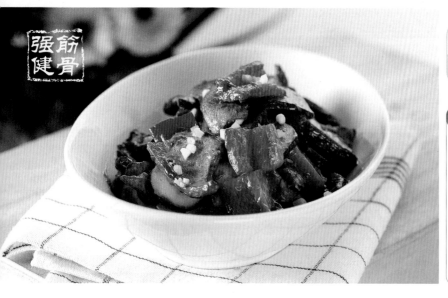

强筋健骨

食疗功效

补钙壮骨

·烹饪小窍门·

用热水焯猪肝前，可以用料酒、姜汁、老抽、淀粉给猪肝上一层浆，这样不仅可以给猪肝去腥，还可以使它更鲜嫩。

壮骨双"干"

食材

猪肝50克，豆腐干、彩椒、葱、姜、蒜、淀粉、盐、白糖、白胡椒粉、醋、生抽、老抽、料酒、植物油各适量。

制作方法

① 葱、姜、蒜切末备用。另取姜剁成茸，加上一点水，制成姜汁备用。

② 猪肝切成不厚不薄的柳叶片，豆腐干切条，彩椒切片。

③ 在切好的猪肝中依次加入料酒、姜汁、老抽、淀粉，抓匀上浆。

④ 锅中加清水，大火烧开，轻轻下入上浆好的猪肝，不要搅拌，待猪肝断生，将其捞出备用。

⑤ 调一小碗炒制时用的料汁：小碗中加入料酒、生抽、老抽、盐、白糖、白胡椒粉、醋、水淀粉并搅匀，其中白胡椒粉放2克即可。

⑥ 锅中放入少许油，爆香葱、姜、蒜，然后下入切好的豆腐干和彩椒翻炒，再下入备好的猪肝炒匀。

⑦ 最后倒入备好的小碗料汁，即可收汁出锅。

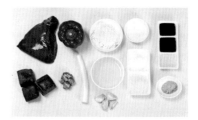

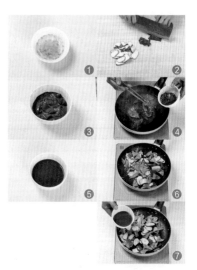

养生小贴士

猪肝富含维生素A，有益于视力，可以保护眼睛，增强抵抗力；猪肝中还富含铁离子，能补血，特别适合容易贫血的老年人食用。

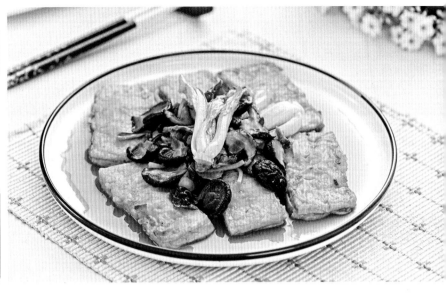

食疗功效

预防骨质疏松

·烹饪小窍门·

豆腐夹鸡肉裹完面粉后再裹蛋液，可使其更加紧实。

荷包豆腐

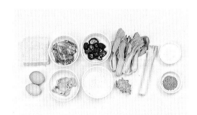

食材

豆腐、鸡肉、鸡皮、鸡蛋、油菜、干香菇、葱、姜、面粉、盐、白胡椒粉各适量。

制作方法

① 鸡皮切丝，鸡肉切片，葱姜切好，干香菇泡水，鸡蛋打好备用。将豆腐切成约两枚1元硬币厚度的薄片，摆盘备用。

② 在豆腐上撒少许盐、葱姜末、白胡椒粉进行腌制，泡水后的香菇切片。

③ 起锅，开小火，将鸡皮慢煸出油盛出备用。

④ 将鸡肉片夹在两片豆腐间。

⑤ 豆腐先裹面粉，再裹蛋液。（事先准备两个碗，一个盛面粉，一个盛蛋液。）

⑥ 开小火，锅内倒入少许油，把豆腐下锅煎制15～20秒即可翻面。

⑦ 下入香菇片、葱姜丝，再倒入适量香菇水烧开。

⑧ 加入油菜、煸过的鸡皮略微烹制即可出锅。

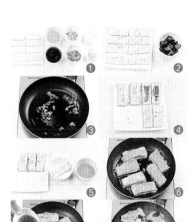

养生小贴士

豆制品中含有丰富的大豆异黄酮，有类似雌激素的功效，尤其适合更年期的女性食用。

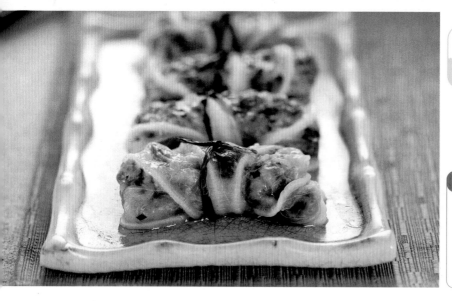

·烹饪小窍门·

白菜叶撒上干淀粉，可将白菜和肉紧紧地粘在一起，口感更佳。

翡翠白玉卷

食材

猪肉馅100克，海米、韭菜、白菜、紫菜、姜、葱、盐、淀粉、料酒、酱油、香油各适量。

制作方法

① 取白菜叶提前放入沸水中煮制3分钟备用，韭菜用开水烫过后取一部分切末备用，葱、姜切末备用，紫菜撕碎备用。

② 海米干锅炒去湿气，加入姜末和少许料酒翻炒后盛出备用。

③ 100克肉馅中加入适量盐、料酒、酱油、葱姜末以及香油，然后顺时针搅拌均匀。

④ 肉馅中再依次加入紫菜碎、海米、韭菜末，搅拌均匀。

⑤ 白菜叶撒上干淀粉，将搅拌好的肉馅放入菜叶中卷成卷。

⑥ 用烫过的韭菜叶将菜卷打结绑好。

⑦ 蒸锅上汽后将菜卷蒸制6~8分钟即可。

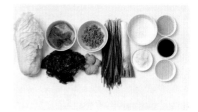

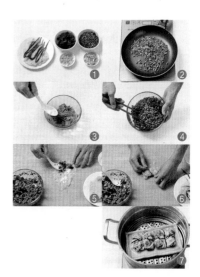

养生小贴士

平时生活中，多吃蔬菜、多喝牛奶对补钙也有很大帮助。

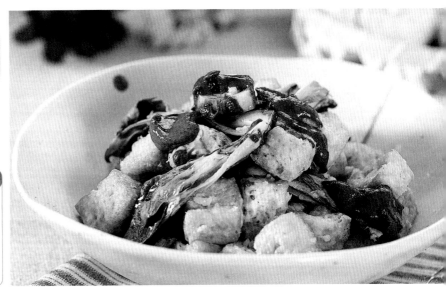

食疗功效

补钙

· 烹饪小窍门 ·

在炸好的豆腐上用牙签或叉子扎出小孔，更容易入味。

炸豆腐

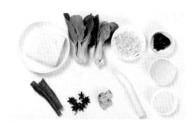

食材

豆腐 250 克，油菜、八角、桂皮、葱、姜、虾皮、芝麻酱、料酒、植物油各适量。

制作方法

① 新鲜虾皮洗净，晾干，干锅炒制，研磨成虾皮粉。葱、姜切片备用。

② 豆腐切块，下油锅炸制。

③ 待豆腐块呈现金黄色的硬壳，捞出豆腐块备用。

④ 将炸制豆腐的油倒出，剩余底油放入 1 个八角、少量桂皮、葱、姜，大火爆香。

⑤ 在锅中加入开水，并将豆腐下入锅中煮。

⑥ 将磨好的虾皮粉以及少量的料酒加入豆腐锅中，并放入去根的油菜心。

⑦ 煮制好的豆腐出锅后，淋上芝麻酱即可食用。

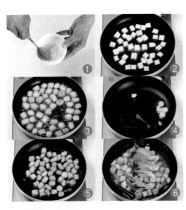

养生小贴士

很多坚果含钙量也非常丰富，适宜缺钙的人群食用。

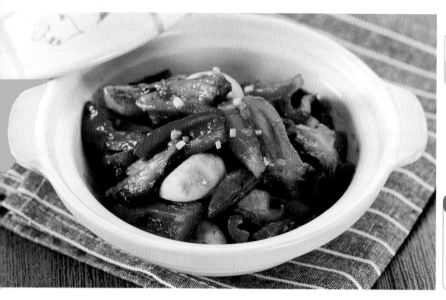

·烹饪小窍门·

焯腥味较重的食材时，将锅盖打开效果更佳。

香菇烧牛蹄筋

食材

熟牛蹄筋、香菇、葱、姜、蒜、花椒、淀粉、生抽、老抽、料酒、蚝油、植物油各适量。

制作方法

① 把彩椒切条，香菇切片，熟的牛蹄筋切成条。葱、姜切好备用。

② 将切好的牛蹄筋开水下锅，锅中加入1勺料酒焯2~3分钟，捞出备用。

③ 香菇焯水2分钟捞出备用。

④ 起锅少许油，加入蒜瓣小火煸成金黄色，把牛蹄筋和香菇倒入锅内煸炒。

⑤ 待水气煸干时，放入1勺生抽、1勺料酒、半勺老抽，继续烧制3分钟入味。

⑥ 将彩椒下入锅内，出锅前加入少许水淀粉，勾芡收汁，盛出即可。

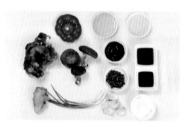

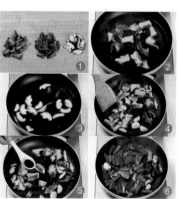

养生小贴士

中老年人膝盖、腰无力，可以适当补充骨胶原强筋健骨。

食疗功效

补钙壮骨

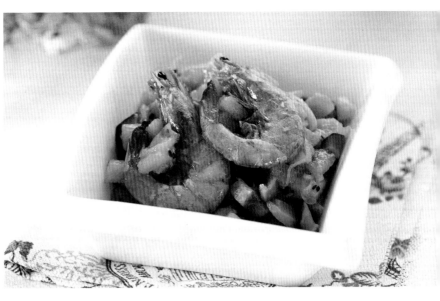

·烹饪小窍门·

加入白糖和盐时，白糖和盐的比例要接近10∶1，这样可以防止虾变腻。

壮骨大虾

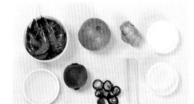

食材

大虾（最好对虾）、干香菇、猕猴桃、橙子、葱、姜、白糖、盐、植物油各适量。

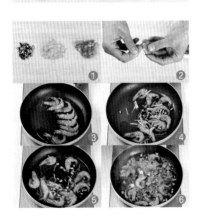

制作方法

❶ 将葱、姜切丝，干香菇泡发好切成香菇粒，猕猴桃和橙子切成丁备用。

❷ 处理鲜虾：将虾的虾须、虾脚、虾枪剪掉，挑出沙包，剪开虾背部的壳，取出虾线。

❸ 把虾下到油锅里煎，待虾打卷至自动卷回来时，将虾翻个儿，然后下入葱丝和姜丝，姜丝的量可以大一些。

❹ 等虾全煎变色后，下入香菇粒。

❺ 待香菇出香味，再放入两大勺热水与虾齐平；然后加入白糖和盐，白糖和盐的比例要接近10∶1；搅匀后用大火烧开，再改小火加盖焖制。

❻ 大虾快焖制好时，下入切好的猕猴桃丁和橙子丁，稍微加热，即可搅匀盛出。

养生小贴士

香菇除了富含维生素D可以促进钙吸收外，还具有提高免疫力、抗癌的作用，免疫力低下的人常吃有益。

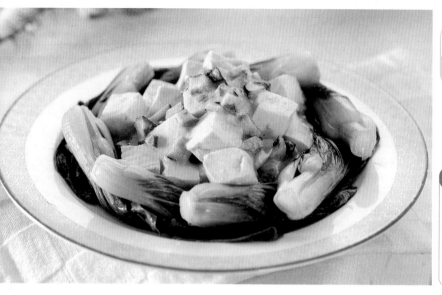

食疗功效

补钙

·烹饪小窍门·

煸炒咸鸭蛋黄时，
为防止其中的胆
固醇氧化，油温
一定不要过高。

蛋黄煨豆腐

食材

豆腐、干香菇、咸鸭蛋黄、水淀粉、葱、油菜、盐、
料酒、植物油各适量。

制作方法

❶ 将发好的干香菇切丁，豆腐切小块。

❷ 咸鸭蛋黄碾碎后用料酒澥开。

❸ 油菜洗净，用沸水焯好摆盘备用。葱切末备用。

❹ 热锅底油，放入葱末炒香，下入澥开的咸鸭蛋黄和
香菇煸炒，再加入适量开水。

❺ 倒入豆腐块煨 5 分钟，加适量盐，勾入水淀粉，即可
出锅摆盘。

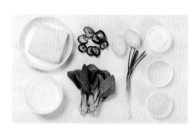

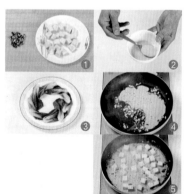

养生小贴士

蛋黄中胆固醇稍高，可以用豆腐中的豆固醇来降低
胆固醇的吸收率，二者搭配，就不用纠结蛋黄的食
用量。

烹饪小窍门

搅拌腌制的牛肉时，要顺着一个方向搅。

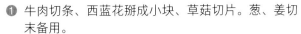

草菇牛柳

食材

牛肉、草菇、西蓝花、鸡蛋、葱、姜、盐、料酒、蚝油、植物油各适量。

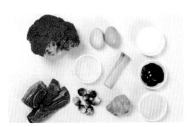

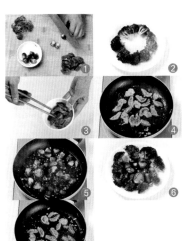

制作方法

① 牛肉切条、西蓝花掰成小块、草菇切片。葱、姜切末备用。

② 西蓝花焯水，捞出码盘。

③ 牛肉条中加入少许盐和蛋液，搅拌上浆。

④ 热锅底油，下入浆好的牛肉，炒制变色，捞出备用。

⑤ 再起锅，热锅凉油，放入葱末、姜末、蚝油、料酒炒出香味，加入清水，下入草菇烧制 2 ~ 3 分钟。

⑥ 待草菇入味捞出码盘（汤汁留在锅中）。

⑦ 将牛肉下入汤汁中，烧制 1 分钟左右，出锅即可。

养生小贴士

正常人群肉类蛋白质不能摄入太多，应该搭配蔬菜一起食用。

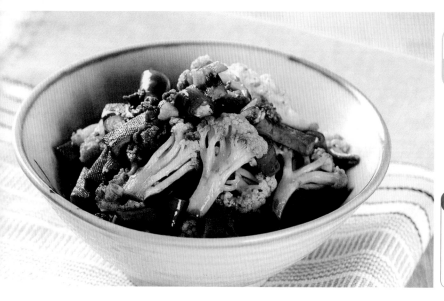

食疗功效

补钙

· 烹饪小窍门 ·

白糖炒制时间过长会发苦，要最后放。

大碗菜花

食材

有机菜花、熏豆干、瘦猪肉末、线椒、姜、蒜、白糖、酱油、植物油各适量。

制作方法

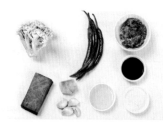

1. 首先把有机菜花的大根去除，再掰成小朵。姜、蒜切末，线椒切段，熏豆干切条备用。
2. 在锅中倒入少量油，用中小火煸炒菜花，炒至其表面微焦黄后盛出备用。
3. 热锅后放入底油，把猪肉末下锅煸炒，炒出水汽后，下入姜末炒香。
4. 再放入熏豆干翻炒。
5. 熏豆干炒至焦黄后，下入炒好的菜花合炒，再放入3大勺酱油、白糖调味，最后放入蒜末炒匀盛出。

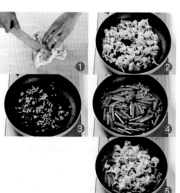

养生小贴士

黄瓜、西红柿、西葫芦、白菜、南瓜等均含有一定的钙质，且草酸含量很低。

食疗功效

缓解颈椎疼痛

· 烹饪小窍门 ·

柠檬水可以很好地去除丝瓜的土腥味。

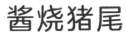

酱烧猪尾

食材

猪尾、丝瓜、柠檬水、大料、桂皮、葱、姜、白糖、盐、黄酱、生抽、老抽、植物油各适量。

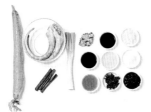
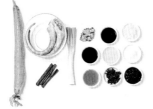

制作方法

1. 葱切段，姜切片。猪尾加大料、桂皮、葱段、姜片、少量老抽放入高压锅中，卤制约30分钟。
2. 将熟猪尾切小段。
3. 用筷子棱将丝瓜去皮后，再去瓤，切片。
4. 煮一锅开水，加入少量柠檬水，倒入丝瓜片，开锅前迅速捞出。
5. 另起锅开大火，倒入适量底油，放入适量黄酱、1勺生抽、7～8克白糖和少量盐炒匀。
6. 下入猪尾翻炒上色，再加入适量温开水烧制15分钟。
7. 最后下入丝瓜片烧制1分钟，即可出锅。

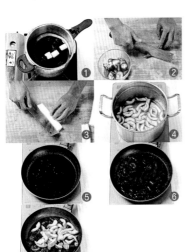

养生小贴士

丝瓜越是靠近皮的地方，膳食纤维、叶酸、维生素的含量越是丰富。用筷子轻轻刮去表皮，可以最大限度地保留丝瓜中的营养成分。

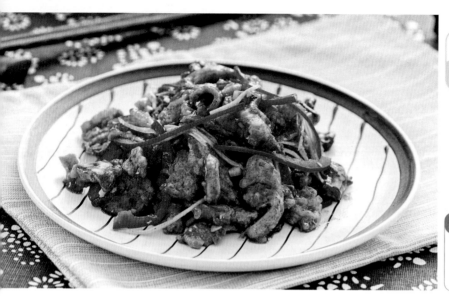

食疗功效

通经络 强筋骨

·烹饪小窍门·
调糊以筷子挑起蛋糊呈一条线为佳。

平菇酥牛肉

食材

牛肉250克，鸡蛋2个，平菇、彩椒、葱、姜、蒜、盐、白糖、干淀粉、肉桂粉、番茄酱、水淀粉、白醋、植物油各适量。

制作方法

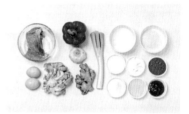

① 牛肉切片。平菇洗净晾干撕成均匀大小，加适量干淀粉拌匀静置2分钟。姜、蒜、葱、彩椒切好备用。

② 把2个鸡蛋打匀，加入3大勺干淀粉调成糊状。

③ 在牛肉片中调入少许盐，再加入2勺蛋糊搅拌均匀。

④ 开大火，锅中倒入适量底油，待油温可以使蛋糊定型时，下入牛肉炸至断生后捞出。平菇一个一个裹匀蛋液，下锅炸至定型后捞出。

⑤ 待油温略升高，下入牛肉和平菇复炸后捞出静置。

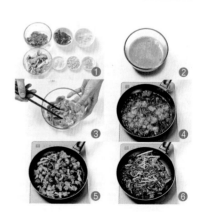

⑥ 锅中留少量底油，放入姜、蒜末爆香，加入适量清水、番茄酱、少量盐、大量白糖、适量白醋（白醋和白糖的比例是1：2），再放入少许肉桂粉、3小勺水淀粉烧开，然后下入炸好的平菇和牛肉，均匀挂汁，最后关火撒上葱丝、彩椒丝、姜丝炒匀即可。

养生小贴士

肝主筋，肾主骨，牛肉入肝肾，具有补筋骨的作用，而平菇则可化湿通络。

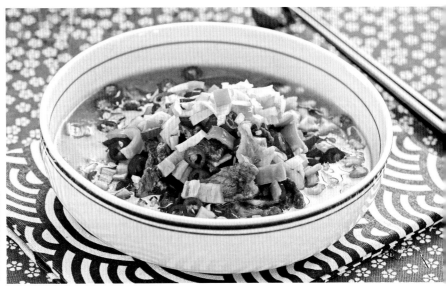

·烹饪小窍门·

啤酒中含有丰富的二氧化碳，可以使肉质更鲜嫩。

酒香汆牛肉

食材

牛里脊、啤酒、青椒、小米椒、葱、姜、蒜、干淀粉、白胡椒粉、盐、白糖、生抽、植物油各适量。

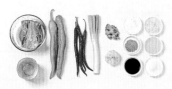

制作方法

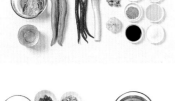

1. 牛肉切片，葱、姜、蒜、青椒、小米椒切粒备用。
2. 将牛肉片放入啤酒中泡洗后捞出。
3. 牛肉片中加入半勺生抽、少量干淀粉，再倒入少许啤酒，搅拌均匀至没有水分。
4. 开大火，锅中倒入少量底油，放入葱、姜、蒜粒煸香，再倒入半碗啤酒作为底汤，加入少量生抽、白胡椒粉、盐、白糖调味。
5. 烧开后，下入牛肉片汆熟。
6. 啤酒牛肉出锅，撒上青椒、小米椒、葱花粒，用热油浇汁即可。

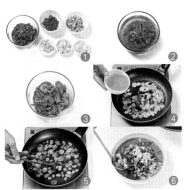

养生小贴士

青椒富含维生素 C，可以促进铁的吸收。

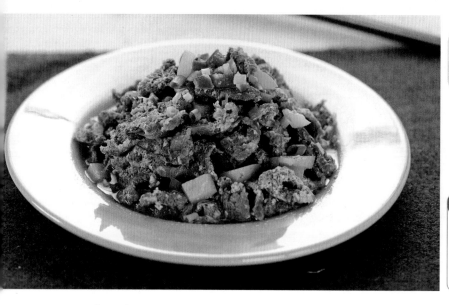

食疗功效

健脾胃 强筋骨

·烹饪小窍门·

牛肉不宜切太薄，有筷子头的厚度即可。

家常滑蛋牛肉

食材

牛外脊肉200克，鸡蛋2个，彩椒、洋葱、小葱、大葱、姜、料酒、蚝油、生抽、水淀粉、植物油各适量。

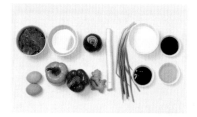

制作方法

1. 牛肉、大葱、姜切片，彩椒、洋葱、小葱切成粒备用。
2. 在牛肉片中加入葱、姜片，料酒、蚝油、生抽各1勺，半勺水淀粉和适量水，搅拌均匀。
3. 锅中倒油，四成油温下锅滑牛肉。
4. 牛肉变色后出锅备用。
5. 在碗中打入2个鸡蛋，再加入1勺料酒、1勺蚝油并搅拌均匀。
6. 将牛肉放入鸡蛋液中。
7. 再起锅，牛肉鸡蛋液下入锅中，慢慢推开炒熟。
8. 加入彩椒、洋葱、小葱等配料，翻炒后即可出锅。

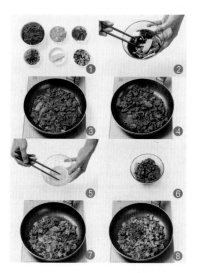

养生小贴士

相较于牛里脊肉，牛外脊肉更嫩，更适宜炒菜用。

食疗功效

温阳补虚
强骨护颈

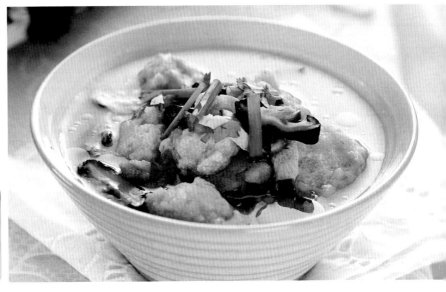

·烹饪小窍门·

虾肉泥中加入胡椒粉可以去除虾的腥味。

养骨玉丸汤

食材

豆腐、虾肉、香菇、荸荠、芹菜、香葱、香菜、鸡蛋、淀粉、葱、姜、盐、胡椒粉、料酒、香油各适量。

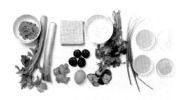

制作方法

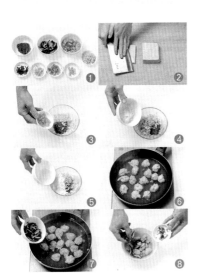

① 将发好的香菇切片，荸荠、芹菜、香葱、香菜切碎，虾肉拍成泥，葱、姜一部分切片泡水，一部分切末备用。

② 豆腐切片，并用刀背碾碎成泥。

③ 将豆腐泥放到碗中，2份的豆腐泥搭配1份虾肉泥、小半份荸荠碎和小半份芹菜碎。

④ 调入葱姜末、几滴料酒、胡椒粉、少许盐和干淀粉。

⑤ 调料放齐后，加入1个鸡蛋的蛋清搅匀，然后摔打上劲。

⑥ 锅中烧水，当水快开时，下入捏好的丸子，丸子将要浮起时调入1勺葱姜水、1勺料酒、2克盐和少许胡椒粉，轻轻拌匀。

⑦ 待丸子全都浮起后，下入香菇片。

⑧ 往碗中滴几滴香油，再把丸子汤倒进去，撒上香葱和香菜即可。

养生小贴士

胡椒能温通行气，可以缓解由颈椎引起的疼痛。

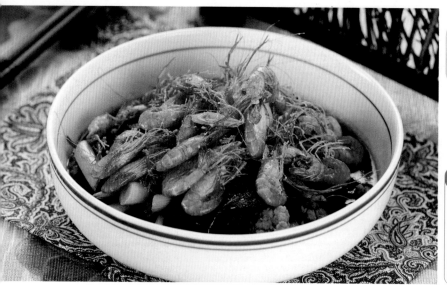

食疗功效

补肝肾 强筋骨

烹饪小窍门

焯绿叶菜加盐是
为了保护叶绿素，
焯鸭血加盐可以
使鸭血更筋道。

臊子血虾

食材

鸭血、河虾、猪肉末、姜、青蒜、盐、白胡椒粉、水淀粉、酱油、料酒、蚝油、植物油各适量。

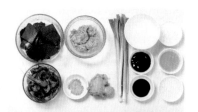

制作方法

1. 鸭血改刀成块。姜切末、青蒜切小段备用。
2. 锅中加水烧开，加入适量盐和料酒，鸭血下锅小火焯煮后捞出备用。
3. 河虾洗净，加入适量盐拌匀。
4. 热锅，倒入大量底油，开大火，待油温六成热，加入沥干水分的虾炸制5秒。
5. 虾炸好，捞出控干油备用。
6. 另起锅，倒入少量底油，下入猪肉末小火煸炒，煸干水汽后加入适量姜末、料酒、酱油、清水，大火烧开。再加入少量蚝油、白胡椒粉和1克盐。
7. 下入焯好的鸭血，煨制2分钟左右，淋入少许水淀粉，鸭血裹匀汤汁后，关火，放入青蒜段盛出。
8. 最后将爆好的河虾盖在鸭血上面即可。

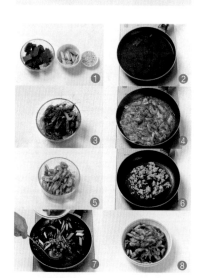

养生小贴士

黑木耳、黑米、黑豆等也是补肾食材，但动物性食材的补肾效果比植物性的要好。

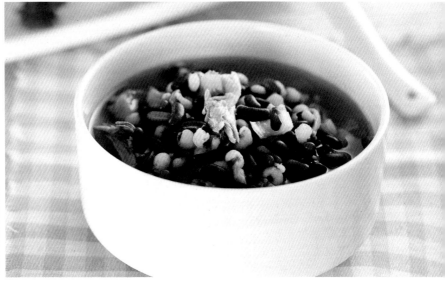

食疗功效
有益关节

·烹饪小窍门·

处理鹌鹑的时候，
鹌鹑的尾部和爪
子一定要去掉。

鹌鹑薏米粥

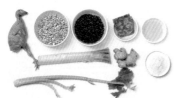

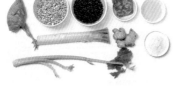

食材

鹌鹑、薏米、杜仲、赤小豆、香芹、姜、葱、盐、料酒各适量。

制作方法

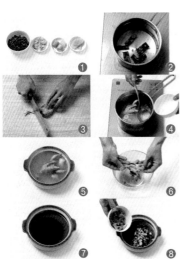

① 赤小豆提前一晚泡好。葱切成段，姜切成片，香芹切成小段备用。

② 将杜仲放入开水中煮 20 分钟，杜仲水备用。

③ 将鹌鹑去掉内脏，切去尾部和爪子，洗干净。

④ 把洗净的鹌鹑放入锅中焯水，加入姜、葱、料酒，撇去浮沫，焯五六分钟后捞出来。

⑤ 砂锅中倒水加热，把鹌鹑下锅，加入 3 片姜、2 段葱和料酒，用小火炖一个半小时。

⑥ 鹌鹑炖好后捞出，并择下鹌鹑肉。

⑦ 在砂锅的汤中放入杜仲水和赤小豆煮 30 分钟。水开后，放入薏米再煮 20 分钟。

⑧ 粥中下入切碎的香芹，然后再下入之前择好的鹌鹑肉，关火后放入少量盐即可出锅。

养生小贴士

赤小豆清热解毒，可做成豆沙，作为各种面点的馅料。

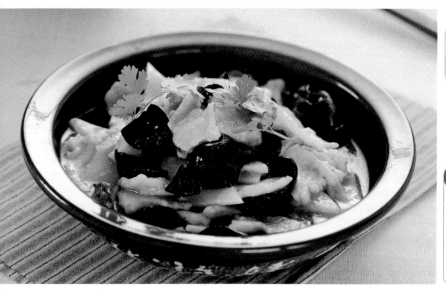

食疗功效

有益关节

·烹饪小窍门·

焯山药时加入少许盐可以降低山药的黏性，同时增加一些底味。

糟溜鱼片

食材

草鱼1条，山药、水发木耳、葱、姜、盐、白糖、淀粉、吊糟、料酒、植物油各适量。

制作方法

① 将鱼肉贴骨刺切下，剔去腹刺，扯去鱼皮。

② 把鱼肉切成段后切片，用清水洗净。葱、姜切片泡水备用。

③ 将山药切成菱形片下锅，加入少许盐焯烫。木耳焯水备用。

④ 将鱼片攥干水分，加入少量盐、料酒，搅拌均匀，最后加入淀粉，加入少量水把淀粉润开，继续搅拌。

⑤ 热锅，倒入底油，开小火将鱼片逐一下入，待鱼片略有卷曲，盛出备用。

⑥ 把锅内油倒出，加入葱姜水以及吊糟、盐、白糖。

⑦ 将鱼片及山药、木耳下入锅中，开大火勾芡，收汁后即可关火出锅。

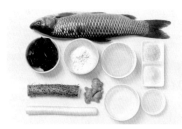

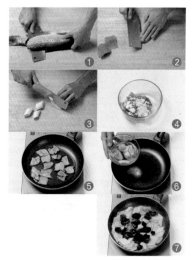

养生小贴士

多吃鱼可以降低患关节炎的风险，但如果是痛风性关节炎患者，就要注意不能摄入太多。

食疗功效

强健肌肉
保护关节

·烹饪小窍门·

把琵琶腿肉厚处
划上两刀，便于
入味。

飘香琵琶腿

食材

琵琶腿、口蘑、葱、姜、蒜、花椒、八角、盐、冰糖、
生抽、料酒、老抽、植物油各适量。

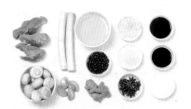

制作方法

① 将琵琶腿上肉较厚的部位用刀划开，划至骨头。将
葱切段、姜切片备用。

② 琵琶腿划好后放到大碗里，加入适量生抽和盐，抓
匀腌制 3～5 分钟。

③ 锅中放入少量油，调至小火，将口蘑底部的厚根去
掉，顶部朝下在锅中煎制。

④ 另起锅，把腌好的琵琶腿下锅，加葱段、姜片、蒜
瓣煸炒，再加入 3～5 粒花椒、少量八角炒香。

⑤ 将煎出汁的口蘑倒入琵琶腿锅中，大火炒香。

⑥ 再调入 1 勺料酒、1 勺生抽、1/3 勺老抽，加入适量
的开水，开水和琵琶腿持平即可，烧制 10 分钟。

⑦ 烧制过程中可将煮烂的葱捞出，出锅前再加 10 多
粒冰糖，上色收汁。

⑧ 当琵琶腿和口蘑都挂上糖色之后，即可装盘。

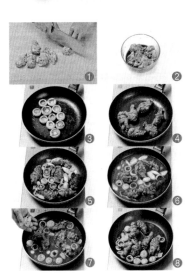

养生小贴士

银耳、木耳、海带、紫菜均含有一定的胶原蛋白，
能够保护关节。

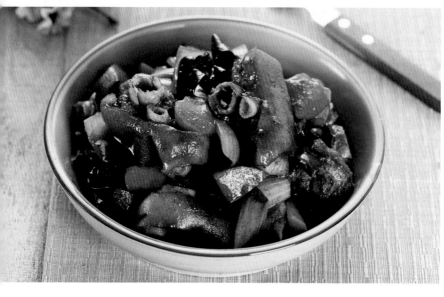

食疗功效

补充胶原蛋白

·烹饪小窍门·

淘米水是弱碱性的，用来清洗猪蹄，可去腥、去油脂。

乳香猪蹄

食材

猪蹄、洋葱、胡萝卜、木耳、酱豆腐、葱、姜、香叶、桂皮、盐、白糖、白醋、生抽、植物油各适量。

制作方法

① 葱切段，姜切片备用。将猪蹄用淘米水清洗后备用。

② 将猪蹄焯水，放入葱、姜、白醋，煮至开锅即可捞出备用。

③ 胡萝卜、洋葱、木耳切块备用。

④ 热锅底油，放入香叶、桂皮、酱豆腐汁、生抽、葱、姜，加入开水，放盐和白糖调味。

⑤ 调好味后放入猪蹄炖制1小时20分钟左右。

⑥ 将炖制好的猪蹄切块，锅中再次倒入底油，放入猪蹄块煸炒。

⑦ 放入胡萝卜块翻炒，待其稍微变色有一点焦状时，放入葱、姜、酱豆腐汁，加入2勺开水，烧制3～5分钟。

⑧ 最后加入洋葱块和木耳块，翻炒一下，出锅即可。

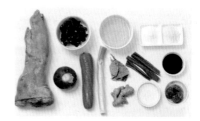

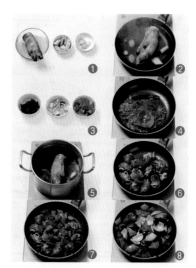

养生小贴士

胡萝卜、洋葱、木耳等与猪蹄搭配，可使胶原蛋白更易被人体吸收。

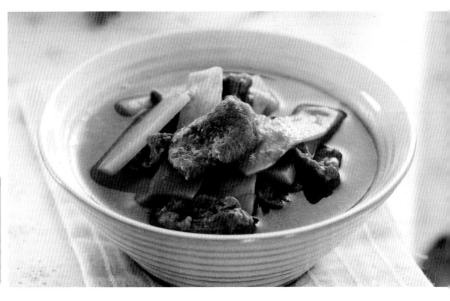

食疗功效

温经散寒

·烹饪小窍门·

开水锅里放入一点胡椒粉，对去羊肉的腥膻味有很好的效果。

快手氽羊肉

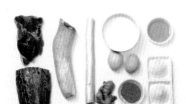

食材

羊后腿肉100克，杏鲍菇、南瓜、鸡蛋、葱、姜、胡椒粉、淀粉、盐、白糖、料酒各适量。

制作方法

① 南瓜提前蒸好并碾成泥备用。

② 羊肉切片，杏鲍菇切片，葱、姜切片备用。

③ 碗中放入胡椒粉、半勺淀粉、1/3个蛋清、少量水和半勺料酒，再放入3克盐、2克白糖，将羊肉片放入然后打浆上劲。

④ 锅中倒入热水，放入葱、姜、胡椒粉，将水烧开。

⑤ 把锅中的葱姜捞出，放入杏鲍菇，少量白糖。

⑥ 下入浆好的羊肉，羊肉变白后撇掉浮沫。

⑦ 放入蒸好的南瓜泥，将汤搅拌均匀，出锅即可。

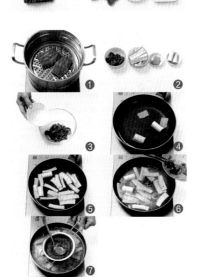

养生小贴士

在蔬菜中，南瓜是偏温热的，与羊肉搭配到一起，可以促进人体的新陈代谢和血液循环。

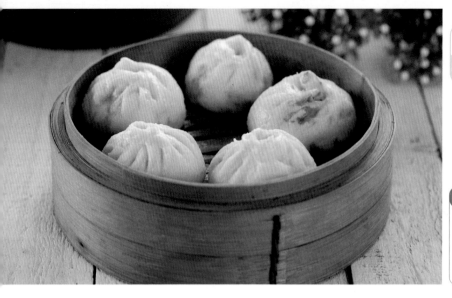

食疗功效

易消化 强筋骨

·烹饪小窍门·

葱一定要最后加，如果早加的话会产生烂葱味。

家庭灌汤包

食材

高筋粉 200 克，烫面 20 克，猪肉馅、虾仁、肉皮冻、葱、姜、酱油、植物油各适量。

制作方法

① 葱、姜切末备用。肉皮冻切小块，虾肉切成肉丁备用。煮少量开水备用。

② 在猪肉馅中加入适量酱油，再加入虾仁和适量姜末搅拌上劲，最后加入植物油、葱末，轻轻搅拌均匀。

③ 在 200 克高筋粉中加入 20 克烫面，用温水和成面团。

④ 擀制包子皮。

⑤ 在包子皮上放上肉馅后，再加入一小块肉皮冻，包制灌汤包。

⑥ 将灌汤包上汽蒸 10 分钟即可。

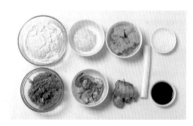

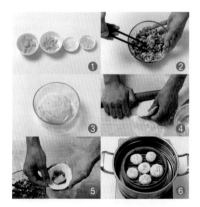

养生小贴士

老年人牙口不好，吃肉的时候咀嚼不方便，吃带肉馅的包子、饺子一类的食物，利于咀嚼和吸收。

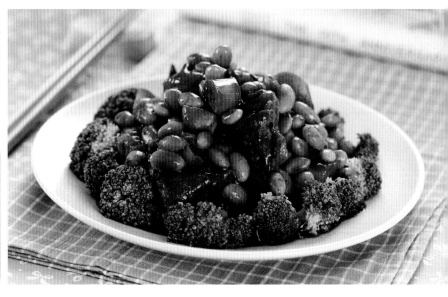

·烹饪小窍门·

桂皮、花椒、八角、草果和香叶等香料有助于活血化瘀，还能够增鲜提香。

黄豆焖猪骨

食材

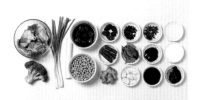

猪软骨、黄豆、西蓝花、大葱、小葱、姜、蒜、桂皮、花椒、八角、草果、香叶、盐、腐乳、沙茶酱、蚝油、酱油、植物油各适量。

制作方法

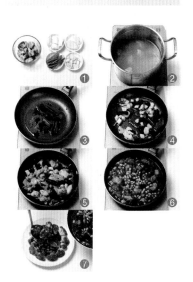

1. 黄豆提前用水泡发，猪软骨切成大块，大葱、小葱、姜、蒜切好备用，西蓝花用盐水焯好备用。
2. 锅中加水烧开后，放入猪软骨焯煮。
3. 另起锅，倒入底油，油烧热后下入3小块桂皮、十几粒花椒、2颗掰碎的八角、5枚草果和2片香叶煸炒。
4. 再下入大葱、小葱、姜片、蒜粒，把它们煸至焦黄。
5. 在锅中下入1块腐乳炒匀，再倒入焯好的猪软骨翻炒，然后分别调入与腐乳等量的沙茶酱和蚝油，再放入1勺酱油，加开水盖上盖，小火慢炖20分钟。
6. 挑出葱、姜，加入泡好的黄豆再加盖焖20分钟。
7. 最后大火收汁，盛出猪骨和黄豆，搭配焯好的西蓝花食用。

养生小贴士

富含维生素C的蔬菜都能与黄豆、猪软骨搭配食用，能起到保健肌肉和筋骨的作用。

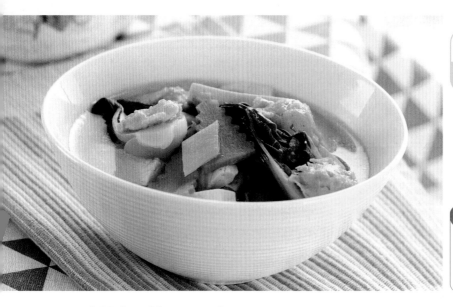

食疗功效

预防骨质疏松

·烹饪小窍门·

豆腐用盐水汆烫
可以减少豆腥味。

鲜虾烧豆腐

食材

虾仁、油菜、豆腐、胡萝卜、姜、盐、白糖、淀粉、
白胡椒粉、料酒、植物油各适量。

制作方法

1. 用重物将豆腐压 30 分钟。
2. 豆腐切条，油菜切开，虾仁用破壁机打成泥，姜、胡萝卜切片备用。
3. 油菜蘸取少量淀粉后，将虾泥涂抹在油菜上。
4. 在开水锅中加入少量盐，放入小油菜汆烫约 10 秒钟，再放入豆腐汆烫，捞出备用。
5. 另起锅开火，锅中放入姜片，倒入少量底油，加入适量料酒、清水。
6. 放入煮好的油菜、豆腐和胡萝卜片，再放入盐、白糖、白胡椒粉调味，稍微煮制即可。

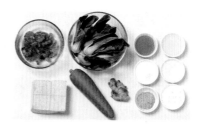

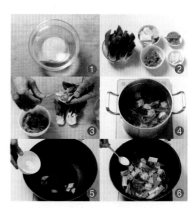

养生小贴士

绿叶菜中的维生素 C 对于提高骨密度有辅助作用。

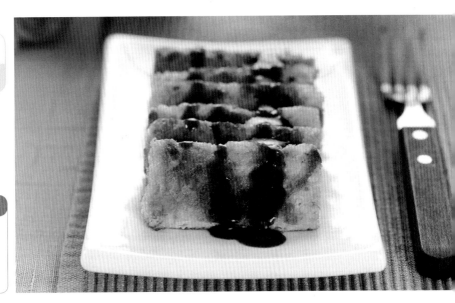

食疗功效

补钙

·烹饪小窍门·

冬瓜需挤压去水后使用，否则会影响口感。

补钙河鲜饼

食材

鸡蛋、小河虾、冬瓜、芝麻酱、葱、姜、水淀粉、盐、白糖、花椒粉、香油、酱油、植物油各适量。

制作方法

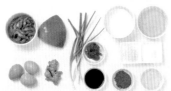
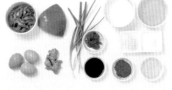
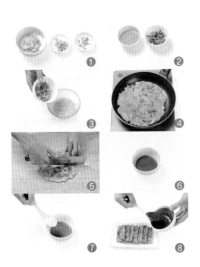

① 冬瓜切粒并稍微挤压去水，葱、姜切末备用。

② 小河虾去头，鸡蛋打成鸡蛋液备用。

③ 将小河虾、冬瓜粒放入鸡蛋液中，再加入1克盐、适量的水淀粉、葱花和姜末，搅拌均匀。

④ 锅中倒入底油，放入搅拌均匀的鸡蛋液，摊成蛋饼。

⑤ 蛋饼出锅，改刀后摆盘。

⑥ 芝麻酱用香油澥开，芝麻酱与香油的比例为1∶1。

⑦ 在澥好的芝麻酱中加入1克白糖、1克盐和2克酱油，最后加入花椒粉，搅拌均匀。

⑧ 将调好的芝麻酱汁浇在蛋饼上即可。

养生小贴士

虽然芝麻酱含钙量高，但每天食用量不宜超过10克。

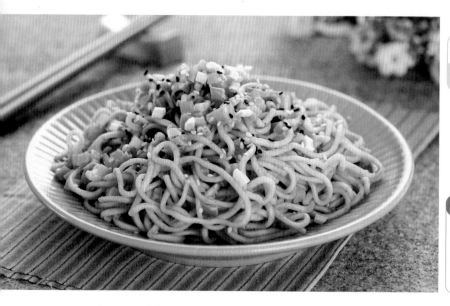

食疗功效

补充钙质

·烹饪小窍门·

煮面时锅中加入少许盐，可以避免面条粘连。

武汉热干面

食材

新鲜面条、榨菜、黑芝麻、白芝麻、葱、盐、芝麻酱、香油、酱油各适量。

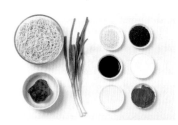

制作方法

① 葱、榨菜切末备用。

② 锅中倒入适量水煮开，加入少许盐，放入新鲜面条煮制。

③ 面条煮至八成熟即可关火捞出。

④ 面条出锅之后加香油拌匀，再放置自然通风处晾凉。

⑤ 芝麻酱加香油澥开，再加入少量凉白开、酱油、少许盐搅拌均匀。

⑥ 再次开锅，下入晾透的凉面条，进行二次煮制。

⑦ 面条出锅后加入芝麻酱、榨菜、葱花、芝麻等配料拌匀即可。

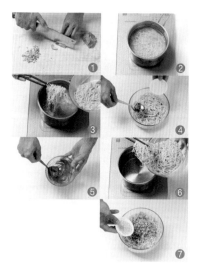

养生小贴士

强筋健骨，不仅要补钙，也要补镁。

食疗功效

活血补血

·烹饪小窍门·

乌鸡最好挑选有光泽、肉质有弹性的。

古法南笋武山鸡

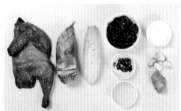

食材

乌鸡1只，南笋、木耳、白萝卜、玫瑰花、姜、蒜、盐、植物油各适量。

制作方法

① 将乌鸡切块。

② 将白萝卜、南笋切块，姜、蒜切片。

③ 锅中倒入底油，放入姜片、蒜片，然后下入乌鸡块煸炒。

④ 倒入南笋块、白萝卜块继续煸炒。

⑤ 锅中加入开水，放入木耳，开始炖制。

⑥ 炖制15分钟后，加入适量的盐，再放入玫瑰花，再炖制2分钟即可出锅。

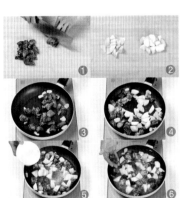

养生小贴士

另一种花——月季花，自古就是妇科良药，它能清热解毒，活血化瘀。

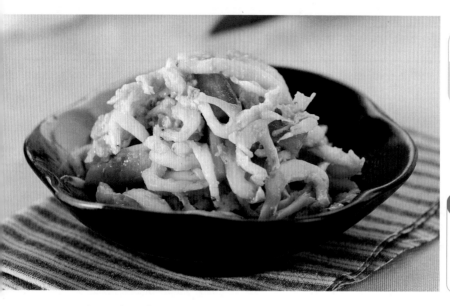

食疗功效

健脾和胃
补益气血

· 烹饪小窍门 ·

炒丝瓜时宜用热油炒，这样炒出的丝瓜不易发黑。

银鱼烩丝瓜

食材

银鱼150克，丝瓜、陈皮、鸡蛋、葱、姜、蒜、盐、白糖、淀粉、白胡椒粉、蚝油、料酒、植物油各适量。

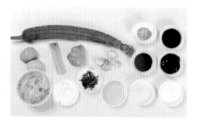

制作方法

① 泡很浓的陈皮水，葱、姜、蒜切碎。

② 将丝瓜切成条备用。

③ 腌制银鱼时，往银鱼中先加入盐，再放入少量很浓的陈皮水，然后加入白胡椒粉，再放一点白糖搅匀即可。

④ 银鱼腌制好后，取出银鱼另装盘，然后往银鱼中依次加入1小勺淀粉、1个鸡蛋。

⑤ 拌匀给银鱼上一层糊，便于定型。

⑥ 将上好糊的银鱼下锅煎，加1勺料酒、1勺蚝油，煎好后出锅。

⑦ 热锅底油，放入葱、姜、蒜煸炒，然后下丝瓜翻炒。

⑧ 最后放入煎好的银鱼，翻炒片刻加盐出锅。

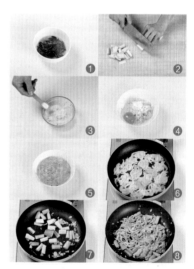

养生小贴士

银鱼和胃补益的作用很强，如果用银鱼做羹或粥的话，具有很好的滋养作用，适合老年人晚上食用。

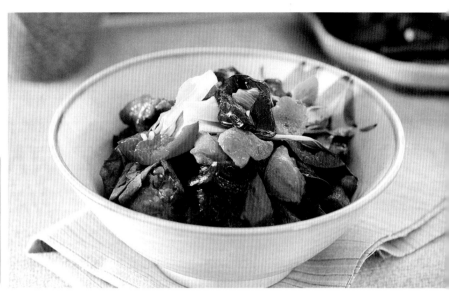

食疗功效
补肾活血

·烹饪小窍门·

下完鸡腿后迅速地加入料酒、醋、葱、姜、蒜，可以起到去腥味的作用。

三宝烧鸡腿

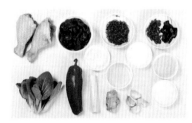

食材

鸡腿、油菜、木耳、彩椒、红花、枸杞、肉苁蓉、葱、姜、蒜、白糖、盐、醋、料酒、植物油各适量。

制作方法

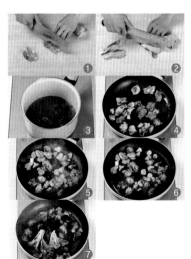

1. 将鸡腿切块，葱、姜、蒜切末备用。
2. 油菜从中间切开成两半，彩椒切块。
3. 红花 5 克、枸杞 10 克、肉苁蓉 3 克放入水中煮制 20 分钟后取药汤备用。
4. 热锅底油，放入切好的鸡腿块，依次放入料酒和醋煸炒。
5. 放入葱、姜、蒜，继续煸炒。
6. 放入煮好的药汤，烧制 3 分钟，放入盐调味。
7. 下入木耳、彩椒和油菜，然后放入白糖，再烧制 1 分钟出锅即可。

养生小贴士

肉苁蓉不仅具有补肾的功效，还可以起到润肠通便的作用。

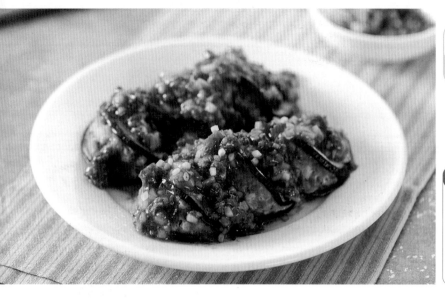

食疗功效

活血 去火 生津

·烹饪小窍门·

肉馅中放入鸡蛋液和水淀粉，这样可以锁住肉馅中的水分。

柔肝盒子

食材

猪肉末、茄子、冬瓜、藕、鸡蛋、彩椒、小葱、大葱、姜、淀粉、料酒、生抽、老抽、香油、植物油各适量。

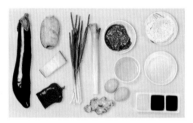

制作方法

① 茄子切夹刀片，用来制作茄盒。

② 冬瓜、藕切丁，小葱切段，大葱、姜切末备用。

③ 肉馅中加入料酒和生抽，搅拌均匀后加入少量蛋液和适量水淀粉，再次搅匀后加入葱、姜末和香油，最后加入切好的冬瓜丁，搅匀腌制备用。

④ 茄盒内侧抹上干淀粉，再把肉馅加在里边，然后上汽蒸10分钟。

⑤ 热锅底油，倒入剩下的肉馅煸炒，肉馅变白后加入切好的藕丁翻炒，再加入料酒、生抽、老抽炒匀，最后加入1大勺开水烧制，出锅前加入小葱、彩椒和适量水淀粉收汁。

⑥ 将炒制好的酱汁浇在蒸制的茄盒上一起食用。

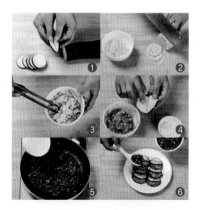

养生小贴士

《本草纲目》记载，单纯的生藕榨汁喝可以治疗鼻子出血，因为肺热而鼻子出血的人可以试用。

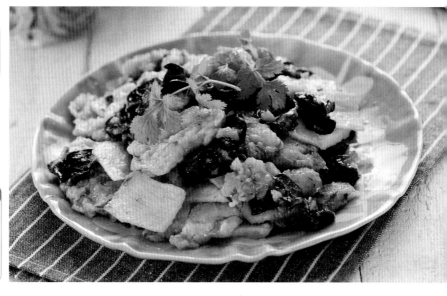

食疗功效

活血理气 化瘀

·烹饪小窍门·

煎鱼前，可用生姜擦擦锅，这样鱼不容易粘锅。

红花山药烩龙利鱼

食材

龙利鱼 500 克，草红花 3 克，山药、木耳、鸡蛋、葱、姜、胡椒粉、盐、淀粉、料酒、植物油各适量。

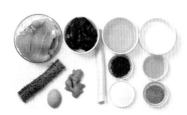

制作方法

❶ 山药切片备用，葱、姜切末备用，草红花用 50 度的温水浸泡 10 ～ 15 分钟备用，木耳泡开并用开水焯制备用。

❷ 龙利鱼斜刀切大片。鸡蛋打成鸡蛋液备用。

❸ 鱼片中依次加入半勺胡椒粉、少量盐、1 勺料酒、少许葱与姜末，搅拌均匀去腥。

❹ 把鱼片沾上蛋液并裹上一层干淀粉。

❺ 起锅，倒入适量油，油六七成热后将鱼片平铺锅中，小火煎至两面金黄。

❻ 依次加入葱姜末、山药片、红花水、木耳、盐、胡椒粉烧制 2 分钟。

❼ 小火勾芡即可出锅。

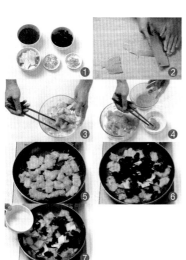

养生小贴士

对于平时容易健忘嗜睡、胸闷胸痛、血瘀气虚的人来说，这道菜是十分不错的选择。

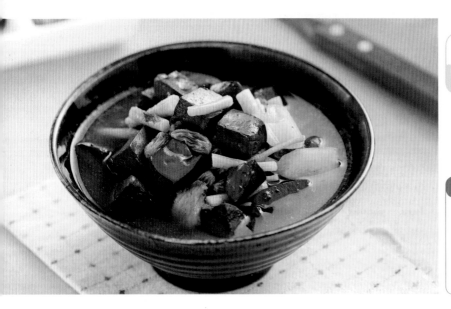

阿胶葡萄炖鸭血

食材

鸭血 200 克，当归 15 克，党参 10 克，阿胶 10 克，葡萄干 50 克（或鲜葡萄 150 克），白糖 15 克，黄酒 20 克，葱、姜、盐、五香粉、料酒、酱油各适量。

制作方法

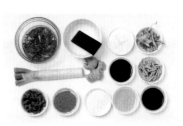

① 葱切段、姜切片、鸭血切块，当归、党参泡水备用。
② 烊化阿胶。将大块的阿胶砸碎。
③ 砸碎的阿胶用黄酒浸泡 30 分钟后，再上锅蒸制 30 分钟。
④ 另起锅，锅中加入凉水。开火，将切好的鸭血和葱段、姜片一起下锅，加 1 勺料酒，再加少许盐后，盖上盖，熬煮去腥。
⑤ 水开后开盖，将泡好的当归、党参以及葡萄干放入锅中。
⑥ 锅中放入少许盐以及适量白糖、酱油和五香粉调味，小火煨 30 ~ 40 分钟。
⑦ 加入蒸好的阿胶，搅拌均匀即可。

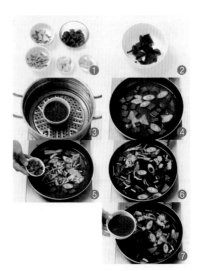

养生小贴士

单取鸭血熬汤对人体也有很大好处，尤其对贫血有一定疗效。

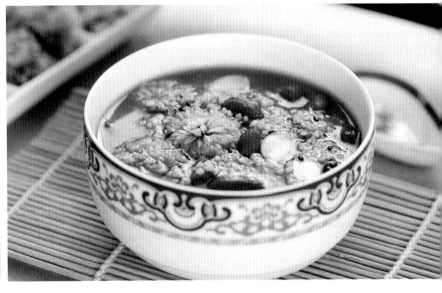

食疗功效

滋补健脾

·烹饪小窍门·

小米先泡 20 分钟，可缩短熬制时间。

阿胶小米菊花粥

食材

阿胶 10 克，黄酒 20 克，盐 5 克，白糖 20 克，小米、杏仁、黑芝麻、枸杞、菊花各适量。

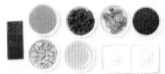

制作方法

① 将小米浸泡 20 分钟，菊花用温水浸泡备用。

② 烊化阿胶：将 10 克阿胶、20 克黄酒放入碗中浸泡 30 分钟，待阿胶表面已经微微化开后，再入蒸锅，大火上汽后蒸半小时，使其完全化开。

③ 蒸好的阿胶放入 5 克盐提味、20 克白糖提鲜，搅拌均匀。

④ 另起锅放入凉水，将泡好的小米下锅，开火煮 10 分钟后倒入烊化、调好味的阿胶。

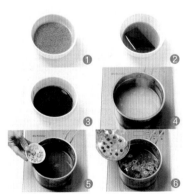

⑤ 将杏仁下锅，熬煮 2 ~ 3 分钟后，放入黑芝麻和枸杞，再煮 1 分钟左右。

⑥ 最后将泡好的菊花带水一起下锅，再煮上 2 分钟即可。

·养生小贴士·

阿胶本身很硬，不容易被人体吸收，因此需烊化，且烊化后阿胶止血和养血的功效最好。

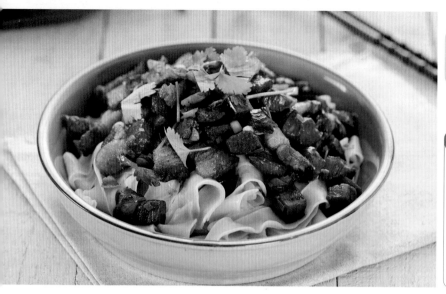

食疗功效

活血化瘀

·烹饪小窍门·

做茄丁面要选嫩茄子。嫩茄子的皮很亮很光滑，而且比较重；而老的茄子缺少水分，会比较轻。

茄丁面

食材

圆茄子、五花肉、手擀面、香菜、葱、姜、蒜、白糖、盐、料酒、生抽、老抽、植物油各适量。

制作方法

① 五花肉切丁，茄子切丁，葱、姜、蒜、香菜切末备用。

② 热锅少油，五花肉下锅煸炒，放入葱、姜。

③ 茄丁迅速过冷水，大火下入锅中。

④ 加入1勺料酒、1勺生抽、半勺老抽、少许盐和白糖后翻炒几下，然后盖上盖小火焖制1分钟。

⑤ 煮锅中放水，水烧开后，先将锅中的水搅动，再下入手擀面。

⑥ 面条煮熟捞出。

⑦ 茄丁焖熟后，加入蒜和香菜，浇于面条上即可。

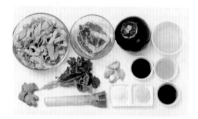

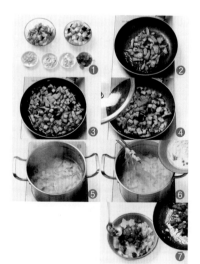

养生小贴士

线茄子花青素含量较少，不过皮薄肉嫩，好吃易做，在家中就可以制作简单的蒜泥茄子（将线茄子剖两半上锅蒸熟，加入蒜泥调汁即可）。

食疗功效

温通活血
补虚润燥

· 烹饪小窍门 ·

羊肉一定要把水分煸干，才能够最大限度地去除它的腥膻味。

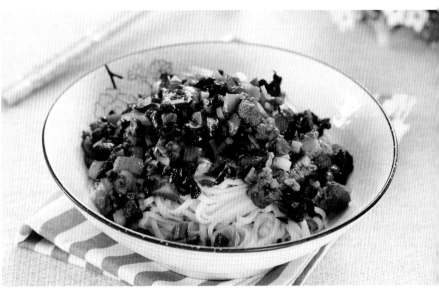

羊肉汤面

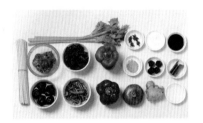

食材

羊肉、面条、乌梅、干香菇、木耳、黄花、芹菜、彩椒、洋葱、生姜、桂皮、八角、白胡椒、盐、老抽、植物油各适量。

制作方法

1. 羊肉切小块，乌梅、木耳、黄花、芹菜、彩椒、洋葱、生姜切末备用。干香菇泡发后切末，香菇水备用。同时煮面。
2. 热锅，倒入少许底油，然后将桂皮、八角放入锅中煸炒。
3. 放入羊肉煸干去水，再加入姜末。
4. 加入香菇、黄花、洋葱，以及泡发香菇的水。
5. 加入乌梅、木耳，再加少许盐、白胡椒、老抽。临出锅时加入彩椒、片菜。
6. 将做好的食材连同汤汁浇到煮好的面条上即可。

养生小贴士

秋冻是年轻人的事，而老年人秋季就可以开始进补、保暖了。吃羊肉容易发散，而乌梅生津润燥，入肝经，有收敛的作用，羊肉搭配乌梅，让您在进补的同时，不用担心上火。

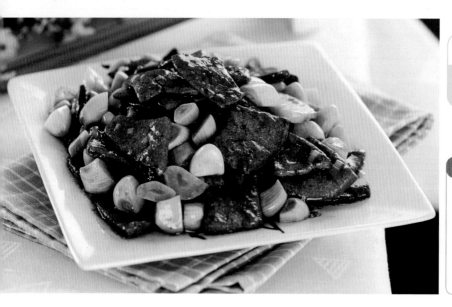

· 烹饪小窍门 ·

快速泡腊八蒜：将蒜剥好以后泡在醋里，然后放在暖气片上烤一夜即可。

腊八蒜溜肝尖

食材

猪肝、腊八蒜、葱、姜、盐、白糖、干淀粉、水淀粉、料酒、酱油、腊八醋、植物油各适量。

制作方法

① 取出泡好的腊八蒜，与葱、姜一起切好备用。

② 猪肝切成薄片备用。

③ 调碗汁：在碗中加入半勺料酒，3克盐，适量的酱油、白糖、腊八醋和半勺水淀粉，搅拌均匀呈咖啡色。

④ 热锅，倒入底油，开大火，待油温合适准备上浆。

⑤ 用1勺干淀粉、少许盐和几滴料酒给肝尖上浆，迅速抓匀肝尖后下锅翻炒。

⑥ 肝尖炒至半熟（外表变色，中间仍是红色）时，加入葱、姜、腊八蒜煸炒。

⑦ 八成熟时倒入碗汁翻炒均匀。

⑧ 出锅前在锅边淋上少许腊八醋即可。

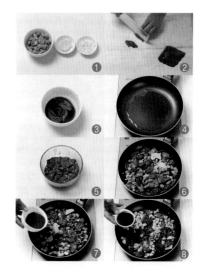

| 养生小贴士 |

腊八蒜在腊八泡，除夕食用味道最佳，适宜搭配腥气味和油腻比较重的食物。

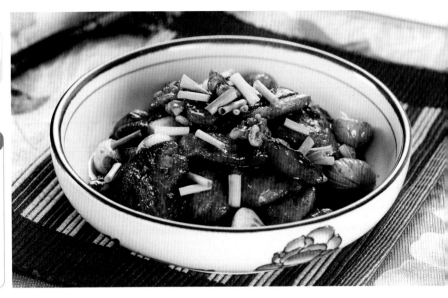

·烹饪小窍门·

鲜活的鲈鱼买回来，最好在冰箱里静置半小时，让它有一个失浆的阶段，可以起到排酸的作用。

板栗烧鲈鱼

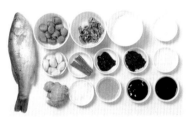

食材

鲈鱼1条，核桃仁、板栗、桂皮、淀粉、姜、蒜、盐、白糖、黄豆酱、甜面酱、生抽、料酒、蚝油、植物油各适量。

制作方法

① 姜切块，蒜整瓣备用。
② 鲈鱼洗净去头，切成大块。
③ 在鱼块中放入少许盐、料酒以及淀粉腌制。
④ 黄豆酱、甜面酱、蚝油、生抽按1：1：1：2的比例倒入碗中，再加少许白糖、料酒调制酱汁。
⑤ 热锅，倒入底油，鱼块肉面向下，下锅煎制。
⑥ 鲈鱼上色后，翻面煎制，放入小块姜、蒜瓣。
⑦ 将核桃仁、板栗、桂皮下入锅中。
⑧ 倒入调好的酱汁，再加入1勺清水，大火烧开，汤汁收浓即可出锅。

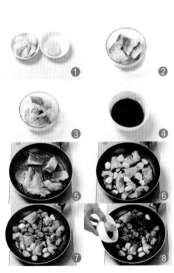

养生小贴士

鲈鱼补肾，尤其适合肾虚、有水肿的人群食用。鲈鱼肉易咀嚼、易吸收，适合老年人食用。

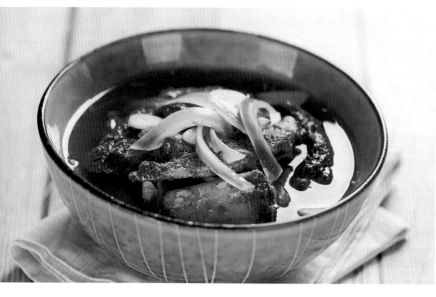

食疗功效

益气活血

·烹饪小窍门·

煎鱼的时候用三成油温（即低油温）煎制，鱼不会破皮。砂锅底铺放白菜叶，可防止糊锅。

三黄酥焖杂鱼

食材

带鱼、小黄鱼、姜黄粉、白菜叶、小洋葱、蒜、八角、黄酒、醋、植物油各适量。

制作方法

① 小黄鱼、带鱼切段，小洋葱、蒜切片。

② 小黄鱼、带鱼加入姜黄粉、醋腌制。

③ 起锅放油，大约三成油温时下锅煎鱼，煎至两面金黄色后盛出备用。

④ 砂锅底部铺放白菜叶，再放入杂鱼、小洋葱、蒜、八角。

⑤ 砂锅内倒入清水和鱼持平。

⑥ 砂锅盖用锡纸包裹（锡纸光面朝外，涩的一面朝砂锅盖）。

⑦ 砂锅内倒入适量黄酒，盖上盖后小火焖制45分钟即可。

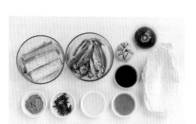

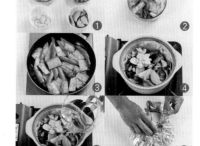

养生小贴士

黄酒有益气活血、和胃散寒的作用，在烹饪时，料酒适合搭配禽肉、猪肉类的肉制品，黄酒适合搭配水产、海鲜类食材。

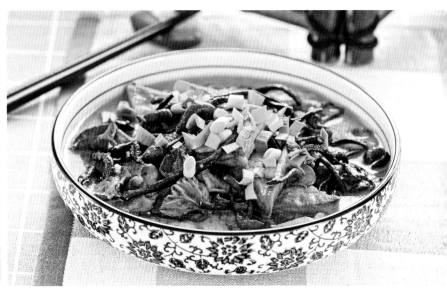

·烹饪小窍门·

少油煎豆腐可以使其外焦里嫩，达到类似于肉和肉皮的口感。

蘑菇鸡

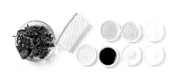

食材

卤水豆腐、榛蘑、食盐、淀粉、普通面粉、鸡精、鸡汁、蒸鱼豉油、植物油各适量。

制作方法

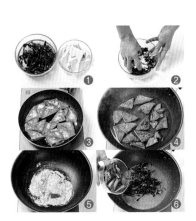

① 将豆腐切小片，榛蘑加水浸泡。

② 榛蘑浸泡 30 分钟后，加入 1 勺淀粉、少许食盐，轻轻抓洗后，将榛蘑放入开水中焯烫、捞出。

③ 热锅，倒入少量底油，放入卤水豆腐，将其煎至四面金黄出锅。

④ 另起锅烧开水，水开后放入煎过的豆腐片焯制，并去除浮油。

⑤ 热锅无油，开小火，倒入少量面粉，煸炒至淡黄色，再依次加入适量开水、鸡精、鸡汁、蒸鱼豉油烹制素高汤。

⑥ 将焯好的煎豆腐与榛蘑放入素高汤中，小火炖煮 7～8 分钟即可出锅。

养生小贴士

经常食用榛蘑，可以防止皮肤干燥，还可抵抗部分呼吸道及消化道感染性疾病。

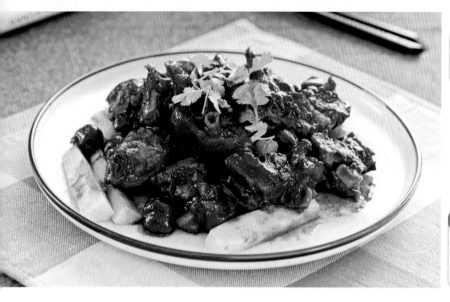

食疗功效

养气补血

·烹饪小窍门·

烹制猪手前先泡料水可去除腥膻味。

富贵猪手

食材

猪手、山药、桂圆、豆腐乳、葱、姜、蒜、桂皮、八角、红曲粉、老抽、生抽、料酒、植物油各适量。

制作方法

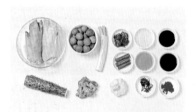

① 猪手切块，山药切段，葱切段，姜切片备用。

② 将葱段、姜片、桂皮、八角放入锅中加水煮开 5 分钟，晾凉。

③ 猪手用煮好的料水浸泡 2 小时。

④ 将山药段上锅蒸制 15 分钟。

⑤ 锅中倒入少量底油，开火，放入葱姜蒜以及从料水中捞出的桂皮、八角，煸炒至葱姜蒜微微发黄。

⑥ 放入泡过料水的猪手一同煸炒。

⑦ 倒入适量料酒、老抽、生抽、红曲粉，再加入温水，大火煮 5 分钟，然后放入桂圆肉和 1 块豆腐乳，慢火炖制 50 分钟。

⑧ 山药码盘，将炖制好的猪手放在山药上即可。

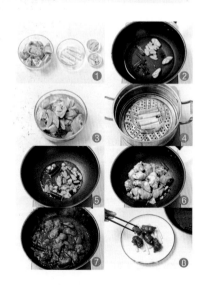

养生小贴士

食用猪手后容易生痰，舌苔变厚，烹制猪手时加入红曲粉可有效解决此问题。

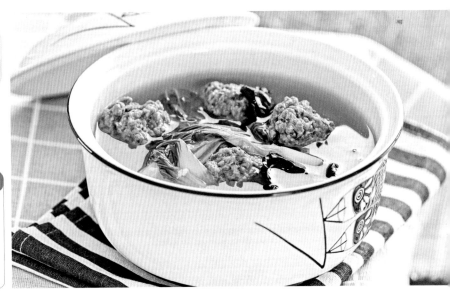

食疗功效

养血补气 活血

·烹饪小窍门·

打牛肉丸时需要顺着一个方向打，劲越大，打的水越多，口感越好。

酒酿牛肉丸

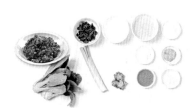

食材

牛肉馅、油菜、木耳、葱、姜、盐、白胡椒粉、小苏打、白糖、水淀粉、醪糟汤、料酒各适量。

制作方法

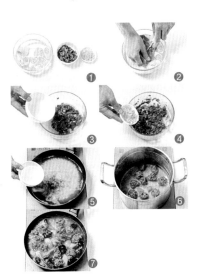

① 油菜取叶切碎，姜部分切末、部分切片，大葱切段，切好的葱、姜泡水，另煮一锅开水备用。

② 将牛肉馅放进纱布袋中系紧袋口，放入葱姜水中反复揉洗去除血水，最后再挤干水分，将牛肉馅倒入碗中。

③ 在牛肉馅中加入少量白胡椒粉、盐、小苏打、醪糟汤和水淀粉搅匀上劲。

④ 在肉馅中加入油菜碎和姜末，混合均匀。

⑤ 另起锅倒入醪糟汤，小火温热，加入等量的白开水，以及少量白糖、略多的盐，再放入油菜心和木耳烧开。

⑥ 开水锅中下入葱段、姜片，倒入适量料酒，肉馅捏成丸子下锅，改中火余制2～3分钟。

⑦ 待丸子浮起即可捞出，放入醪糟汤中一同食用。

养生小贴士

夏季食用醪糟，有助于消暑解渴，提神解乏。

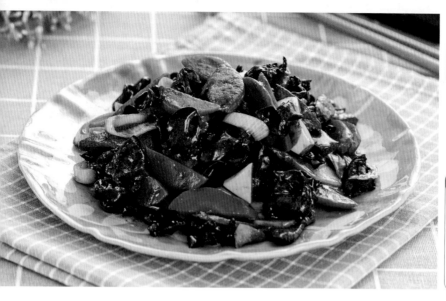

·烹饪小窍门·

切肝尖时要顺着
猪肝的纹理切，
否则肝尖的形状
会扭曲。

补气养血小肝尖

食材

猪肝1个，胡萝卜、木耳、葱、姜、蒜、盐、白糖、淀粉、酱油、米醋、白醋、料酒、植物油各适量。

制作方法

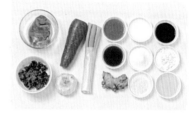

① 猪肝、胡萝卜切片，葱、姜、蒜切末，木耳泡发备用。

② 在清水中加入少量盐、料酒和几滴白醋，将猪肝放入水中搅动 3 ~ 4 分钟。

③ 将猪肝捞出，加入少许盐和 1 勺料酒，混合均匀腌制入底味，再加入 15 克淀粉抓匀上浆。

④ 将姜、葱、蒜末以 1 : 2 : 3 的比例放入碗中，倒入 5 克料酒、3 克米醋、少许白糖、少许盐、10 克酱油、5 克淀粉以及稍多于酱油量的清水，搅拌均匀调制碗芡。

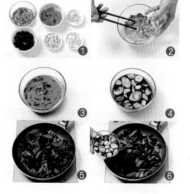

⑤ 热锅，倒入适量底油，放入胡萝卜片稍微炒制，再依次放入木耳和猪肝翻炒。

⑥ 将碗芡烹入锅中，翻炒几下即可出锅。

养生小贴士

动物肝含血红素铁，人体对它的吸收率比大枣要高很多。

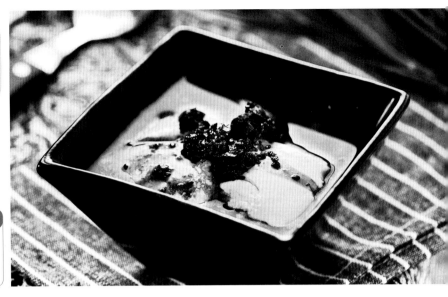

食疗功效

清热
补血 养心

·烹饪小窍门·

磨豆浆时，黄豆和
水的比例为 1：2。

自制点豆花

食材

黄豆 500 克，内酯 3 克，去核红枣、红糖、黑芝麻各
适量。

制作方法

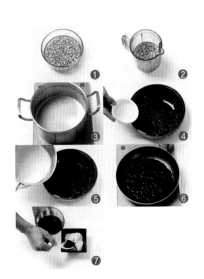

① 黄豆洗净，用冷水浸泡 10 小时。

② 将泡好的黄豆、1000 克清水放入破壁机（或豆浆机）
中，磨成豆浆。

③ 将磨好的豆浆用滤网将残渣滗一下，豆浆再次上锅
加热至沸腾。

④ 将 3 克内酯用清水澥开，倒入空的容器中。

⑤ 把煮沸的豆浆直接倒入装有内酯的容器中，并盖上盖
闷 4～5 分钟。

⑥ 红糖、去核红枣、黑芝麻混合后加水熬制 5 分钟。

⑦ 熬好后倒入豆花中即可。

养生小贴士

可用红糖、大枣和姜制成红糖水，既补血益气，又
保健强身。

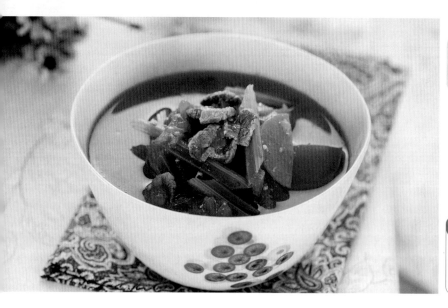

食疗功效

促进新陈代谢

·烹饪小窍门·

用葱油代替传统罗宋汤中的黄油。

牛肉红菜汤

食材

牛肉、西红柿、胡萝卜、洋葱、芹菜、红酒、牛奶、白糖、盐、植物油各适量。

制作方法

① 牛肉、胡萝卜切片，洋葱切条，芹菜切段，西红柿部分切条、部分切小块备用。

② 制作葱油：锅里放入 20 克左右的植物油，中小火，将洋葱炸至金黄色，介于焦黄和糊之间，捞出，留油备用。

③ 炒西红柿酱：取切好的西红柿条用葱油炒，中火炒 5 分钟左右，炒至西红柿完全变成西红柿酱的状态。

④ 在西红柿酱内，放入牛奶、红酒（各为西红柿量的 1/5），再加入西红柿量 5 倍的水。

⑤ 待汤汁煮开，氽入牛肉片。

⑥ 待汤汁再次煮开，放入胡萝卜，加入适量盐、白糖调味。

⑦ 胡萝卜制熟后放入芹菜和剩余西红柿，开锅即可。

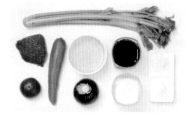

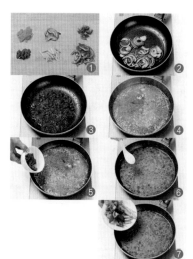

养生小贴士

西红柿直接生吃，可凉血平肝、健胃消食。

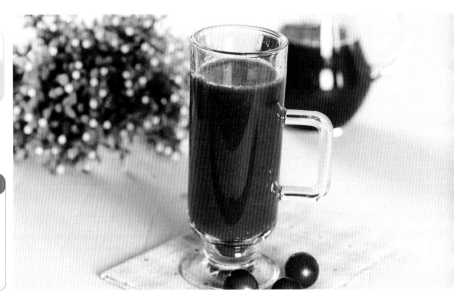

·烹饪小窍门·

紫甘蓝口感生涩，因此紫葡萄与紫甘蓝的配比以10：1为佳。

葡萄紫甘蓝汁

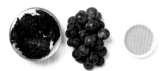

食材

紫葡萄 350 克，紫甘蓝 35 克，蜂蜜 10 克。

制作方法

① 先将紫甘蓝切成小块。
② 将切好的紫甘蓝放入榨汁机中。
③ 然后将紫葡萄连皮带籽一起放入榨汁机中，和紫甘蓝一起榨成汁。
④ 果蔬汁榨好后盛出，加入适量的蜂蜜搅拌均匀即可。

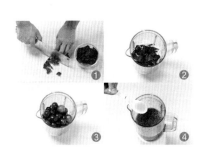

养生小贴士

葡萄还有促进睡眠的作用，用 10 毫升的干红葡萄酒配 10 毫升的蜂蜜调匀，睡前一刻钟服用，可以使睡眠变得深沉香甜。

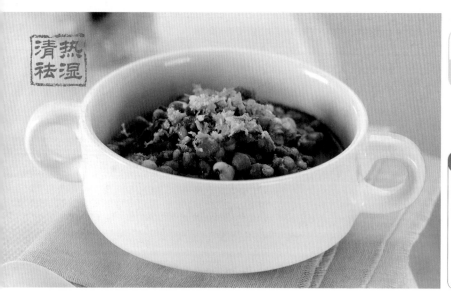

清热
祛湿

食疗功效

祛湿

·烹饪小窍门·

煮红豆时，开锅后
加入1勺冷水，反
复几次，可以激发
豆类快速煮熟，翻
沙效果更好。

薏米红豆沙

食材

红豆、薏米、橘子皮、冰糖各适量。

制作方法

① 薏米提前煮熟备用。

② 红豆浸泡2小时，下锅熬煮，开锅后加入凉水，反
复几次，红豆煮熟后，加入煮好的薏米继续煮。

③ 用整个新鲜橘子，在擦丝板上将外层橘皮擦成末。

④ 红豆出沙后，将红豆薏米捞出，再放入冰糖和橘皮
末即可。

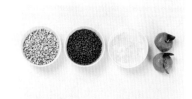

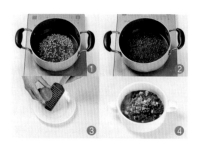

养生小贴士

薏米祛湿功效良好，尤其适合体内有湿的中老年人。
薏米不宜与大米、糯米同煮，因为大米和糯米本身
就带有湿气，会影响薏米的祛湿功效。

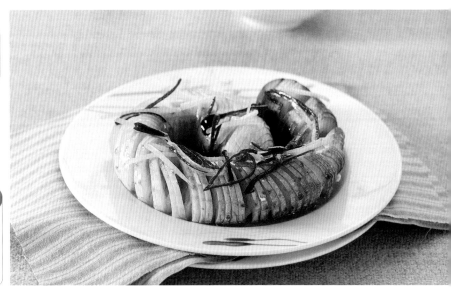

食疗功效

消暑

·烹饪小窍门·

掌握两个 30 度角，就能将黄瓜切出拉花，更加美观。

蓑衣黄瓜

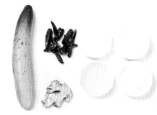

食材

黄瓜、辣椒、姜、盐、白糖、米醋、植物油各适量。

制作方法

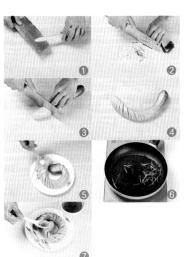

① 先在黄瓜上找一个平面切下一小片皮，然后在这个平面背面同样切一片皮。

② 姜切丝，辣椒切丝备用。

③ 刀锋与案板形成 30 度角，切黄瓜片。

④ 将切好的黄瓜翻到背面，在原位置基础上向上旋转 30 度角，按照上面的方法切另一面。

⑤ 在切好花刀的黄瓜上撒盐，将渗出的水分倒掉。

⑥ 热锅底油，将姜丝炒香后，放入辣椒、3 勺白糖、4 勺米醋，再加 4 勺水熬制汤汁。

⑦ 待汤汁冷却，浇在黄瓜上即可。

养生小贴士

用黄瓜片与蜂蜜、温水泡制的黄瓜茶，既清香又可去火。

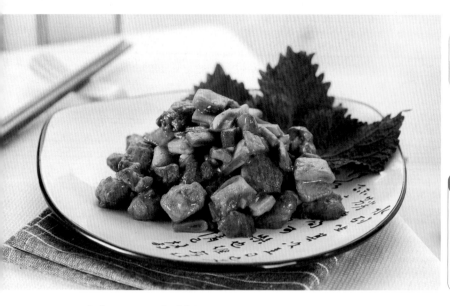

食疗功效

清热 祛湿

·烹饪小窍门·

将鸭肉切成丁，能使它在炒制过程中熟得更快，也更加入味。

祛湿鸭卷

盒材

鸭脯肉250克，扁豆100克，紫苏叶、姜、蒜、黑胡椒粉、淀粉、甜面酱、生抽、老抽、料酒、香油、蚝油、植物油各适量。

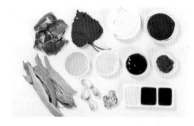

制作方法

① 扁豆下锅煮10分钟捞出，过凉水，挤净水后，切丁备用。

② 鸭肉切丁，加入黑胡椒粉、2小勺生抽、1小勺蚝油、1小勺料酒，再加入1大勺淀粉搅匀上浆。

③ 紫苏叶洗净，姜和蒜切末备用。

④ 热锅，倒入底油，小火煸炒鸭肉，在鸭肉稍稍变色时，在锅中空地儿放入适量甜面酱和姜末略炒，然后再和鸭肉一起炒香。

⑤ 炒至鸭肉完全变色后，倒入扁豆，加少量生抽和少量老抽炒匀，再倒入蒜末翻炒，最后加3～4滴香油，再加少量水淀粉勾芡即可关火。

⑥ 盘底铺好紫苏叶，把炒好的鸭肉扁豆盛到盘中，用紫苏叶包卷食用。

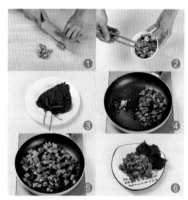

养生小贴士

紫苏籽中富含亚麻酸等不饱和脂肪酸，多食用紫苏籽榨的油不仅能祛湿，还能醒神，适合高血脂高血压人群食用。

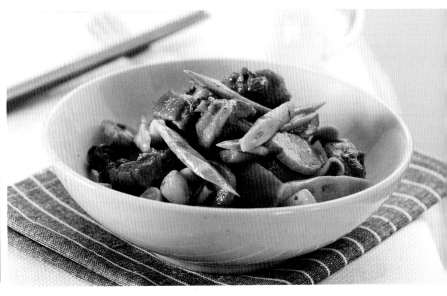

·烹饪小窍门·

洋葱不能放得太早，要等到肉快炒熟时才能放进去腥。

姜烧鸭

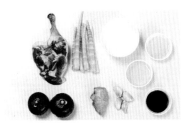

食材

鸭腿肉、扁尖笋、洋葱、姜、蒜、水淀粉、老抽、料酒、植物油各适量。

制作方法

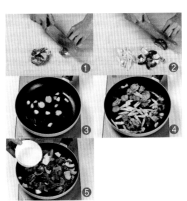

① 鸭腿切核桃块，用开水焯，水中放入少量料酒，开锅就可以捞出。

② 葱、姜、蒜切小片，扁尖笋、洋葱切片，另取一块姜打碎成姜蓉备用。

③ 热锅放入底油，下入姜和蒜炒香。

④ 姜蒜炒出香味后，下入焯好的鸭腿，放入扁尖笋煸炒，然后再倒入开水，放入1勺老抽，烧制30分钟。

⑤ 30分钟后，放入洋葱、淋入水淀粉，再放入姜蓉，炒匀即可出锅。

> 养生小贴士
>
> 夏天要多喝水以防止电解质紊乱，也可以适当食用寒性的禽类肉。

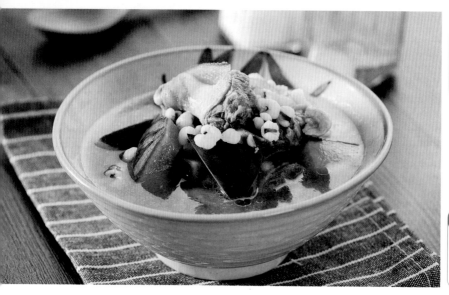

食疗功效

**清热利湿
营养均衡**

· 烹饪小窍门 ·

新鲜的鸭腿焯水，
不放料酒。

翠衣老鸭汤

食材

西瓜皮1块，鸭腿2个，薏米150克，姜、盐、胡椒粉各适量。

制作方法

1. 鸭腿肉切大块，开水下锅，焯制，撇去浮沫，捞出备用。切4片厚姜片，备用。
2. 热锅，倒入底油，放入厚姜片爆香，将焯好的鸭肉倒入锅中翻炒1分钟，然后下入烧开的清水锅中。
3. 将浸泡2小时的薏米也倒入锅中，开盖煮40分钟，期间需要经常撇浮沫。
4. 40分钟后放入切成大块的西瓜皮，再煮15分钟。
5. 出锅前加适量的盐和胡椒粉，即可盛出食用。

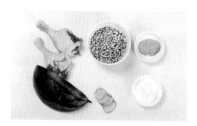

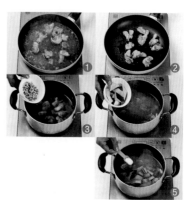

养生小贴士

夏天容易上火、长口疮，吃一些西瓜皮可以缓解。

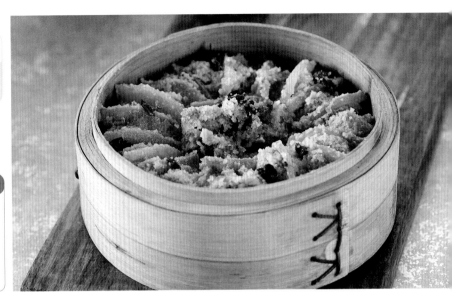

食疗功效

祛湿
清热 解毒

·烹饪小窍门·

鸭皮的皮下脂肪较多，不需要太多脂肪时，鸭皮应当去掉。

冬瓜粉蒸鸭

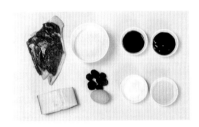

食材

冬瓜、鸭胸肉、米粉、乌梅、鸡蛋、料酒、酱油、盐、蚝油各适量。

制作方法

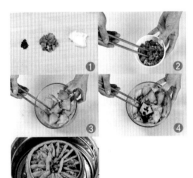

① 冬瓜切片，鸭胸肉切丁。将乌梅切碎，备用。

② 鸭胸肉丁中放入1小勺料酒、适量酱油、1/3个鸡蛋清，搅拌上浆。

③ 冬瓜片中放入半勺蚝油、酱油、少许盐搅匀腌制，腌制好后将冬瓜用炒好的米粉裹上。

④ 将乌梅、鸭胸肉、冬瓜片放在一起，再加适量米粉拌匀。

⑤ 将食材放入笼屉，蒸锅上汽后，大火蒸制15分钟即可。

养生小贴士

夏季可以煮一些酸梅汤，也有生津止渴、清热解毒的效果。

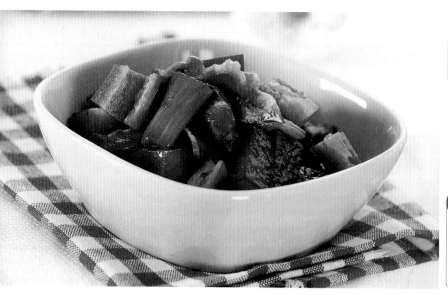

食疗功效

祛湿 利尿

·烹饪小窍门·

入锅前在鸭肉中放入酱油和料酒可以去腥增香。

鸭肉烧双瓜

食材

鸭肉 200 克，冬瓜 1 块，丝瓜 1 根，红彩椒、玉米须、豆蔻、冬瓜皮、葱、姜、蒜、淀粉、生抽、老抽、料酒、植物油各适量。

制作方法

① 玉米须、豆蔻、冬瓜皮煮水 5 分钟，盛出备用。葱、姜、蒜切末备用。

② 冬瓜、丝瓜切块，丝瓜可以多留些瓜皮。

③ 鸭肉切片，加入酱油、料酒、1 勺淀粉上浆，拌匀。

④ 锅中倒入底油，放入上浆好的鸭肉片，加入葱、姜、蒜炒香，放入一点点生抽。

⑤ 放入切好块的冬瓜和丝瓜，加入适量的老抽上色，再倒入用玉米须、豆蔻、冬瓜皮煮好的水，烧制 4 分钟即可出锅。

⑥ 加入红彩椒，调颜色。

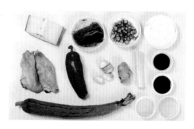

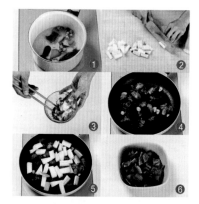

养生小贴士

玉米须、冬瓜皮、豆蔻放在一起煮的水，有健脾化湿、利尿的功效，适合各年龄段的人饮用，尤其是经常感觉乏力、困倦、浑身水肿以及四肢沉重的人。

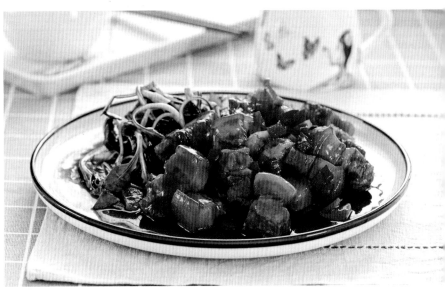

食疗功效

祛暑利湿　解毒

·烹饪小窍门·

为避免生肉煎制的火候不到，对健康不利，可将生肉提前焯水。

败酱草小烤肉

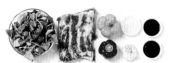

食材

败酱草、五花肉、彩椒、蒜、蚝油、生抽、植物油各适量。

制作方法

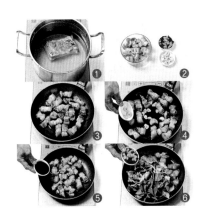

① 把五花肉焯水 3 ~ 4 分钟。
② 焯好的五花肉切块，彩椒切粒，蒜切片备用。
③ 开火，锅中加入少量底油，用中火煎制五花肉。
④ 将五花肉煎至焦黄，下入适量蒜片。
⑤ 锅中放入适量蚝油和生抽（或鲜味酱油）调味。
⑥ 放入败酱草和彩椒粒，翻炒均匀即可。

养生小贴士

如果买不到新鲜的败酱草，可以使用苦菊替代，同样可以达到清热、祛暑、利湿的效果。

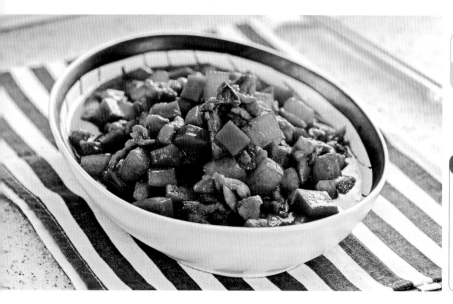

·烹饪小窍门·

炒甜面酱时加水可防止起疙瘩，并且一定要用小火，必要时可将锅端起。

酱爆茯苓鸡

食材

茯苓50克，鸡腿肉、南瓜、冬瓜、葱、姜、盐、白糖、甜面酱、料酒、植物油各适量。

制作方法

① 将鸡腿肉、南瓜、冬瓜、茯苓切丁，葱、姜切块备用。

② 茯苓凉水下锅煮水，开锅后再煮5分钟，茯苓捞出备用，然后用煮好的茯苓水泡葱、姜。

③ 将鸡腿肉丁放入碗中，加入1克盐、3滴料酒，再倒入少量茯苓水搅拌均匀上浆。

④ 开火，锅热后倒入适量底油，放入鸡肉丁炒熟后盛出备用。

⑤ 另起锅，加入冬瓜丁、南瓜丁炒熟后盛出备用。

⑥ 另起锅，倒入葱姜水，放入甜面酱炒匀，改小火，再加入适量料酒、白糖，炒到黏稠状。

⑦ 放入炒熟的冬瓜丁、南瓜丁、茯苓丁和鸡肉丁，翻炒均匀即可出锅。

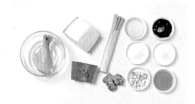

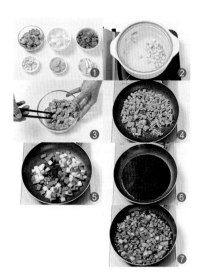

养生小贴士

茯苓一个人一天适宜的食用量约为30克。

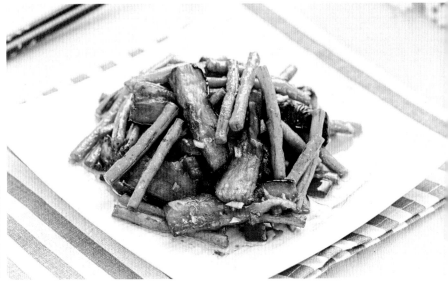

食疗功效

补肾祛湿
清热活血

·烹饪小窍门·

较老的豇豆捏起来较空，应选择切面饱满的豇豆。

豇豆炒茄子

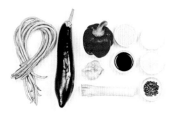

食材

豇豆、茄子、彩椒、葱、蒜、花椒、盐、白糖、酱油、植物油各适量。

制作方法

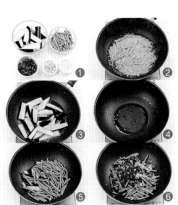

① 豇豆、茄子切段，葱、蒜切末，彩椒切粒备用。

② 起锅，锅内倒入适量底油，六成油温时下入豇豆，炸制十几秒钟后捞出，放入冰水中。

③ 往油锅中加入茄子段，炸至略微上色后捞出。

④ 将锅内油倒出，留少许底油，加入几粒花椒炒香。

⑤ 下入炸好的豇豆和茄子翻炒。

⑥ 加入蒜末、少许盐、酱油、白糖调味，再倒入彩椒粒、葱末炒匀即可出锅。

养生小贴士

茄子是凉性食材，适合在夏季食用。

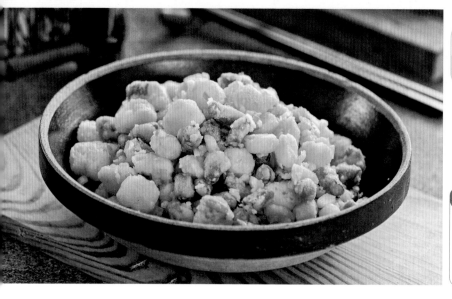

食疗功效

健脾和胃 祛湿

·烹饪小窍门·

用食材覆盖葱蒜焖制，可使菜的香味更浓。

打傀儡

食材

土豆、豆角、玉米面、白面、葱、蒜、盐、植物油各适量。

制作方法

① 土豆切成小块，豆角切段，葱、蒜切末备用。

② 热锅少油，然后放入两碗水。

③ 加入土豆、豆角，放少许盐烧熟。

④ 将白面和玉米面以2∶1的比例混合均匀，撒入锅中，边撒面边搅动，直至面粉呈颗粒状。

⑤ 将食材扒至锅边，锅中间倒少许油，放入葱末、蒜末，再用食材覆盖葱、蒜，焖制2分钟。

⑥ 最后将食材翻炒均匀即可出锅。

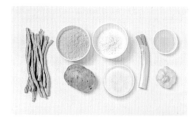
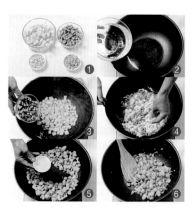

养生小贴士

豆角一定要炒熟，不炒熟容易导致食物中毒。

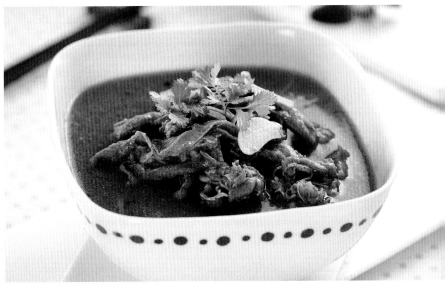

食疗功效

祛湿排毒

·烹饪小窍门·

金针菇在炒之前无须焯水，因为它是人工培育的，只需要洗净灰尘即可。

金针银芽汆肥牛

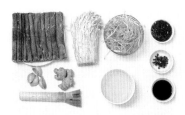

食材

金针菇 100 克，绿豆芽 100 克，肥牛卷、鲜麻椒、葱、姜、蒜、番茄酱、米醋、植物油各适量。

制作方法

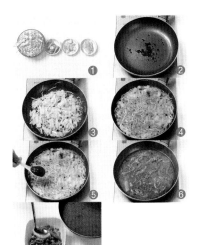

① 将金针菇撕成细条，葱、姜、蒜切片备用。
② 热锅凉油，放入两小颗鲜麻椒及葱、姜、蒜炒香。
③ 倒入金针菇煸炒软烂后，再放入绿豆芽煸炒。
④ 在炒锅里倒入开水，恰好没过食材。
⑤ 锅中加入两大勺番茄酱，金针菇和绿豆芽煮 2 分钟后捞出。
⑥ 在汤里加 1 勺米醋，放入肥牛卷大火煮五六秒钟至变色后捞出。
⑦ 将肥牛卷放在金针菇和豆芽上面，倒入汤汁。

养生小贴士

金针菇的日常做法有很多，但脾胃虚寒者不宜过多食用。

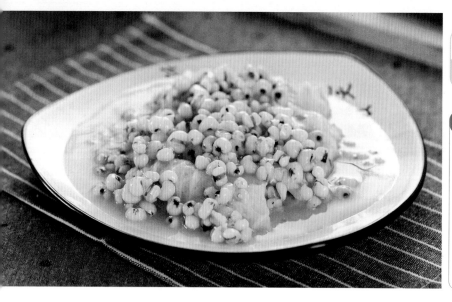

·烹饪小窍门·

薏米要先浸泡，可用5倍于薏米的水，然后大火蒸制4～5分钟，蒸完后正好将水分吸收，防止营养成分流失。

白菜豆腐包

食材

白菜、豆腐、木耳、海米、薏米、鸡蛋、葱、姜、盐、胡椒粉、淀粉、料酒、香油各适量。

制作方法

1. 白菜切开，分成白菜叶和白菜帮。白菜帮切碎，白菜叶不切，用开水烫10秒钟当皮备用。
2. 姜切末，葱切片，部分葱姜泡水，豆腐碾压成泥，海米和木耳用水泡发后切碎备用。
3. 薏米先泡水，然后用大火蒸4～5分钟至蒸熟。
4. 将切碎的白菜帮、海米、木耳、豆腐泥和蒸熟的薏米一起调馅，打入1个鸡蛋，再加适量盐、胡椒粉、姜末和香油，然后搅拌均匀。
5. 把少量淀粉撒在白菜叶上，再将调好的馅料包在白菜叶里，包成长条状。
6. 蒸锅上汽蒸两分钟取出。
7. 锅内依次放入适量葱姜水、薏米、少量盐、少量料酒以及淀粉和水调兑的芡汁，熬制白汁。
8. 将熬好的白汁浇在蒸过的白菜包上即可食用。

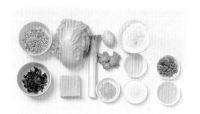

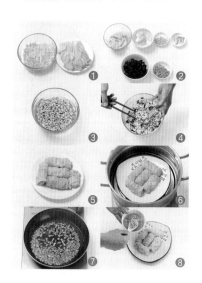

养生小贴士

薏米富含粗纤维和矿物质，其价值强于精白米、精白面，平时可用来熬粥或做馅儿。

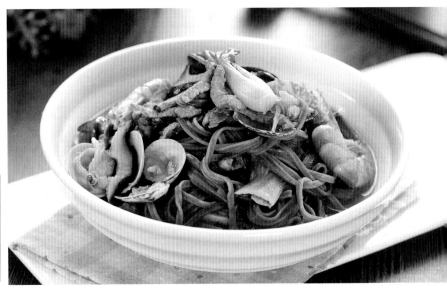

食疗功效

驱寒祛湿

·烹饪小窍门·

花蛤直接下到锅里可以立刻开口，而且大火能够去除其异味。

姜汤荞麦面

食材

荞麦面、香菇、虾、花蛤、猪里脊、小油菜、葱、姜、盐、料酒、酱油、植物油各适量。

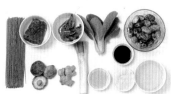

制作方法

① 荞麦面提前煮好，香菇切片，生姜切片，猪里脊切丝，葱白切段备用。

② 热锅，倒入少许底油，放入姜片。

③ 姜片煸至有焦边，烹入热水，煮开以后放入整段的葱白。

④ 将汤汁全部倒入另外一个汤锅内，煲煮 10 分钟左右。

⑤ 热锅少油，放入鲜香菇，小火慢煸。

⑥ 下入猪里脊，待猪里脊变色，下入大虾，然后放入适量盐、料酒和酱油，翻炒成熟即可。

⑦ 将姜汤中的姜和葱捞出，花蛤直接下锅，然后将炒好的配料和煮好的荞麦面下入姜汤中。

⑧ 姜汤和面煮开后，放入小油菜出锅即可。

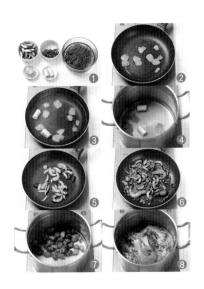

养生小贴士

有些人不爱吃红肉，其实红肉富含的蛋白质、铁以及叶酸、维生素 B_{12} 都比白肉要多，所以红肉应适当补充。

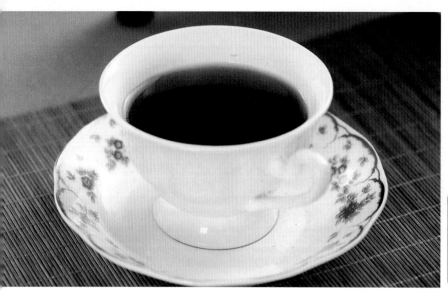

食疗功效

清热利湿

·烹饪小窍门·

冬瓜保留皮和瓤，这样不会造成营养的丢失与浪费。

冬瓜茶

 盒材

红糖、冰糖各 20 克，冬瓜、枸杞、蜂蜜各适量。

制作方法

① 冬瓜洗净切块，不去皮不去瓤。

② 冬瓜块开水下锅。

③ 锅中放入比例为 1：1 的红糖和冰糖。

④ 再次开锅后，改中小火炖煮半小时，直至冬瓜软烂。

⑤ 煮好后，用过滤网将冬瓜蓉和汤水分开。

⑥ 汤水即为冬瓜茶，可直接饮用。

⑦ 冬瓜蓉倒入碗中捣碎，加入适量蜂蜜和枸杞，放冰箱冷藏保存。饮用时取 1 勺的量，加热水调制，可再次做成冬瓜茶。

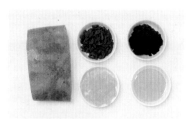

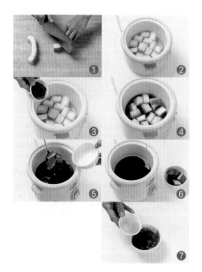

养生小贴士

冬瓜皮入肺和大肠经，乏力、浑身肿胀、下肢腿肿、湿热较重者家中可常备冬瓜茶。

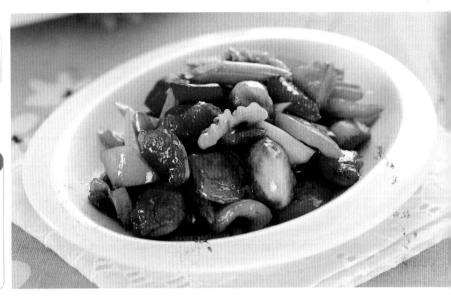

食疗功效

健胃清热 祛湿

·烹饪小窍门·

虾胶要"细切粗剁",铲起来应成饼。虾胶中加入适量胡椒粉可以去腥提香。

合核美美

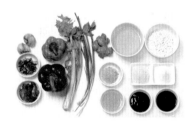

食材

鲜百合、核桃仁、芹菜、彩椒、虾仁、葱、姜、胡椒粉、淀粉、盐、白糖、料酒、蚝油、鲜酱油、植物油各适量。

制作方法

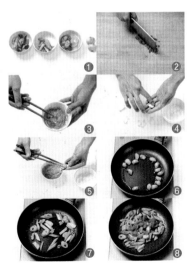

① 百合去掉根部备用,葱、姜切片,一部分泡水备用,芹菜、彩椒切段。

② 虾仁细切粗剁,剁成虾胶。

③ 在虾胶中依次加入少许盐、1勺料酒、1勺胡椒粉和提前泡好的葱姜水,搅拌至有黏度,再加入少许盐和少量淀粉搅拌均匀。

④ 百合抹上一层薄薄的淀粉。

⑤ 将虾胶抹在百合上,按一下。

⑥ 起锅热油,放入百合虾胶,虾胶在下面,百合在上面,小火煎至金黄色,倒在盘里。

⑦ 另起锅倒入油,放入葱姜片爆香,加入芹菜、核桃仁翻炒,加入鲜酱油、半勺蚝油,白糖、胡椒粉适量。

⑧ 最后加入彩椒和酿百合快速翻炒即可。

养生小贴士

虾肉中含有丰富的蛋白质,用虾仁做菜易于消化,老幼皆宜。

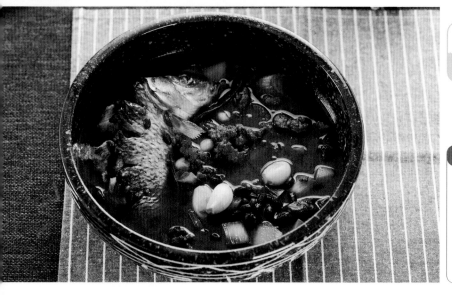

食疗功效

补气 利水祛湿

· 烹饪小窍门 ·

处理鲤鱼一定要去除头盖骨的黑膜和表面黏液，这样才能达到去腥的效果。

侉炖鱼

食材

鲤鱼1条，猪瘦肉馅、红豆、黄芪、葱、姜、蒜、八角、干辣椒、盐、白糖、酱油、料酒、醋、植物油各适量。

制作方法

① 葱切大块，姜切大片，蒜整瓣备用。煮适量黄芪水备用。

② 碗内加入2份提前泡好的红豆搭配3份水，上汽蒸半小时盛出备用。

③ 鲤鱼去鱼鳞去内脏，用刀刮鱼头部，去除头盖骨处的黑膜，再用80度左右的水简单冲烫鱼身，然后立刻用刀刮去表面黏液，再用清水冲洗干净。

④ 将鱼的脊背处断开几刀，腹部连接。

⑤ 热锅，倒入底油，下入肉馅慢慢摊开炒散，加入适量八角、干辣椒、葱、姜、蒜煸香，倒入一大勺酱油、适量的黄芪水以及足量清水。

⑥ 加2勺料酒、7克盐、半勺白糖和1勺醋调味，开锅前下入鱼，将其整个盘在锅中炖20分钟。

⑦ 撇去锅中浮沫，下入蒸好的红豆，同时不断往鱼上浇汤，再炖15分钟即可。

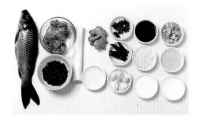

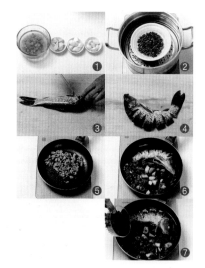

养生小贴士

每人每天可服用30克黄芪。就补气效果来说，煮黄芪比泡黄芪效果好。

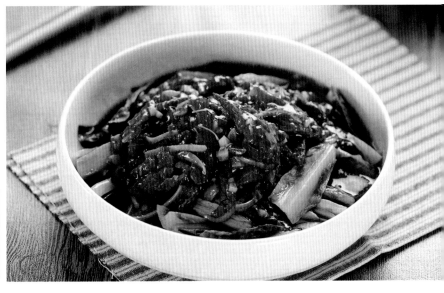

·烹饪小窍门·

因为油麦菜的秆不容易熟，所以要先下锅翻炒。

豆豉鲮鱼油麦菜

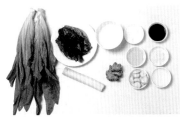

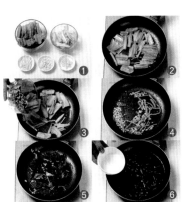

食材

豆豉鲮鱼罐头、油麦菜、葱、姜、蒜、水淀粉、盐、白糖、料酒、酱油、植物油各适量。

制作方法

1. 油麦菜切段，秆和叶分开。葱、姜切条，蒜切粒备用。
2. 热锅，倒入底油，放入葱、姜爆香后，下入油麦菜秆翻炒，加1克盐、少量白糖炒匀。
3. 油麦菜秆变色后，再加入油麦菜叶翻炒至成熟塌秧，盛出装盘。
4. 另起锅，倒入适量豆豉鲮鱼罐头中的油，下入葱、姜、蒜爆香。
5. 加入豆豉鲮鱼翻炒，再加入2勺料酒、2勺酱油、1勺白糖以及适量清水烧制。
6. 勾入少许水淀粉收汁出锅，浇在油麦菜上即可食用。

养生小贴士

鲮鱼可补虚损，利水除湿。豆豉可以清透，祛风热。油麦菜清凉解暑。

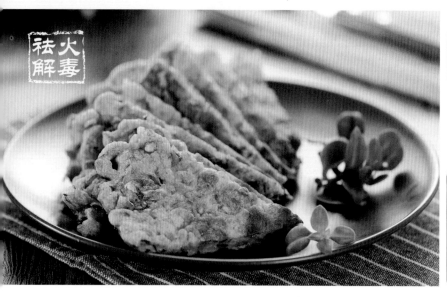

祛火解毒

·烹饪小窍门·

用豆浆和面，可以使和出来的面香浓松软，口感更佳。

穿心金沙饼

食材

穿心莲 100 克，白面 25 克，鸡蛋 1 个，咸鸭蛋 1 个，豆浆、胡萝卜、花生碎、白糖、盐、胡椒粉、植物油各适量。

制作方法

1. 咸鸭蛋取出蛋黄碾碎、穿心莲切碎、胡萝卜切末、花生碾碎备用。
2. 白面中倒入适量豆浆，并打入 1 个鸡蛋。
3. 顺时针搅匀调成面糊。
4. 将咸鸭蛋黄、穿心莲碎和胡萝卜末放入面糊中，再依次加入少许胡椒粉、白糖、盐和花生碎搅拌均匀。
5. 起锅，倒入适量植物油，开小火，将搅拌好的菜浆倒入锅中慢慢摊开拍匀。
6. 小火煎 2 分钟后定型，调至中火，煎至表面略微发焦。翻面后再煎制 1 分钟即可出锅。

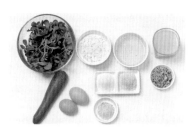

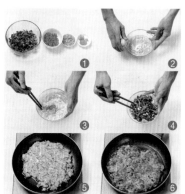

养生小贴士

在春天大家常吃的凉拌穿心莲，也是一道清热解毒的菜品。

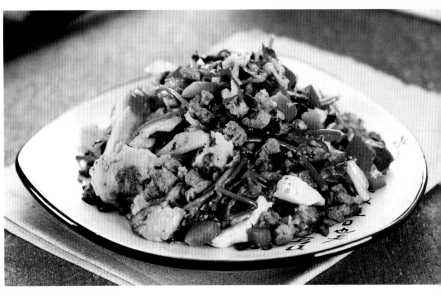

香煎马齿苋

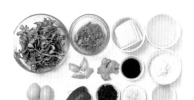

食材

鸡蛋2个，马齿苋、白豆干、肉末、菜椒、豆豉、淀粉、蒜、姜、盐、米醋、香油、植物油各适量。

制作方法

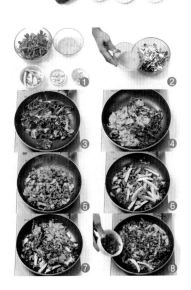

① 马齿苋洗净后从中间切一刀。白豆干切成条形，菜椒切粒，蒜、姜切片备用。鸡蛋打成鸡蛋液备用。

② 将马齿苋裹上4勺干淀粉抖匀，再裹上鸡蛋液，挂上一层薄糊。

③ 热锅，倒入底油，直接将挂糊马齿苋下锅煎制。

④ 两面煎至金黄后出锅备用。

⑤ 另起锅倒入适量植物油，放入肉末煸香，加入豆豉和姜蒜炒香。

⑥ 再放入白豆干一起炒。

⑦ 加入煎好的马齿苋合炒，并加入少量盐调味。

⑧ 放入菜椒调色，关火出锅。

> **养生小贴士**
>
> 马齿苋具有消除陈毒、防治溃疡、利水消肿、降血脂的养生功效，而且能有效抑制痢疾杆菌，被称为"天然抗生素"。

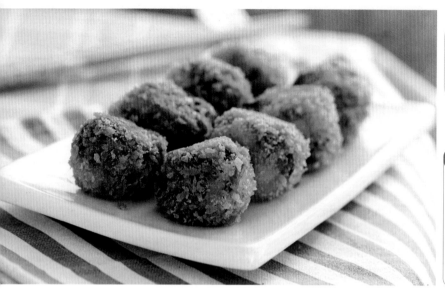

·烹饪小窍门·

马齿苋焯水后迅速放到冰水里过凉，既能保证其脆嫩口感，又可使颜色鲜亮。

双珍丸子

食材

鸡蛋2个，虾仁、鲜马齿苋、盐、淀粉、面包糠、香油、植物油各适量。

制作方法

① 鲜马齿苋洗干净，鸡蛋打散备用。

② 马齿苋下锅焯烫5秒钟左右捞出，放入冰水中过凉。

③ 将马齿苋挤干备用。

④ 虾仁下锅焯水至七八分熟捞出，切成小粒备用。

⑤ 把虾肉粒加入马齿苋中，加3克盐、少量香油搅拌均匀。

⑥ 捏成乒乓球大小的丸子。

⑦ 把丸子裹上适量淀粉，蘸上蛋液，最后裹上面包糠。

⑧ 开火，锅中倒入适量植物油，油温六成热时下入丸子，炸十几秒即可盛出。

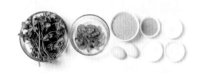

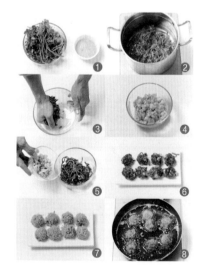

养生小贴士

应季采摘的马齿苋吃不完，可焯水、过凉后，晾晒3~4天，晾干后储存起来，冬天可用来煲汤。

食疗功效

清热祛火毒

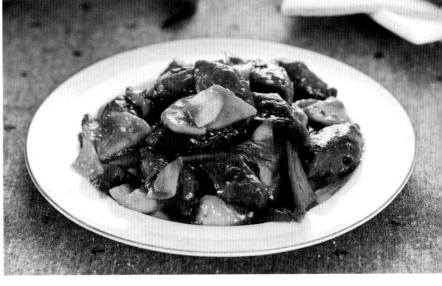

·烹饪小窍门·

生菠菜打碎后直接加水，水量一定要为菠菜的一半。

碧绿菠菜粉

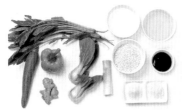

食材

菠菜、油菜、胡萝卜、彩椒、姜、葱、白糖、红薯淀粉、淀粉、盐、海鲜酱、植物油各适量。

制作方法

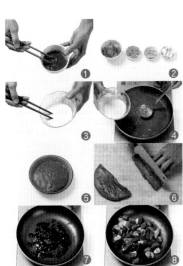

① 生菠菜洗净榨汁，加水搅拌均匀，不要滤渣。

② 葱、姜切片，彩椒切片，胡萝卜切片，油菜切好备用。

③ 加水调制红薯淀粉，以达到能挂住筷子的稀稠度为宜。

④ 菠菜汁下锅，不断搅拌，中火烧开，然后开大火，边倒入调好的红薯淀粉边搅拌。

⑤ 搅至透明即可出锅。

⑥ 菠菜粉晾凉切块备用。

⑦ 另起锅，倒入底油，依次加入海鲜酱、葱、姜、胡萝卜、彩椒、油菜翻炒出香味，再加入盐、白糖提香。

⑧ 最后倒入菠菜粉炒匀，用淀粉勾芡即可出锅。

养生小贴士

榨汁之后的蔬菜有少许的营养流失，但是我们可以搭配其他蔬菜来补充流失的营养。

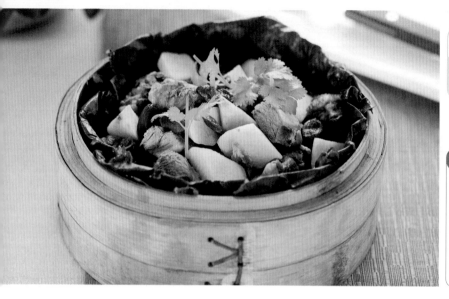

食疗功效

滋阴补虚
清凉祛暑

·烹饪小窍门·

用菊花水焯鸭肉
的时候可以不用
任何调料，只加
入少量盐来调味
即可。

清凉祛暑蒸鸭

食材

老鸭半只，山药、枸杞、菊花、干荷叶、葱、姜、盐
各适量。

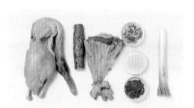

制作方法

① 葱、姜切片，与菊花一起用热水浸泡。枸杞放到清水
中浸泡10分钟左右。干荷叶用温水泡5分钟备用。

② 将鸭肉切块，并用自制的菊花水焯水，焯水时加入
适量盐。

③ 鸭肉块中火焯5分钟后捞出，再用热菊花水浸泡10
分钟。

④ 将泡好的鸭肉放到泡开的荷叶中包好。

⑤ 蒸锅上汽，将包好的鸭肉中火蒸30分钟。

⑥ 山药削皮，切成滚刀块，加盐拌匀。

⑦ 待鸭肉蒸过30分钟后，将泡好的枸杞和拌好的山
药一起放到荷叶包中。

⑧ 荷叶包继续蒸15分钟，即可关火出锅。

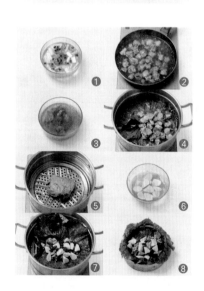

养生小贴士

夏季用荷叶泡水喝不仅可以减肥，还可以扩张血
管，降血脂。

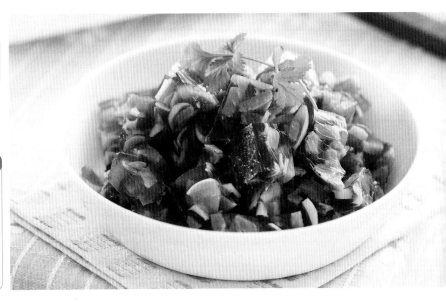

食疗功效

滋阴去火

·烹饪小窍门·

猪皮在开水中焯两分钟捞出过凉水，能够使蛋白质迅速凝固，可更好地去油。

肉皮冻

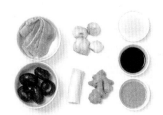

食材

肉皮1片，荸荠、百合、葱、姜、盐、料酒、酱油各适量。

制作方法

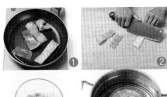

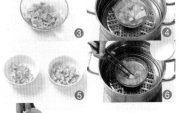

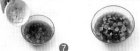

① 葱、姜切片备用。将肉皮平均切成两片，在开水中焯两分钟。

② 肉皮焯好后捞出过凉水，用刀片刮去肥油。

③ 将肉皮切小丁放入碗里。

④ 碗里放入肉皮体积3倍的水，再加入葱、姜和少量料酒，上锅蒸制一个半小时。

⑤ 荸荠去皮后改刀切块。百合切去黑的部分，在外沿用刀切一圈，将其切成小片，焯水后迅速过凉水。

⑥ 在蒸好的肉皮中捞出葱姜，放入切好的荸荠、1勺酱油、少量盐调味，再蒸1个小时。

⑦ 关火，将肉皮放凉至30度左右，再放入百合搅匀。

⑧ 放入冰箱冷藏室，成冻后即可食用。

养生小贴士

荸荠还可用于炒、烧或做馅，营养又美味。

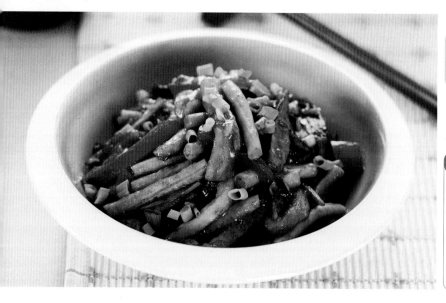

食疗功效

补钾

·烹饪小窍门·

挑选豇豆的时候，那些绿色比较深、蒂比较新鲜整齐的豇豆味道较为鲜嫩。

茄子豇豆

食材

豇豆、茄子、彩椒、豆瓣酱、葱、姜、蒜、淀粉、盐、白糖、酱油、料酒、植物油各适量。

制作方法

1. 豇豆切段，开水下锅，加入少许盐和油焯水。葱、姜切段，蒜切末，彩椒切片备用。
2. 把茄子切成长条，放入碗中，少放一点盐搅拌，均匀裹上少许淀粉。
3. 锅中倒入少许油，将茄子煎至两面呈金黄色，盛盘备用。
4. 另起锅，倒入少许底油，下入豆瓣酱、葱、姜爆香。
5. 锅中依次下入豇豆、茄子、料酒、酱油和少许白糖翻炒。
6. 加入1勺开水，再炖制1分钟。
7. 最后放入彩椒、蒜末炒匀，出锅前加入少许淀粉勾芡即可。

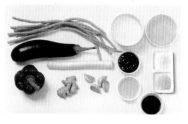

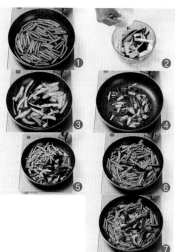

养生小贴士

豇豆中富含钾元素。夏季出汗多容易造成钾和钠的流失，因此饮食上需要注意补充钾和钠。

食疗功效

清热解暑

·烹饪小窍门·

摊饼时白面和玉米面的比例为1:1，加入鸡蛋和好，再加水稀释。

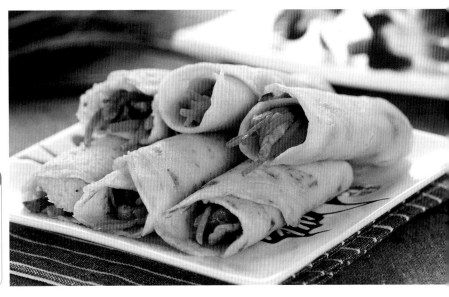

夏至饼

食材

里脊肉、白面、玉米面、胡萝卜、香菇、西葫芦、紫菜、鸡蛋、盐、淀粉、黄豆酱、酱油、植物油各适量。

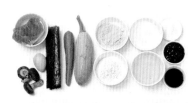

制作方法

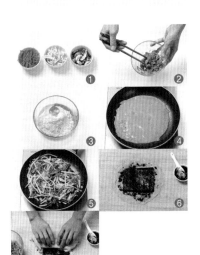

① 将胡萝卜、西葫芦、香菇切成丝备用。

② 猪肉切丝，加酱油、水淀粉上浆。

③ 将1勺玉米面、1勺白面加1个鸡蛋搅拌均匀，再加入适量的水，做成玉米面糊。

④ 热锅底油，油温不要过热或过凉，温度适中时，将玉米面糊均匀地倒入热锅内，均匀摊开，待饼皮发白，四周翘起时，改小火，将饼烘熟。

⑤ 热锅凉油，加入肉丝，炒变色后，依次加入胡萝卜、香菇、西葫芦煸炒，出锅前放入适量的盐调味。

⑥ 把烙好的饼摊平，先抹一层黄豆酱，在黄豆酱上面铺上紫菜。

⑦ 最后把炒好的菜卷入饼内，即可食用。

养生小贴士

夏季应均衡饮食，适量补充因出汗而流失的微量元素。

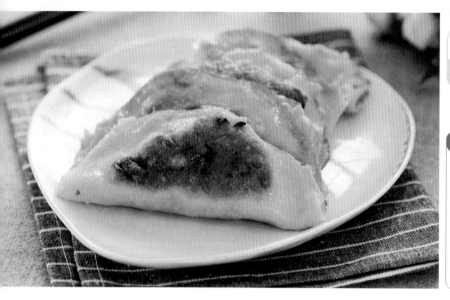

端午蛋黄饺

食材

黄鱼、豆腐、荸荠、鸡蛋、葱、姜、水淀粉、黄酒、酱油、植物油各适量。

制作方法

① 黄鱼、豆腐切粒，荸荠拍成小碎粒，葱、姜切末备用。

② 起锅，放底油，油热后依次下入荸荠、黄鱼翻炒，变色后加入少许葱、姜进行倒炝锅。然后下入豆腐，加1勺黄酒、1勺酱油，将馅料炒黏后盛盘备用。

③ 鸡蛋打匀，加入少量盐（这样可以增加弹性），再和入水淀粉。

④ 另小火起锅，加几滴底油，舀1勺蛋液，用勺底均匀摊成圆片。

⑤ 蛋皮底面成熟、上面未熟时，迅速放入馅料。

⑥ 将蛋皮两边黏上，并移至锅边慢慢煎熟，再继续逐一煎制，待锅中蛋黄饺呈金黄色即可出锅。

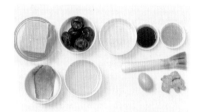

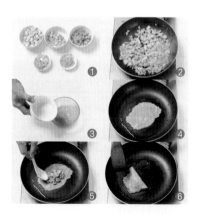

养生小贴士

荸荠是夏季的时令蔬菜，具有清热祛火、消食化痰的功效。

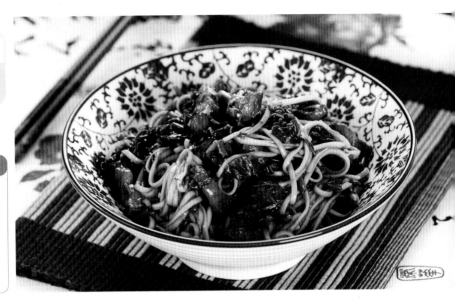

食疗功效

清热补血
理胃清肠

·烹饪小窍门·

在酱中调入姜汁酒及在炒肉的时候放大量的姜末，都可以起到提酱香的效果。

椿荠炸酱面

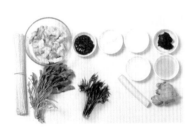

食材

面条、香椿、荠菜、五花肉、鲜黄酱、干黄酱、葱、姜、盐、白糖、料酒、植物油各适量。

制作方法

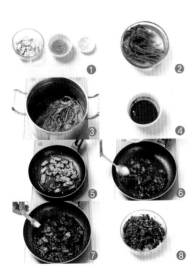

① 葱、姜切末，五花肉切丁备用。在料酒中加入大量姜末制作姜汁酒备用。

② 香椿置于一个大碗中，向其中加入适量开水烫，待水没过香椿，迅速盖上盖焖制2分钟，捞出后自然晾凉切小段备用。

③ 荠菜入锅，开水焯制，取出自然晾凉切末备用。

④ 将鲜黄酱和干黄酱以3:1的比例混合搅匀，并加入1勺姜汁酒和1勺开水混合稀释。

⑤ 热锅少油，开小火，下入五花肉丁，煸炒五花肉至金黄色后，加入大量姜末。

⑥ 再将调制好的酱放入锅中，并加入1勺姜汁酒，翻炒至水分基本蒸干。

⑦ 待水分快蒸干时，再加1勺水翻炒，至再次蒸干后加入盐、白糖调味，即可出锅。

⑧ 煮适量面条，将备好的香椿、荠菜、炸酱与面混合拌匀即可。

养生小贴士

平时容易上火的人群适合食用些有清热功效的荠菜。

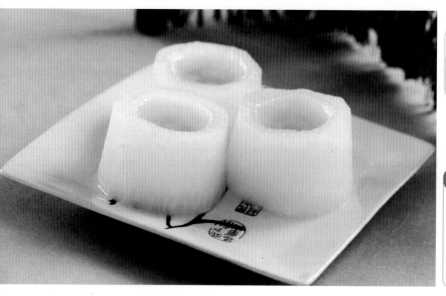

食疗功效

清热解毒
润肺止咳

·烹饪小窍门·

萝卜要等放凉了
以后再加蜂蜜，
以免破坏蜂蜜中
的营养成分。

冰糖萝卜

食材

白萝卜1根，冰糖15克，蜂蜜10毫升。

制作方法

❶ 白萝卜去皮，切成3段同等大小的圆柱体。
❷ 在每一段圆柱形萝卜的中间挖一个圆洞。
❸ 在萝卜的洞中放入适量冰糖。
❹ 萝卜上汽蒸，用大火蒸30～40分钟。
❺ 萝卜出锅晾凉后，用汤匙往萝卜的洞中加入适量蜂蜜即可。

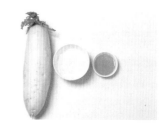

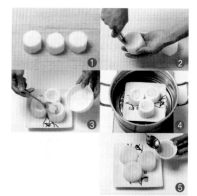

养生小贴士

这道菜中蜂蜜和冰糖含糖都很高，不适合糖尿病患者食用。白萝卜有解滋补药的作用，不能与人参、鹿茸等滋补品同食。而且它比较寒凉，体质偏寒、脾胃虚寒的人不宜多吃。萝卜的营养成分大部分在萝卜皮里，平时食用时最好把萝卜皮也一起吃掉。生的白萝卜刺激性较大，所以眼睛容易充血的人、眼压高的人最好不要生吃。

食疗功效

清热祛火
调理脾胃

·烹饪小窍门·

将西葫芦和芥蓝梗用斜刀切成切面稍大些的菱形块，炒的时候更容易入味。

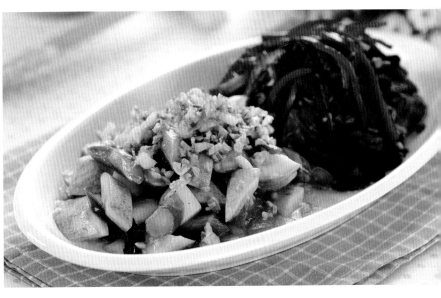

蒜香双蔬

食材

芥蓝1把，西葫芦1根，蒜、红椒丝、水淀粉、盐、白糖、米醋、酱油、香油、食用油各适量。

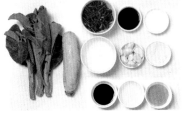

制作方法

① 用小刀去掉芥蓝的老根，并将芥蓝叶择出。蒜切末备用。

② 芥蓝叶用开水烫熟后捞出盛在碗中，挤干水分，加入红椒丝。

③ 碗中依次调入1/3勺酱油、少许白糖、米醋和盐，再加入适量生蒜末和少许香油搅拌均匀，即成一道开胃凉菜。

④ 将芥蓝梗和西葫芦改刀加工成菱形块备用。

⑤ 将蒜末用清水清洗，滗干多余的水分后，下锅炸制：油温三四成热，用稍高的油温将生蒜内的水汽逼出，然后改小火，炸1～2分钟，金蒜还未完全呈金黄色即可捞出备用。

⑥ 芥蓝梗开水下锅焯烫，下锅后就关火。

⑦ 起锅加入炸金蒜时的蒜油，并下入生蒜末，生蒜末半熟后，即可下入西葫芦翻炒，并调入少量米醋增脆。

⑧ 西葫芦成熟后，捞出焯好的芥蓝梗，控干水后下锅合炒，并调入1克盐和1克白糖，加少量水淀粉勾芡，出锅后再撒上金蒜即可。

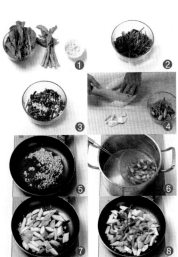

养生小贴士

芥蓝可以双吃，芥蓝梗用于炒菜，芥蓝叶可做成开胃凉菜：蒜蓉芥蓝。

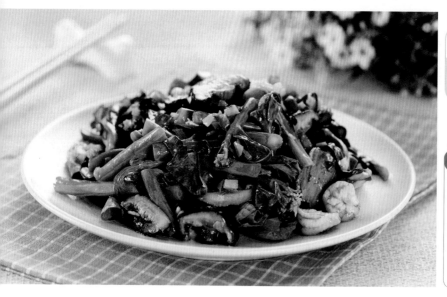

食疗功效

清热解毒
活血化瘀

·烹饪小窍门·

炒油菜薹时用大火快炒，时间越短越好，这样可以减少油菜薹中营养素的破坏。

油菜薹炒虾仁

食材

油菜薹 250 克，干香菇 5 朵，鲜虾仁 50 克，葱、姜、盐、水淀粉、植物油各适量。

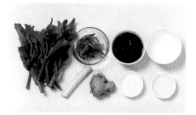

制作方法

1. 油菜薹切段，叶茎分开；香菇提前用温水泡发后切成长条；葱、姜切末备用。
2. 热锅，倒入底油，依次放入姜末、葱末翻炒爆香。
3. 再下入香菇炒香，倒入虾仁，大火快炒至虾仁变色。
4. 放入油菜薹茎翻炒至变色，然后放入油菜薹叶子，依旧大火快炒。
5. 出锅前放适量盐，少量水淀粉勾芡，翻炒均匀后即可出锅。

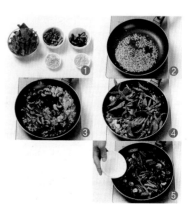

养生小贴士

油菜薹的茎所含纤维更丰富。油菜薹性味偏寒，所以脾胃虚寒、消化不良的人不宜多食。油菜薹宜现买现吃，不适合在冰箱中久存。

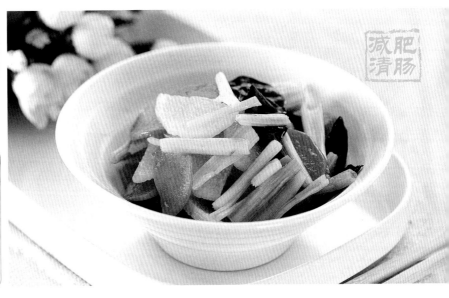

食疗功效

清肠

·烹饪小窍门·

香芹本身就有一种菜的清香气味，放点花椒油可以刺激口味，使菜更香。

香芹木耳炒山药

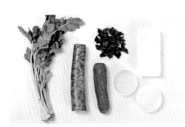

食材

香芹、胡萝卜、木耳、山药、盐、白糖、花椒油、植物油各适量。

制作方法

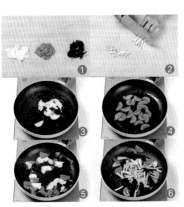

① 把胡萝卜、木耳、山药切成小片。

② 香芹切成段。

③ 将木耳和山药焯水 30 秒捞出备用。

④ 锅中倒入少许油，油温四五成热的时候，放入胡萝卜煸炒片刻。

⑤ 倒入木耳、山药继续煸炒，加入盐、少量的白糖调味。

⑥ 出锅前放入香芹段炒 30 秒，淋上花椒油炒匀即可出锅。

养生小贴士

香芹又叫药芹，具有降压降脂、清肠的功效，非常适合肠道不通畅的中老年人食用。

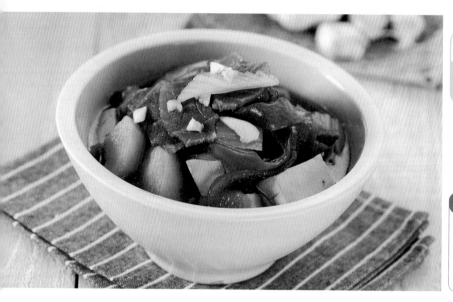

食疗功效

补虚强身
利肠通便

·烹饪小窍门·

猪肉切成薄片腌
制，可使肉的香味
完全释放到菜中。

老家炖菜

食材

腌猪肉、豆腐、白菜、土豆、粉条、葱、姜、蒜、八角、料酒、生抽、老抽、植物油各适量。

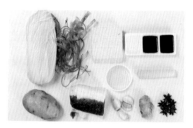

制作方法

① 提前一天把腌猪肉用冷水泡一晚，然后上汽蒸 40 分钟，把肉蒸透。

② 蒸熟的肉改刀切成刀背厚的薄片。

③ 将土豆和豆腐切块。

④ 粉条提前 2 小时用温水泡好，白菜取帮，葱切段、姜切片、蒜拍碎备用。

⑤ 热锅底油，放入八角、葱、姜爆香，再下入腌猪肉翻炒，然后依次加入料酒、生抽、土豆块、老抽翻炒。

⑥ 炒匀后加入没过食材的开水炖制 10 分钟。

⑦ 10 分钟后下入白菜、豆腐、泡好的粉条，再炖 7 分钟左右。

⑧ 出锅前下入拍好的蒜末即可盛出。

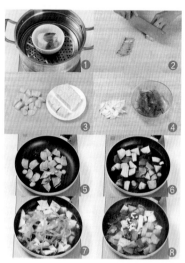

养生小贴士

胃寒胃疼不能吃凉东西或女性痛经时，可将八角用盐炒热了外敷在痛处，能起到温经止痛的作用。

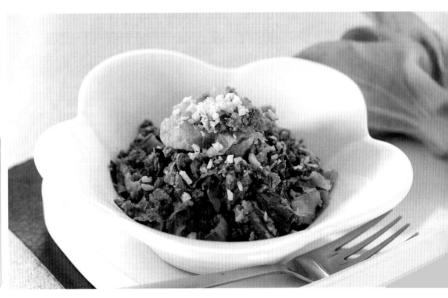

食疗功效

润肺清肠

·烹饪小窍门·

肉馅、豆渣和调味料应在下锅前搅拌均匀，这样才能和豆渣完全融合，彻底中和豆渣的腥味。

渣子油菜

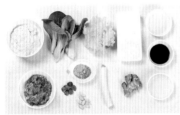

食材

豆渣、油菜、猪肉馅、银耳、花生碎、杏仁碎、葱、姜、盐、白糖、白胡椒粉、酱油、料酒、植物油各适量。

制作方法

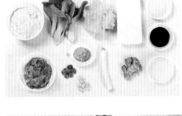
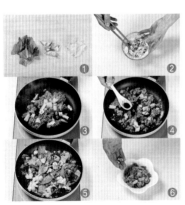

1. 用刀把油菜茎和叶分开，银耳切片。葱、姜切末备用。
2. 将豆渣与猪肉馅1：1调匀，加入适量葱末、姜末、料酒、酱油、盐调味，搅拌均匀。
3. 锅内少油，放入调好的豆渣肉馅和油菜茎部，均匀翻炒。
4. 加入适量酱油、盐、白糖、白胡椒粉调味。
5. 待肉馅基本炒熟，加入银耳和油菜叶，食材完全炒熟后出锅。
6. 出锅后撒入花生碎、杏仁碎即可。

养生小贴士

银耳色白入肺经，肺与大肠相表里，补肺的同时对通肠也有一定好处。

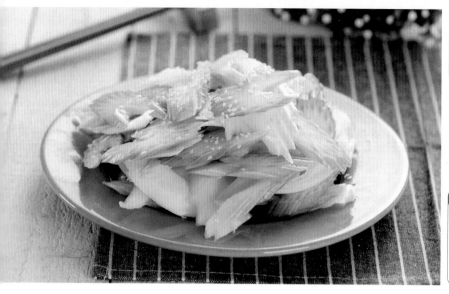

食疗功效

清肠降压

·烹饪小窍门·

大白菜和芹菜片
着切，纤维会变
短，有利于咀嚼。

白菜根拌芹菜

食材

大白菜1棵，芹菜100克，白芝麻、盐、白醋、香油
各适量。

制作方法

① 将白菜切去叶部，留下根部。

② 将白菜根部斜着切成片，放入冰水中冰10分钟。

③ 芹菜斜着切成片，放入冰水中冰10分钟。

④ 将冰好的白菜根和芹菜放入碗中，加入适量盐、白
醋，再滴几滴香油搅拌均匀。

⑤ 将搅拌好的白菜根和芹菜倒入碟中，撒上适量白芝
麻即可。

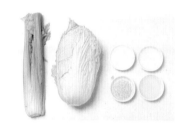

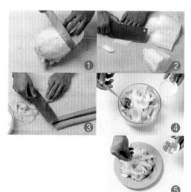

养生小贴士

大白菜可以补钙，有养胃利水、解热除烦的功效。但
腐烂的大白菜中含有大量的亚硝酸盐，容易导致胃部
炎症，不宜食用。另外，胃寒的人不宜生吃白菜。

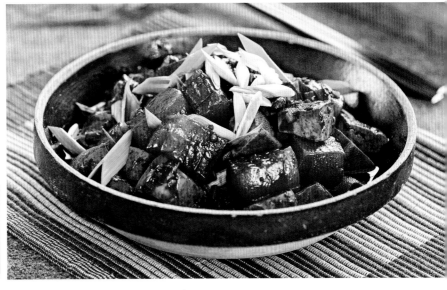

食疗功效

减肥降脂

·烹饪小窍门·

焯水可去魔芋的涩味，还可去豆腐的腥味。

麻婆魔芋豆腐

食材

魔芋、豆腐共约1斤，豆瓣酱100克，青蒜、姜、蒜、盐、花椒粉、豆豉、料酒、酱油、植物油各适量。

制作方法

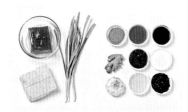

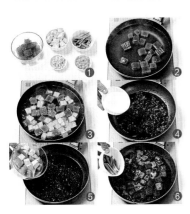

1. 魔芋打上花刀，豆腐切块，姜、蒜切末，青蒜切段备用。
2. 煮一锅水，放入魔芋焯制，加入适量盐。
3. 水烧开，下入豆腐一同焯水后盛出。
4. 开火，锅内少油，下入100克豆瓣酱、适量豆豉、姜末、蒜末煸炒均匀，再加入适量料酒、酱油和少许清水。
5. 改小火，下入魔芋和豆腐进行煨制。
6. 撒上青蒜段，出锅后加入花椒粉即可。

养生小贴士

富含膳食纤维的食材，有助于改善肠道功能、增强饱腹感，欲减肥的人群可适量食用。

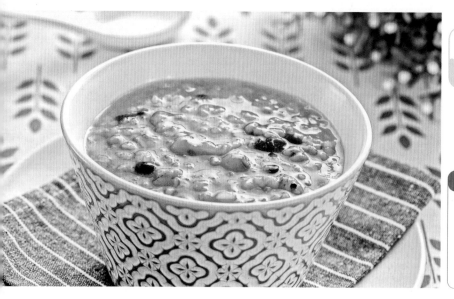

食疗功效

利水湿　减肥

·烹饪小窍门·

薏米、莲子、红豆质地较为坚硬，泡过后再煮更容易煮熟。

薏米红豆莲子粥

食材

薏米 25 克，莲子 10 克，红豆 15 克，糯米 50 克。

制作方法

① 将薏米、莲子、红豆洗净后用凉水浸泡 2 小时。

② 将薏米、莲子、红豆和泡食材的水一起倒入锅中，大火煮开。

③ 煮 1 小时后，倒入洗净的糯米。

④ 放入糯米后煮 20 分钟即可。

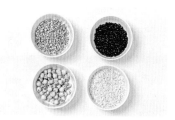

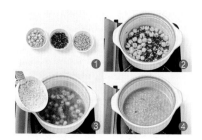

养生小贴士

薏米性滑，可以兴奋子宫平滑肌，促进子宫收缩，可能会诱发流产，因此孕妇不宜多吃。另外有滑精现象和小便多的人也不宜食用。

食疗功效

减肥 控糖

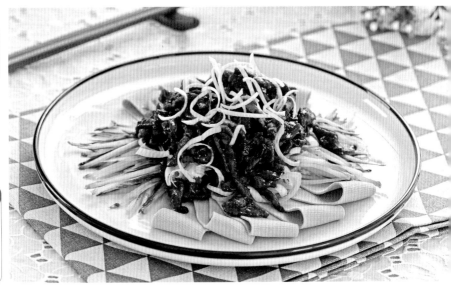

·烹饪小窍门·

大葱斜刀切成"眉毛葱"，可避免塞牙。

京酱肉丝

食材

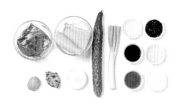

猪里脊、黄瓜、豆皮、鸡蛋、大葱、姜、黄豆酱、干淀粉、盐、料酒、酱油、香油、植物油各适量。

制作方法

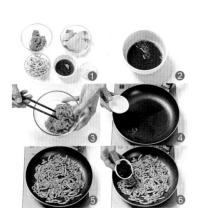

① 将猪里脊切成丝，姜切片泡料酒，葱白、黄瓜切丝，豆皮切成片。

② 调浆汁：在碗中加入半个蛋清、小半勺干淀粉、少许清水、1克盐、半勺料酒、少许酱油搅拌均匀。

③ 浆汁倒入肉丝翻动上浆，使肉丝与浆汁充分融合。

④ 起锅，倒入少许底油，再倒入少许香油混合。

⑤ 下入肉丝煸炒。

⑥ 将肉丝炒散后放入黄豆酱、1勺姜料酒，翻炒均匀，然后收汁出锅。出锅后，用黄瓜丝、葱丝、豆皮码盘，倒入肉丝即可。

养生小贴士

甜面酱中淀粉含量较多，而淀粉热量很高，因此不适合糖尿病患者食用。

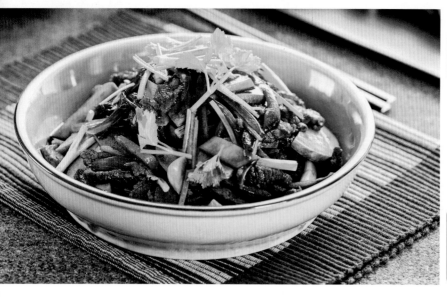

食疗功效

有助减肥

·烹饪小窍门·

加入洋葱丝可以使牛肉增嫩提香。

少油香煎牛柳

食材

牛里脊、杏鲍菇、白豆干、西葫芦、洋葱、姜、蒜、香葱、香菜、胡椒粉、料酒、酱油、蚝油、植物油各适量。

制作方法

① 牛肉、杏鲍菇、白豆干、西葫芦切片，洋葱切丝，姜、蒜切小块，香葱、香菜切小段备用。

② 在牛肉片中，加入3克料酒、2克酱油、少许胡椒粉、3克蚝油和适量洋葱丝进行腌制。

③ 开火，热锅倒入少量底油，放入切好的白豆干，煎至两面上色，再放入切好的杏鲍菇煎制。

④ 倒入腌制好的牛肉、洋葱丝。

⑤ 牛肉快熟的时候，放入姜块、蒜块炒熟。

⑥ 放入西葫芦片略微加热后，倒入少许蚝油、酱油调味。

⑦ 放入香葱和香菜，翻炒一下，即可出锅。

养生小贴士

对于减肥人群，推荐每人每天食用 50～75 克红肉。另可食用"减肥三瓜"，即黄瓜、冬瓜、西葫芦。

食疗功效

冬季减肥

·烹饪小窍门·

牛肉中加入料酒可以去腥，加入酱油可以上色。

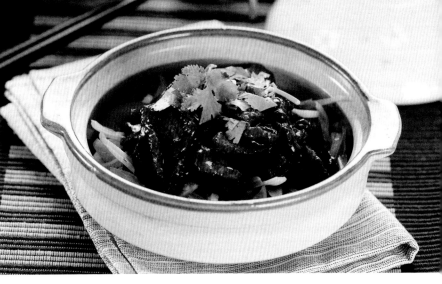

砂锅酱牛肉

食材

牛肉、白萝卜、彩椒、芹菜、洋葱、鸡蛋清、柱候酱、沙茶酱、沙爹酱、腐乳、酱油、料酒、蚝油、植物油各适量。

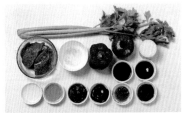

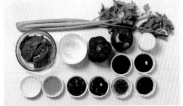

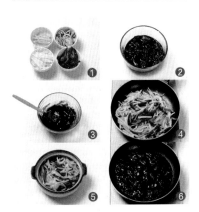

制作方法

① 将彩椒、芹菜、洋葱、白萝卜切丝备用。

② 牛肉切成薄片放入碗中，加入适量料酒、酱油、鸡蛋清，抓匀上浆。

③ 在小碗里依次加入柱候酱、蚝油、沙茶酱、沙爹酱各1勺和1块腐乳，调制酱汁，然后调入牛肉中酱制牛肉。

④ 热锅，倒入适量底油，依次将彩椒、芹菜、洋葱、白萝卜等配菜下锅。

⑤ 稍微煸炒后放入砂锅。

⑥ 把和酱汁融合的牛肉下锅，煎至牛肉变色成熟后，倒入砂锅即可。

养生小贴士

减肥的总原则是控制摄入的总能量，使碳水化合物所占比例相对较少，即适量吃肉，减少主食。

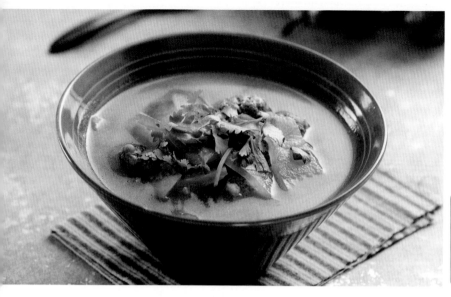

·烹饪小窍门·

煮薏米的水不要倒掉，可以用来做冬瓜汤。

冬瓜薏米氽丸子

食材

冬瓜、薏米、肉馅、香菜、葱、姜、盐、酱油、植物油各适量。

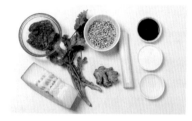

制作方法

1. 冬瓜、葱、姜、香菜切好备用。
2. 将薏米先泡2～3个小时，再煮30分钟后捞出，薏米水另放备用。
3. 热锅，倒入少许底油，加入大块的葱、姜爆香，再倒入薏米水和冬瓜。
4. 采用打水的方法，往肉馅中边加水边加盐，将盐分两次加入，不停搅拌至肉馅颗粒感变弱为止。
5. 肉馅中再加入姜末、薏米和2勺酱油，搅拌均匀。
6. 开锅后将调好的肉馅用手攥成丸子溜入锅中，再次开锅后煮15秒钟。
7. 撒上香菜即可出锅。

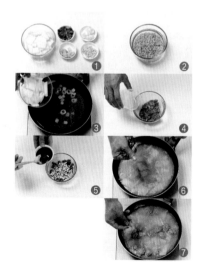

养生小贴士

冬瓜瓤有很好的美白护肤功效，可以直接敷脸。冬瓜皮切成小块煮水饮用，可以缓解口干口渴。

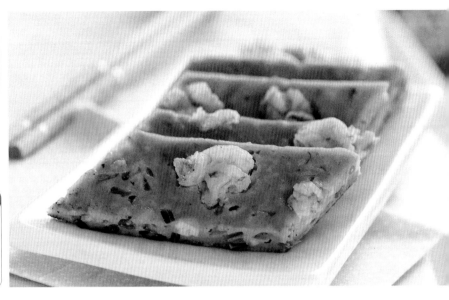

食疗功效

清热控糖
减肥 助消化

·烹饪小窍门·

鲜虾烙中加入豆腐碎，口感会更丰富。

茼蒿豆腐鲜虾烙

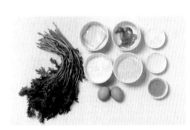

食材

北豆腐 1 片，鸡蛋 2 个，茼子秆、新鲜虾仁、玉米面、白面、盐、料酒、植物油各适量。

制作方法

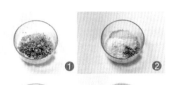

① 北豆腐放在碗中捣碎，加入切碎的茼子秆。
② 加入茼子秆碎一半量的玉米面、少量白面以及少许盐搅拌均匀。
③ 打入 2 个鸡蛋，将面糊用蛋液调匀，静置一段时间。
④ 虾仁中加少许盐、料酒腌制。
⑤ 热锅，倒入少量底油，锅离火，将面糊均匀摊入锅中。
⑥ 锅放回火上，均匀撒入虾仁，开大火，加 1 小勺凉水，淋在锅边，迅速盖上锅盖。
⑦ 改小火焖制 2 分钟。
⑧ 面糊表面膨胀后开大火收一下，即可出锅。

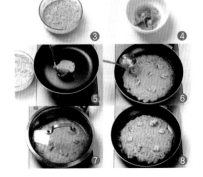

> **养生小贴士**
>
> 日常食用粗粮时一定要注意粗细搭配，不然会影响消化。

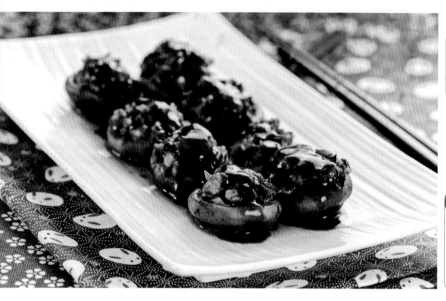

食疗功效

增加肠道
益生菌

·烹饪小窍门·

蘸上干淀粉后再
洗香菇更容易去
除杂质。

酱汁香菇酿

食材

香菇、海带、木耳、五花肉、花椒、干淀粉、海鲜酱、
水淀粉、料酒、酱油、蚝油各适量。

制作方法

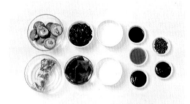

① 海带、五花肉、木耳切碎备用。花椒泡水备用。
② 香菇蘸上干淀粉后放入水中清洗，再将它焯水过凉。
③ 在肉馅中倒入少许花椒水、料酒、酱油调味，再放
入海带末、木耳末搅拌均匀。
④ 将馅料抹在香菇里面，蒸锅上汽后将香菇酿蒸制5
分钟。
⑤ 另起锅开火，放入1大勺清水、1平勺海鲜酱和1
平勺蚝油，勾入适量水淀粉调酱汁。
⑥ 将酱汁淋在蒸好的香菇酿上即可。

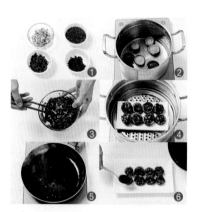

养生小贴士

香菇、海带、木耳均含有丰富的水溶性膳食纤维，
五花肉中含脂溶性维生素D，搭配在一起可促进肠
道益生菌的生长，有效维持肠道健康。

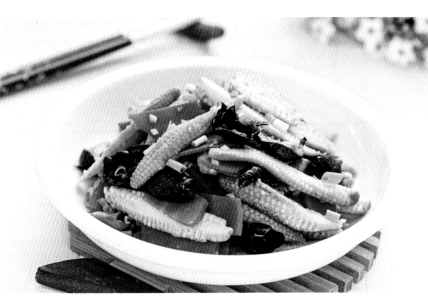

食疗功效

润肠通便
提高免疫力

·烹饪小窍门·

木耳温水泡发时，加入少量盐，浸泡半小时可使其快速变软，再加两勺淀粉轻轻搅拌，可以去除其中细小的杂质和残留的沙粒。

木耳烩三素

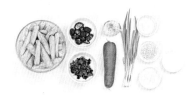

食材

木耳、玉米笋、干香菇、胡萝卜、蒜、香葱、盐、鸡精、白糖、植物油各适量。

制作方法

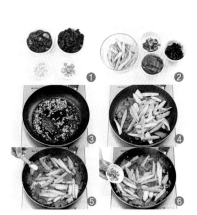

① 将木耳、香菇温水泡发备用。蒜、香葱切末备用。

② 将木耳撕成小片，玉米笋切开，胡萝卜切成斜片，香菇去蒂、切成斜片。

③ 热锅，倒入少量植物油，加入蒜末炒香。

④ 依次倒入香菇、胡萝卜、玉米笋、木耳进行煸炒。

⑤ 加入少量盐、鸡精、白糖。

⑥ 倒入香葱末翻炒均匀即可出锅。

养生小贴士

木耳具有滑利的作用，腹泻患者不宜多食。

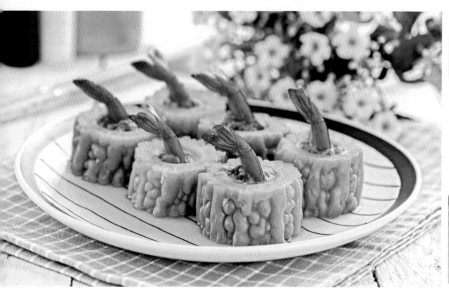

·烹饪小窍门·

在去苦瓜瓤时，一定要保持它的完整性。

鲜虾酿苦瓜

盒材

苦瓜1根，鸡肉100克，鲜虾6只，葱、姜、盐、胡椒粉、鸡精、水淀粉、料酒、酱油各适量。

制作方法

① 把鸡肉切成大片，用刀背将其砸成泥。苦瓜切成段，把中间的瓤去掉。葱、姜切末备用。

② 在碗中放入鸡肉泥，加入适量水淀粉、料酒、盐、胡椒粉、葱姜末和少许酱油，调匀后腌制几分钟。

③ 把虾头去掉，去虾皮时保留尾巴那一节的虾皮。

④ 把剥好的虾肉切碎，放入肉馅中调匀，再一同塞进苦瓜里，最后把虾尾插在顶部。

⑤ 开火，锅中加水，开锅后把苦瓜放进去，大火蒸10分钟左右即可。

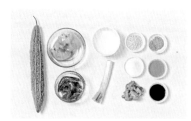

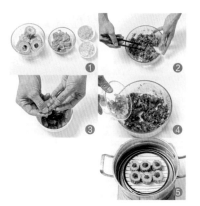

养生小贴士

苦瓜性寒，脾胃虚寒者不宜生吃苦瓜。苦瓜中含有奎宁，会刺激子宫的收缩，引起流产，因此孕妇不适合食用。

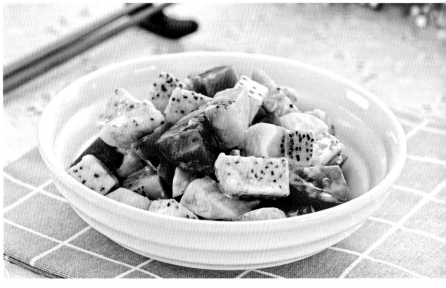

食疗功效

通便降脂
排毒养颜

·烹饪小窍门·

用酸奶和蜂蜜代
替沙拉酱，更有
益于健康。

火龙果沙拉

食材

火龙果 150 克，西红柿 1 个，猕猴桃 1 个，酸奶 50 毫
升，蜂蜜 10 毫升。

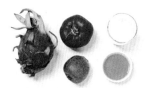

制作方法

① 将火龙果纵向切开，打十字花刀，把果肉取出。
② 猕猴桃去皮切块。
③ 西红柿去蒂切块。
④ 把火龙果、猕猴桃、西红柿块放入玻璃碗内，加入
适量酸奶和蜂蜜。
⑤ 搅拌均匀即可食用。

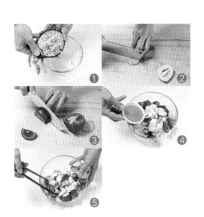

养生小贴士

火龙果的口感不是很甜，但它的含糖量并不低，因
此糖尿病患者不宜多食。火龙果性凉，脾胃虚寒
者、孕产妇亦不宜多吃。

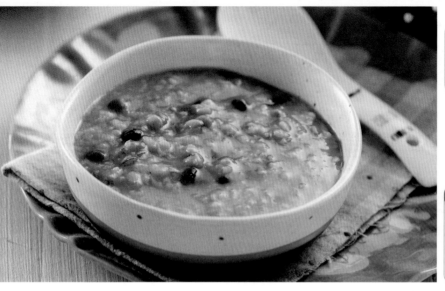

·烹饪小窍门·

提前把燕麦米、薏米和红豆浸泡更容易煮熟。

燕麦薏米红豆粥

食材

燕麦米 100 克，薏米 50 克，红豆 50 克，大米 50 克。

制作方法

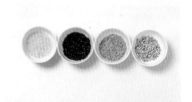

1. 将燕麦米、薏米和红豆提前浸泡 2 个小时以上，然后分别盛出备用。
2. 锅中加水，将燕麦米、薏米和红豆一起放到锅里，煮 1 个小时左右。
3. 煮到约八分熟的时候，加入适量大米，继续煮制 10 ~ 15 分钟。
4. 煮熟后，关火盛出即可。

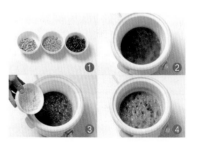

养生小贴士

研究证实，每天吃 50 克燕麦片，可使血液中的胆固醇、甘油三酯明显下降，对糖尿病、脂肪肝、便秘、浮肿等都有很好的辅助治疗效果。

食疗功效

安神助眠
润肠通便

·烹饪小窍门·

干玉米片先用温
开水泡发，这样
比较容易搅碎。

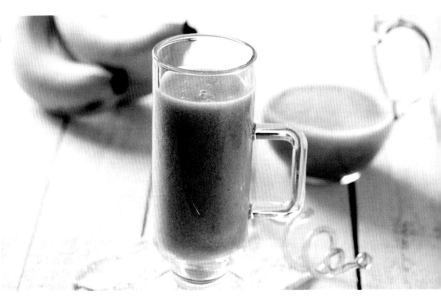

香蕉玉米饮

食材

香蕉2根，玉米片25克，蜂蜜10毫升。

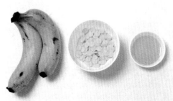

制作方法

① 将干玉米片放入温开水中浸泡20分钟左右。
② 香蕉去皮，切成段后放入搅拌机。
③ 将玉米片放入搅拌机，并倒入适量温开水。
④ 再加入适量的蜂蜜。
⑤ 压汁，盛出后即可饮用。

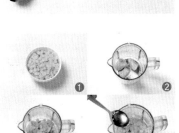

养生小贴士

香蕉性寒，所以脾胃虚寒、胃痛、腹泻和胃酸过多
的人不宜多食。香蕉含糖量较高，糖尿病患者不宜
食用。心血管疾病患者不宜空腹吃香蕉。经常用香
蕉皮和香蕉汁擦脸和搓手，还可以防止皮肤老化、
脱皮、发痒、龟裂等。

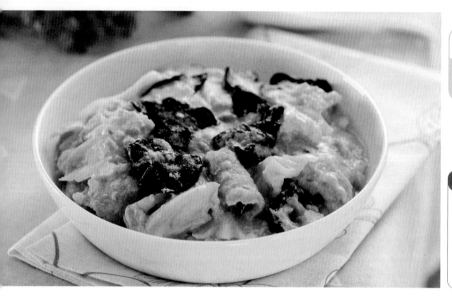

食疗功效

清热祛虚毒
润肠通便

·烹饪小窍门·

在搅拌好的食材中加少量水淀粉，可以增强其黏附性，便于烹饪。

水脱肉片

食材

猪里脊肉 250 克，圆白菜半个，木耳、鸡蛋、盐、白糖、淀粉、料酒各适量。

制作方法

① 将猪里脊肉去筋、切片。

② 取圆白菜的根切成片，木耳撕成小片备用。

③ 在碗中加入 1/3 勺淀粉、少许蛋清（量少于淀粉），放入肉片搅匀，再放入少量盐。

④ 锅内烧水煮开，将肉片逐一下入锅中，煮熟。

⑤ 将木耳和圆白菜根下锅焯水，与肉一同出锅。

⑥ 将 2 个生鸡蛋打入碗中，加入少量盐、白糖、料酒后，将肉、木耳和圆白菜拌入。最后倒入少许水淀粉调匀。

⑦ 锅中加入少许水，下入拌好的食材。

⑧ 炒熟即可出锅。

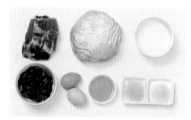

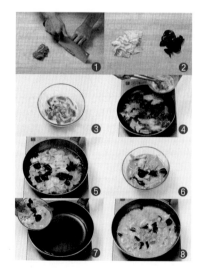

养生小贴士

牛肉、羊肉、鸡肉等肉类都有补充蛋白质、提高免疫力的功效，可用来补虚。

食疗功效

养心安神
助睡眠

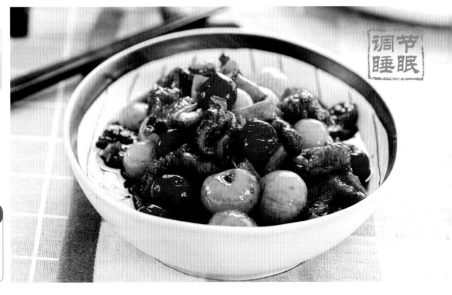

调节
睡眠

· 烹饪小窍门 ·

一个口蘑切两刀，
切出三块素虾仁。

龙眼素虾仁

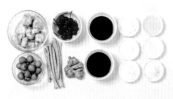

食材

口蘑、龙眼、豆角、樱桃、姜各适量，盐15克，白糖300克，淀粉200克，面粉20克，生粉20克，米醋600克，老抽30克，植物油适量。

制作方法

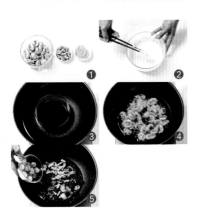

① 将口蘑去掉根蒂，切成月牙形备用。豆角切段，姜切末备用。

② 调脆浆糊。在碗中放入200克淀粉、20克面粉、20克生粉，加适量水，调至类似酸奶的浓稀程度。

③ 调抓炒汁。在碗中放入600克米醋、300克白糖、30克老抽、15克盐，隔水加热半分钟。

④ 锅中放适量油，开中火，待油温六成热时，将口蘑裹上脆浆糊，快速下入锅中，炸至浅金黄色捞出。

⑤ 另起锅，锅内爆香姜末，放入抓炒汁熬制片刻，下入口蘑、龙眼、豆角和樱桃，大火翻炒均匀即可。

养生小贴士

龙眼适合中老年人和体弱者在冬季经常食用，可补气血、御风寒、缓衰老。

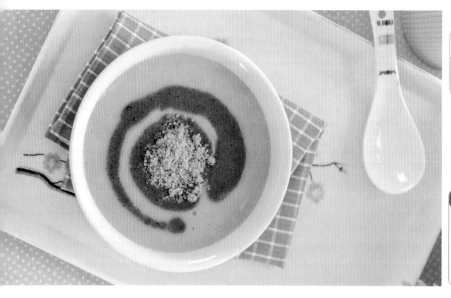

·烹饪小窍门·

炒芝麻时一定要用小火，注意不要把芝麻炒煳。

小米面芝麻茶

食材

小米面100克，白芝麻10克，芝麻酱20克，盐、香油各适量。

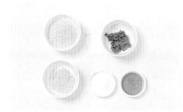

制作方法

① 开小火，锅烧热后放入芝麻，翻炒至金黄色且有香味溢出即可。

② 炒好的芝麻晾凉后，用擀面杖将其擀成粉状，盛入碗中。

③ 在芝麻面中加入适量盐调匀，做成芝麻盐。

④ 在碗中放入小米面，再加入适量凉水，调成稀糊状。

⑤ 把芝麻酱加少量水和香油澥开。

⑥ 开小火，锅中加入适量水，水开后放入调好的小米糊，不停搅拌，煮2～3分钟后盛出。

⑦ 食用前，均匀撒上芝麻酱和芝麻盐即可。

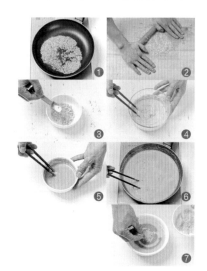

养生小贴士

发芽的小米和麦芽一样，含有大量的酶，也是一味中药，有健胃消食的作用。

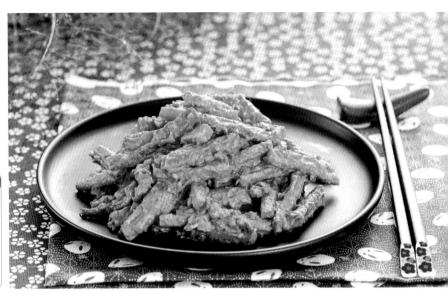

食疗功效

夏季养心安眠

·烹饪小窍门·

咸蛋黄用醪糟汁
澥成泥状再下锅，
可以把苦瓜包裹
得更均匀。

咸蛋黄焗苦瓜

食材

咸蛋黄、苦瓜、葱、姜、醪糟汁、植物油各适量。

制作方法

① 苦瓜切条，葱、姜切末备用。
② 用醪糟汁将咸蛋黄澥开，加入葱末、姜末搅拌均匀。
③ 热锅，倒入适量底油，然后下入苦瓜，煸炒至有焦边时捞出备用。
④ 开中火，锅内倒入少量底油，倒入调好的咸蛋黄，炒至咸蛋黄反沙。
⑤ 下入苦瓜，翻炒均匀即可。

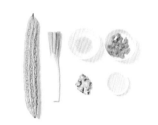

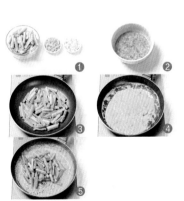

养生小贴士

"咸蛋黄焗南瓜"是一道常见菜，在做的过程中南瓜必须要油炸，而这道"咸蛋黄焗苦瓜"不用油炸，更加有益健康。

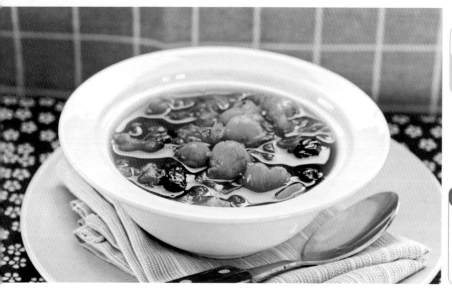

·烹饪小窍门·

莲子比较耐煮，最好提前泡2小时以上。

桂圆大枣莲子羹

食材

桂圆肉25克，红枣30克，莲子30克，水发银耳50克。

制作方法

① 将莲子浸泡2小时以上。
② 银耳泡发，择成片状。
③ 开火，锅中加入适量水，放入莲子和银耳，加盖煮制1小时。
④ 加入红枣和桂圆肉，再煮30分钟即可。

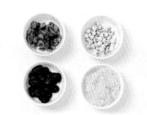
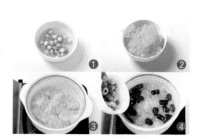

养生小贴士

桂圆性热，多食易上火，因此孕妇、肝火旺及有内火的人不宜常吃桂圆，风寒感冒、消化不良、舌苔厚腻者也不宜吃，咳嗽、哮喘和气管炎患者最好也少吃。

食疗功效

助眠安神

·烹饪小窍门·

鸡肉用手撕成丝，食用时比切的口感更好。

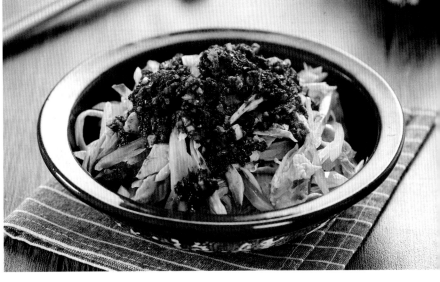

红油鸡丝笋

食材

鸡腿、莴笋、腐竹、葱、姜、蒜、白糖、辣椒粉、米醋、酱油、植物油各适量。

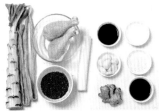

制作方法

1. 将莴笋去皮切丝，用开水快速焯烫捞出备用。葱、姜、蒜切末备用。
2. 鸡腿肉提前煮熟后撕成丝，腐竹煮熟后切丝备用。
3. 将鸡丝、腐竹与莴笋拌好装盘。
4. 在干辣椒粉里加入1勺醋，搅拌均匀。
5. 热锅，倒入底油，油温烧至七成热，即稍微冒烟时，将油按1：2：3的比例分三次倒入辣椒粉中，前两次每次下油后顺时针搅拌均匀，第三次下油时要边倒边搅拌。
6. 在红油中依次加入葱末、姜末、蒜末、1勺酱油、适量白糖调匀。
7. 把调好的红油倒入鸡丝笋里，搅拌均匀即可食用。

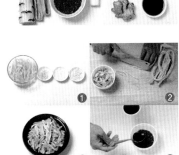

养生小贴士

这道菜可以根据季节温度灵活变化，既可凉拌也可温拌。

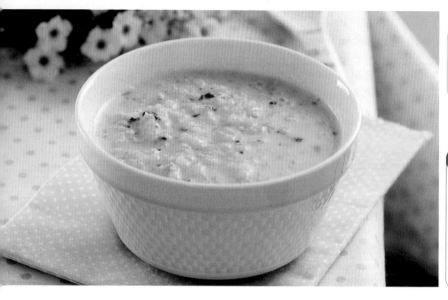

·烹饪小窍门·

泡花生米的水不要倒掉，打花生糊时，将水连同花生一并倒入搅拌机内。

花生牛奶粥

食材

花生 50 克，牛奶 100 毫升，糯米 100 克。

制作方法

① 将糯米提前浸泡半小时，花生浸泡 2 个小时备用。

② 锅中加水，将糯米放入锅里煮 20 分钟，煮至黏稠状态。

③ 将花生倒入搅拌机中打成糊状。

④ 将花生糊倒入糯米粥里搅拌均匀。

⑤ 再倒入适量牛奶进行搅匀，然后盖上盖煮至开锅即可盛出。

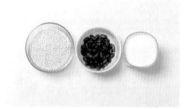

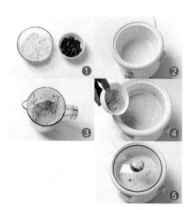

养生小贴士

花生不要与黄瓜和螃蟹一起吃，因为花生含油脂非常高，黄瓜和蟹性寒，同时吃容易导致腹泻。发芽的花生、长斑菌的花生均不宜食用。另外，胆囊切除或患胆囊炎的人以及血黏度高的人，都不宜过多食用花生。

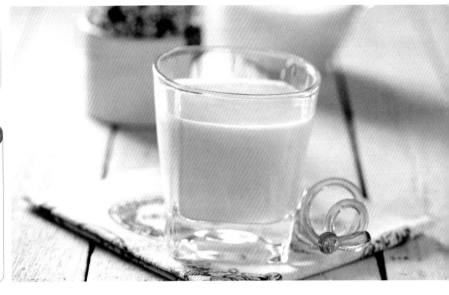

食疗功效

安神助眠
降三高

·烹饪小窍门·

购买山药时，应选择紫皮、口感黏糯的山药。比较粗大的山药，含水分较多，口感也较差。

山药蜜奶

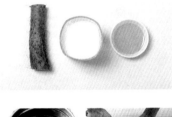

食材

山药 1 截，牛奶 250 毫升，蜂蜜 10 毫升。

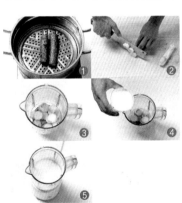

制作方法

① 山药蒸熟，大约蒸半小时即可。
② 将蒸好的山药去皮切片。
③ 将切好的山药片放入搅拌机内。
④ 然后倒入 250 毫升的牛奶、10 毫升蜂蜜。
⑤ 压汁，大约 30 秒到 1 分钟即可。

养生小贴士

山药是一种补益食品，有湿热和寒邪的人不宜食用。山药蒸着吃或者蒸熟后和南瓜、红薯等打成糊做羹都可以。

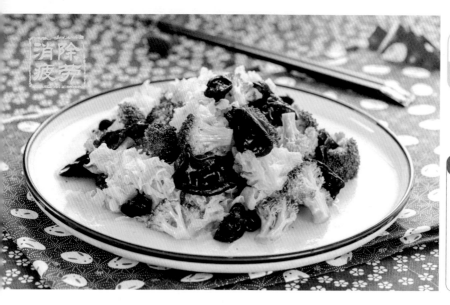

消除
疲劳

食疗功效

缓解疲劳

·烹饪小窍门·

西蓝花易生虫，将其放入盐水中泡半小时，既可去除菜虫，还能溶解一部分农药。

西蓝花拌双耳

食材

西蓝花 250 克，木耳 50 克，银耳 50 克，白糖、盐、白醋、香油各适量。

制作方法

① 将西蓝花掰成小块，木耳和银耳撕成小片状备用。
② 将西蓝花在盐水中泡半小时。
③ 起锅，烧开水，将西蓝花快速焯烫后过凉水。
④ 木耳和银耳放入锅中煮 1 ~ 2 分钟，过凉水备用。
⑤ 将焯过的西蓝花、木耳、银耳倒入大的玻璃碗中，加入适量白醋、白糖、盐，几滴香油。
⑥ 将其搅拌均匀即可食用。

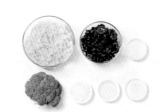

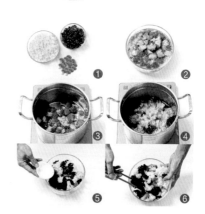

养生小贴士

西蓝花焯烫的时间不宜过长，否则会流失很多抗癌的成分。

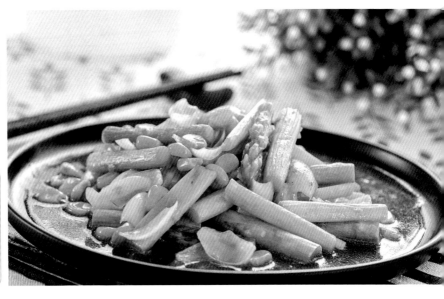

食疗功效

消除疲劳
增强免疫力

·烹饪小窍门·

鲜玉米最好选择甜玉米，其口感会比较好，比较香甜。

芦笋百合鲜玉米

食材

鲜芦笋100克，鲜玉米粒50克，鲜百合1个，葱、姜、盐、水淀粉、高汤、花生油各适量。

制作方法

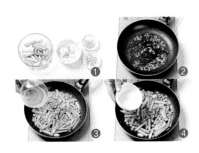

① 将新鲜的芦笋切成段，百合掰成小瓣，葱、姜切末备用。

② 开火，热锅，倒入少量花生油，放入葱末、姜末爆香。

③ 倒入芦笋，再放少量鲜玉米粒、百合和适量高汤炒匀。

④ 出锅前加入少许盐，放少量水淀粉勾芡即可。

养生小贴士

芦笋不宜生吃，也不适合存放一周以上，而且要低温、避光保存。

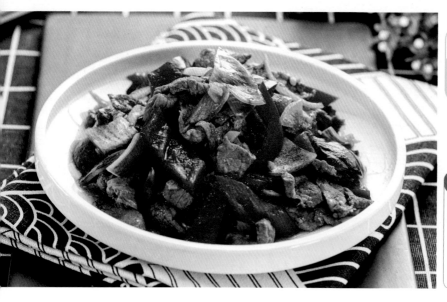

食疗功效

提神醒脑
消除疲劳

·**烹饪小窍门**·

切洋葱时在刀上
沾一点凉水，可
避免洋葱的强刺
激性，防止流泪。

洋葱炒牛肉

食材

牛肉150克，洋葱1个，红椒2个，鸡蛋1个，姜、
盐、水淀粉、料酒、酱油、花生油各适量。

制作方法

1. 将牛肉切成薄片，洋葱、红椒改刀切成小片，姜切
   末备用。
2. 在牛肉中依次加入适量料酒，1个蛋清，少量水淀
   粉、盐及酱油，搅拌均匀。
3. 热锅，倒入适量花生油，放入姜末炒香。
4. 倒入牛肉翻炒。
5. 牛肉炒至变色，放入红椒和洋葱翻炒均匀。
6. 出锅前加入少量食盐调味即可。

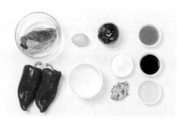

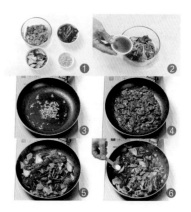

养生小贴士

洋葱生吃营养价值更高，它含有的大蒜素等植物杀
菌素有很强的杀菌能力。嚼生洋葱可以预防感冒，
但不宜空腹生食或食用过量。

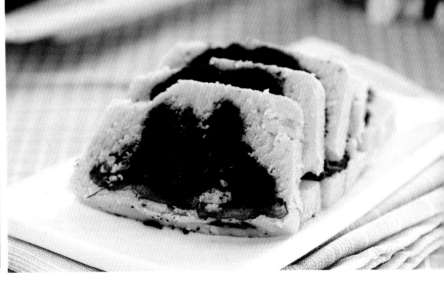

食疗功效

缓解疲劳

·烹饪小窍门·

和面时不要和得太干,稀糊的状态为宜。

双色红枣糕

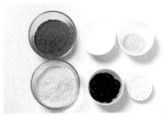

食材

黑米面150克,玉米面150克,红枣、白糖、酵母粉、泡打粉各适量。

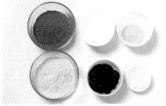

制作方法

① 在黑米面、玉米面中分别依次加入适量白糖、酵母粉和泡打粉。

② 黑米面和玉米面中分别加水调成稀糊。

③ 将调好的面糊放入模具,一层玉米面,一层黑米面,一层红枣,再铺一层玉米面。

④ 放入笼屉,用大火蒸30分钟。

⑤ 关火后即可出锅。

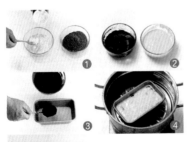

养生小贴士

黑米可以补充矿物质、黑色素。玉米面中含有丰富的纤维素。而吃鲜玉米则连玉米的胚芽和皮一起吃,既可以补充维生素 E,又可以补充纤维素和矿物质,可降血脂、降胆固醇,对心血管疾病患者有很好的保健作用。

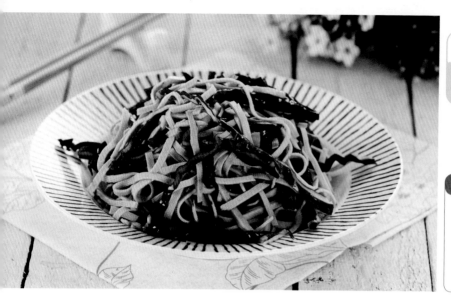

食疗功效

抗疲劳
抗衰老

·烹饪小窍门·

紫甘蓝先放水中
泡半小时，既可
保持颜色鲜亮，
又可保证口感。

紫甘蓝拌豆腐丝

食材

紫甘蓝150克，豆腐丝50克，蒜、葱、干辣椒、花椒、白糖、盐、白醋、植物油各适量。

制作方法

① 将豆腐丝切成小段，蒜、葱切末备用。

② 将紫甘蓝一叶叶掰开，放在水中泡半小时。

③ 热锅，倒入适量油，炸花椒粒，炸香后将花椒粒捞出。

④ 捞出花椒粒后，将葱和干辣椒倒入油中翻炒几下，制成葱浇油备用。

⑤ 紫甘蓝切成细丝后放入一个大碗中。

⑥ 再放入切好的豆腐丝，加入适量蒜末、白醋、白糖、盐，最后倒入葱浇油，搅拌均匀即可。

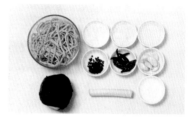

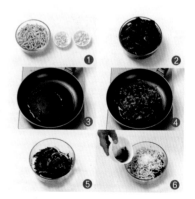

养生小贴士

紫甘蓝和圆白菜，生吃的保健作用最好。但紫甘蓝性味有点偏寒，所以脾胃虚寒、消化不良的人，不宜生吃。

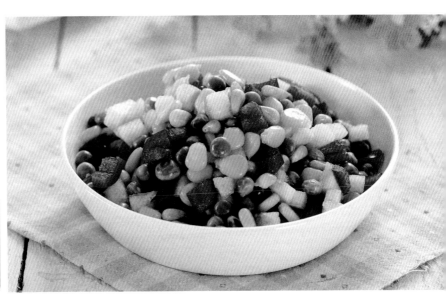

·烹饪小窍门·

做这道凉拌菜的时候，一定要先把松子仁炒香。

鲜玉米豌豆沙拉

食材

甜玉米粒100克，青豌豆100克，红菜椒1个，梨1个，松子仁10克，盐、白醋、香油各适量。

制作方法

1. 红菜椒去籽切丁，梨去皮切丁备用。
2. 热锅，不加油，将松子仁放入锅中，用小火慢炒，直至呈金黄色，盛出备用。
3. 切好的梨、红菜椒混合后放入碗中。
4. 然后放入玉米粒、青豌豆、松子仁。
5. 最后加入适量白醋、盐、香油，搅拌均匀即可。

养生小贴士

玉米中含有的胡萝卜素、黄体素和玉米黄质等，为脂溶性的维生素，所以加油烹调更有利于吸收和利用。

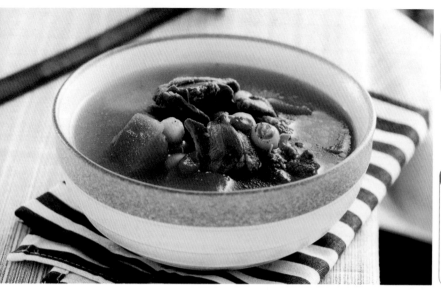

食疗功效

消除疲劳
美容养颜

· 烹饪小窍门 ·

加入牛奶，不仅
可以增加汤的营
养成分，还可以
提升色泽。

莲子木瓜乳鸽汤

食材

乳鸽1只，木瓜1个，莲子15克，枸杞3克，牛奶100毫升，葱、姜、盐、胡椒粉、料酒各适量。

制作方法

① 乳鸽切成块，木瓜去皮和籽切成大块，大葱切段，姜切片备用。

② 锅中加水煮开，放入乳鸽焯制。

③ 锅开后，将乳鸽捞出放入砂锅中，砂锅中加入适量开水。

④ 砂锅中依次加入莲子、枸杞、葱段、姜片、少量料酒，盖上盖，小火炖煮约1个小时。

⑤ 放入木瓜和牛奶，盖上盖，再炖十几分钟。

⑥ 出锅前加少许盐和胡椒粉调味，即可盛出食用。

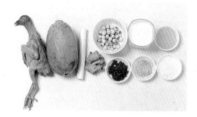
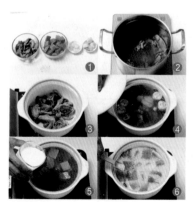

养生小贴士

莲子吃法很多，可用于配菜、做羹、做汤、做糕点等。有腹部胀满、消化不良与便秘症状的人不宜过多食用莲子。莲子多治疗脾虚诸症，而莲子芯具有苦寒之性，容易伤脾胃，因此食用时多去芯。

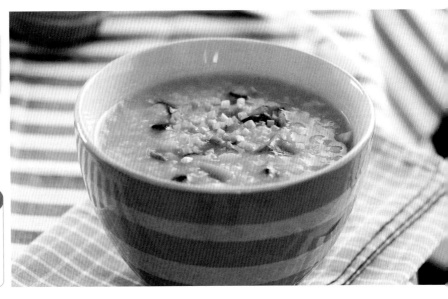

食疗功效

缓解疲劳
滋阴降火

·烹饪小窍门·

焯制牡蛎时放少
许料酒，可去除
腥味。

牡蛎皮蛋粥

盒材

牡蛎肉100克，皮蛋1个，香菇3朵，大米100克，香葱、胡椒粉、盐、香油、料酒各适量。

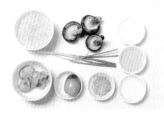

制作方法

❶ 大米洗净，皮蛋切小丁、香菇切小丁、葱切碎备用。

❷ 锅中加水烧开，放入牡蛎，加少许料酒焯制。

❸ 将焯好的牡蛎切几刀放入碗中，加少许料酒和盐腌制。

❹ 另起锅，倒入适量水，放入淘好的大米，盖上盖煮15分钟。

❺ 粥煮熟后，放入牡蛎肉、香菇丁、皮蛋丁，再煮2～3分钟。

❻ 粥中放入适量盐、胡椒粉以及几滴香油。

❼ 关火出锅，撒入少许葱花即可食用。

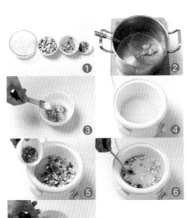

养生小贴士

牡蛎中含有丰富的维生素 A、维生素 B_1、维生素 B_2、磷、铁、钙、锌等营养成分，有防止皮肤老化、抑制黑色素生成、嫩肤养颜的功效，但急性皮肤病患者不宜吃牡蛎，脾胃寒、滑精、慢性腹泻的人也不宜多吃。

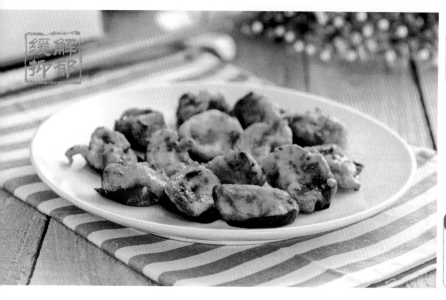

食疗功效

消除抑郁

·烹饪小窍门·

用泡打粉和蛋清
也能调制脆皮糊。

玫瑰花煎香蕉

食材

香蕉1根，玫瑰花瓣数枚，脆皮粉、蜂蜜、植物油各适量。

制作方法

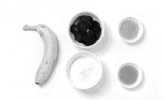

① 香蕉去皮，切滚刀块。

② 脆皮粉慢慢加水搅拌调糊。

③ 开大火热锅，倒入适量植物油。

④ 改小火，将香蕉裹匀脆皮糊放入锅中，炸至金黄色且稍微鼓起时捞出盛盘。

⑤ 关火，将油倒出，留少量底油，并将香蕉块分别放在玫瑰花瓣上，然后放入锅中。

⑥ 开小火，煎至花瓣略卷即可出锅装盘。

⑦ 将蜂蜜加适量清水稀释，搅拌均匀，撒到香蕉上即可。

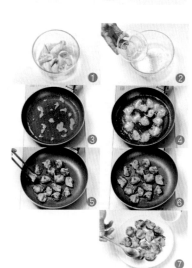

养生小贴士

早餐时用香蕉加酸奶和蜂蜜榨汁，有很好的清肠和排毒功效。由于香蕉中糖和钾的含量比较高，糖尿病患者和肾脏病患者不宜多吃，而且驾驶员不宜空腹吃香蕉。

食疗功效

解郁安神

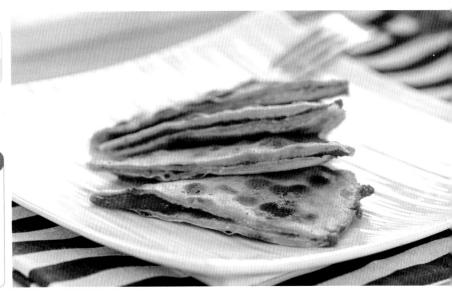

·烹饪小窍门·

茯神饼虽然是甜口的点心，但在饼浆中加点食盐可以增加甜味的香度。

茯神饼

食材

茯神粉 30 克，鸡蛋 3 个，面粉 100 克，干山楂片 50 克，冰糖 50 克，食盐、植物油各适量。

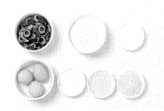

制作方法

① 将干山楂片浸泡 2 ~ 3 小时至回软。

② 将回软的山楂片放入打碎机中打碎后倒入锅中，再加入 50 克冰糖、250 克水，熬煮 15 分钟，山楂酱即可制成。

③ 在 100 克面粉中加入 3 个鸡蛋、200 克水、30 克茯神粉，再撒入少许食盐，调制饼浆。

④ 开小火，锅内少油，倒入 1 勺饼浆，在锅底摊匀。

⑤ 饼成形后翻面，双面煎至焦黄色出锅。

⑥ 将山楂酱抹在茯神饼的一侧，将饼皮对折，改刀成块即可。

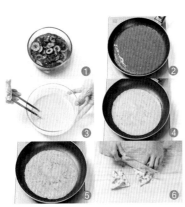

养生小贴士

茯神粉每人每天宜食不超过 30 克，可以加在粥、酸奶、汤或菜中食用。

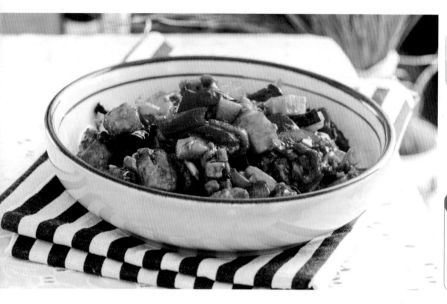

食疗功效
疏肝解郁

·烹饪小窍门·

白醋可以防止藕丁氧化变色，还能增脆。

酸辣脆三丁

食材

鸡蛋1个，猪肉、莲藕、芹菜、彩椒、干辣椒、洋葱、葱、姜、蒜、盐、白糖、干淀粉、水淀粉、料酒、酱油、白醋、植物油各适量。

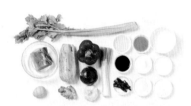

制作方法

① 猪肉打花刀，切丁。莲藕、芹菜、彩椒、洋葱切丁，葱、姜、蒜切末备用。

② 肉丁中放入少许盐、料酒、1个鸡蛋清、少许干淀粉，抓匀腌制。

③ 藕丁放入加了白醋的清水中浸泡。

④ 在小碗中放入少许盐、白糖、1勺料酒、2勺酱油、1勺白醋、适量水淀粉调碗汁。

⑤ 起锅，开大火，倒入适量底油，油温五成热左右下入肉丁，炸至金黄色捞出。

⑥ 升油温，再次倒入肉丁，然后加入藕丁、芹菜丁、彩椒丁、洋葱丁迅速过油，断生后捞出。

⑦ 另起锅开火，倒入少许底油，放入干辣椒和葱、姜、蒜末煸香，再倒入所有食材，烹入碗汁，翻炒均匀即可。

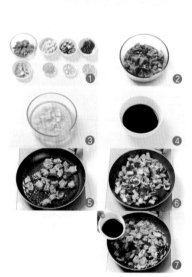

养生小贴士

这道菜中的白醋也有敛肝的功效。

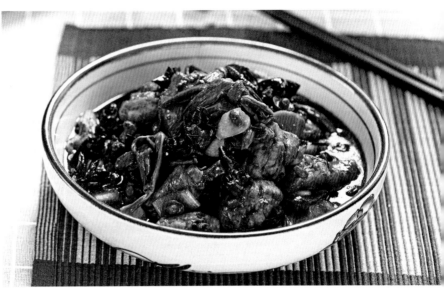

烹饪小窍门

将泡发好的黄花菜3根并在一起，打一个结，再进行烹调，成菜后黄花菜不易碎，口感更佳。

仔鸡烧三宝

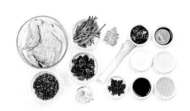

食材

仔鸡、干黄花菜、木耳、滑子菇、葱、姜、蒜、八角、白糖、黄豆酱、料酒、生抽、老抽、植物油各适量。

制作方法

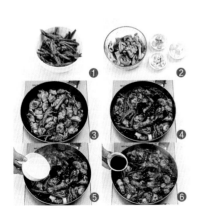

① 干黄花菜用温水浸泡2小时后，将3根并在一起打结备用。

② 六七个月大的仔鸡切块，葱、姜、蒜切块备用，煮适量热水备用。

③ 锅内少油，开大火，下入鸡肉煸炒至出油，下入葱、姜、蒜、八角炒香。

④ 改小火，加入2勺黄豆酱、少许料酒，倒入黄花菜、滑子菇、木耳进行简单煸炒。

⑤ 倒入热水炖煮，正好没过食材为佳。

⑥ 开锅后，加入少许白糖提鲜，加入生抽入底味、老抽调色，再炖煮约2分钟即可。

养生小贴士

有腥味的黄花菜通常是用药泡过的，不宜食用。

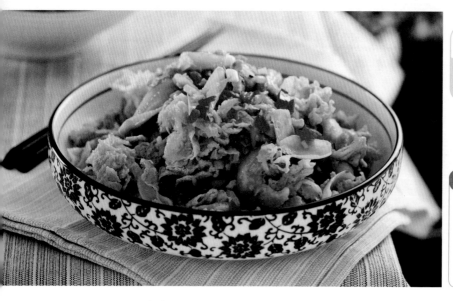

食疗功效

滋阴养肺
除烦解郁

·烹饪小窍门·

干百合泡发时加入少许食用碱，能使百合快速泡发，颜色也更白。

银耳炒鸡蛋

食材

银耳1朵，鸡蛋3个，百合、丝瓜、彩椒、姜、香葱、盐、花椒粉、食用碱、蚝油、植物油各适量。

制作方法

① 丝瓜切条，彩椒切粒，香葱、姜切末备用。

② 提前将干百合放入温水中，加少许食用碱泡发，浸泡两个小时后用清水洗净备用。

③ 将提前泡发好的银耳去掉黄色的根，撕成小块备用。

④ 碗中打入3个鸡蛋，加入2克食盐，花椒粉、蚝油各少许，然后加入银耳和百合顺时针搅拌均匀。

⑤ 热锅，倒入底油，将搅拌好的鸡蛋液下锅，慢慢翻炒均匀。

⑥ 待银耳和鸡蛋定形后下入丝瓜条、彩椒粒和姜末。

⑦ 待食材全熟后，下入香葱碎，炒匀即可出锅。

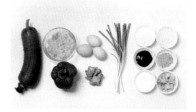

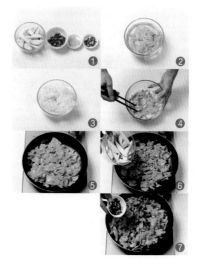

养生小贴士

百合具有养肺阴的作用，同时还具有静心、除烦、解郁的功效，适合心情不好的人食用。

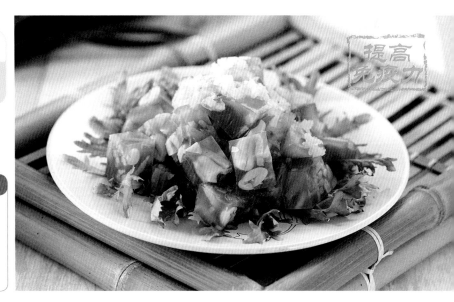

食疗功效

提高皮肤
免疫力

·烹饪小窍门·

将煮好的猪皮表层的油脂刮掉，这样可使肉皮冻的口感更好。

肉皮冻

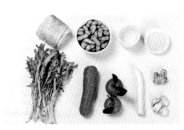

食材

猪皮、花生、胡萝卜、苦菊、橘子皮、葱、姜、蒜、白酒、料酒各适量。

制作方法

① 将胡萝卜切粒，葱切段，姜切大片，蒜做成蒜汁，备用。

② 锅内加水，把猪皮放锅内，加入葱、姜、白酒、橘子皮煮 20 分钟，捞出后放入温水里洗净。

③ 洗净猪皮后将表层的油脂刮掉，改刀切丝。

④ 将切好的猪皮丝放入盆内，加入没过肉皮的凉水，放入葱、姜和 1 勺料酒，上锅蒸 3 小时。

⑤ 3 小时后放入花生粒和胡萝卜丁继续蒸 20 分钟。

⑥ 用苦菊摆盘，肉皮冻盛出后浇上蒜汁即可。

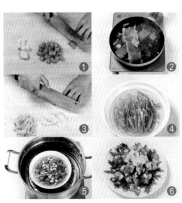

养生小贴士

平时多食用胶原蛋白可以帮助肌肤锁水，保持水润。

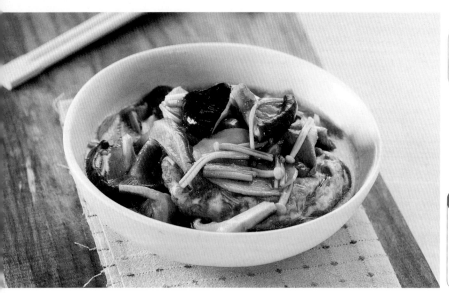

·烹饪小窍门·

煲汤时不要用大葱而用鲜葱，可保护菌类的香气。

素烧佛跳墙

 食材

平菇、香菇、杏鲍菇、金针菇、鸡蛋、葱、白糖、盐、胡椒粉、生抽、老抽、料酒、植物油各适量。

制作方法

① 将杏鲍菇、平菇切片，香菇切瓣，金针菇切段，把它们入沸水焯熟。葱切段备用。

② 提前制作葱油：多放葱少放油，将葱炸至微焦即可。

③ 热锅底油，在锅内煎两个鸡蛋。

④ 烹入开水，用大火烧制，加入葱段，熬制5分钟，直至呈奶白色的汤汁。

⑤ 汤汁熬好后，放入焯好的4种菌类，加入适量料酒、盐、白糖、生抽、老抽调味。

⑥ 淋入葱油，出锅即可。

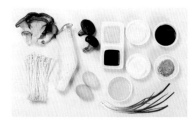

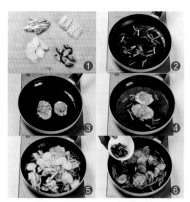

养生小贴士

适量地吃葱，有杀菌消毒的作用，也可以提高免疫力。

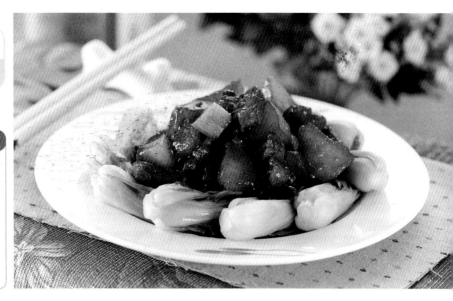

食疗功效

提高免疫力

·烹饪小窍门·

仅放少量调味品，才能吃出食物本来的味道，否则吃什么都是花椒大料、桂皮香叶的味道。

冬瓜烧鸭块

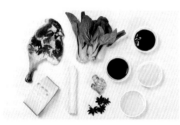

食材

鸭腿肉、冬瓜、油菜心、八角、姜、葱、黄酒、老抽、蚝油、植物油各适量。

制作方法

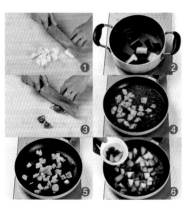

① 黑皮冬瓜洗净后去籽去皮切成大块，姜切片，葱切段备用。

② 冬瓜皮放入开水中煮半小时备用。油菜心提前焯好码盘备用。

③ 鸭腿肉去掉骨头，切成小块。

④ 空锅中倒入适量清水，待水开后放入鸭块焯制去腥，水再开时捞出备用。

⑤ 另起锅，倒入适量底油，放入葱、姜、八角爆香，放入焯好的鸭块翻炒，随后加入蚝油、老抽、黄酒调味。

⑥ 放入冬瓜块煸炒，鸭肉七成熟时，加入冬瓜皮煮的水或热水，再炖10分钟出锅，倒入提前码好的油菜心中装盘。

养生小贴士

冬瓜皮煮水有很多保健作用，淡绿色的冬瓜水内含有一些水溶性的维生素，还有一些可溶性的矿物质，可在天热时代替绿豆汤饮用。

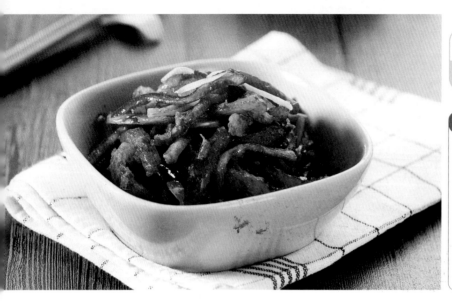

食疗功效

增强免疫力

·烹饪小窍门·

猪皮不能切丝再焯水，要整块焯水，蛋白质一凝固就捞出来，然后把油剔出去再继续煮，否则煮完的汤会特别浑浊。

巧烹三丝

食材

猪皮、胡萝卜、鸡蛋、彩椒、小红椒、葱、姜、面粉、淀粉、糖、盐、酱油、料酒、白醋、植物油各适量。

制作方法

① 胡萝卜、葱、姜、彩椒切丝备用。猪皮加少许葱、姜、白醋、盐，煮20分钟。

② 捞出猪皮并切成宽一些的丝。

③ 用1小勺白面、半勺淀粉、1个鸡蛋调制面糊，把切好的猪皮丝和胡萝卜丝倒入拌匀。

④ 热锅，油温四成热关火。放入挂好糊的猪皮和胡萝卜炸2分钟捞出。

⑤ 调荔枝口汁：适量酱油、料酒、醋、糖、盐、淀粉，再加2勺水调制。

⑥ 另起锅，少许底油，先下小红椒煸香，再下姜丝、葱丝，倒入炸好的肉皮和胡萝卜翻炒片刻。

⑦ 放入荔枝口汁及彩椒丝，炒匀即可。

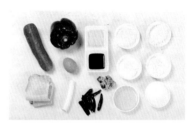

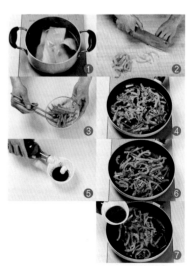

养生小贴士

猪皮、胡萝卜、彩椒一定要用植物油烹调才会有增强免疫力的功效。

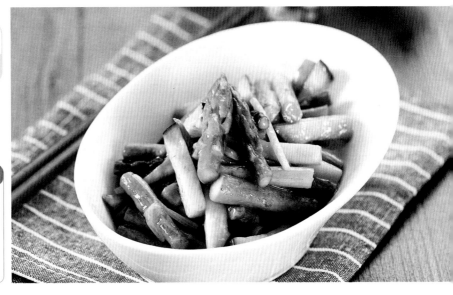

·烹饪小窍门·

杏鲍菇与芦笋切成相似的形状可使二者吃火程度相近，有脆韧感。

鲍香芦笋

食材

芦笋、杏鲍菇、葱、姜、盐、白糖、淀粉、植物油各适量。

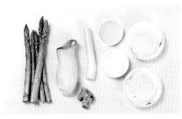

制作方法

① 芦笋、杏鲍菇切段，葱、姜切丝备用。

② 芦笋焯水，开水下锅，开两沸，大约几秒钟后捞出。

③ 锅中倒入适量油，待油温稍热后将杏鲍菇下锅煸炒。

④ 待杏鲍菇煸炒至焦黄色，下入葱、姜丝和焯好的芦笋。

⑤ 将食材炒出香气，加入适量盐、白糖调味，最后勾一层薄芡即可出锅。

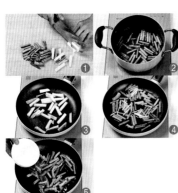

养生小贴士

焯芦笋时放入少许盐或油可使其颜色更加嫩绿，同时减少营养成分的流失。

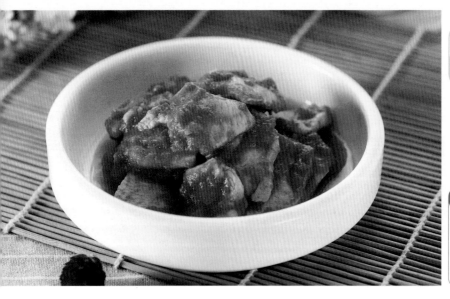

珊瑚雪花鸡

食材

鸡肉150克，南瓜半个，千日红、玫瑰花、葱、姜、盐、淀粉、鸡蛋清、料酒各适量。

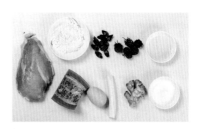

制作方法

① 鸡胸肉切片，葱、姜切段备用。

② 在鸡胸肉中加入盐、料酒抓匀，150克鸡胸肉配半个鸡蛋清、1勺淀粉上浆。

③ 将挂糊的鸡肉开水下锅，定型后推开。

④ 1分钟后捞出备用。

⑤ 将南瓜切块，上汽蒸15分钟。

⑥ 将蒸好的南瓜碾压成泥。

⑦ 起锅，锅内下入3勺开水，下入南瓜泥，放入盐调味。

⑧ 调好味后2～3分钟下入鸡肉，汤汁收浓后加入提前用温水泡开的千日红、玫瑰花，搅拌均匀装盘即可。

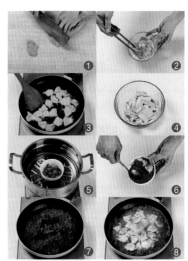

养生小贴士

南瓜性偏温热，适宜秋冬季节食用。

食疗功效

提高免疫力

· 烹饪小窍门 ·

这道菜中所有的食材都不能油炸和焯水。焯水会使菜的水汽过重，失去回锅肉特有的口感，最好是用煎的方法。

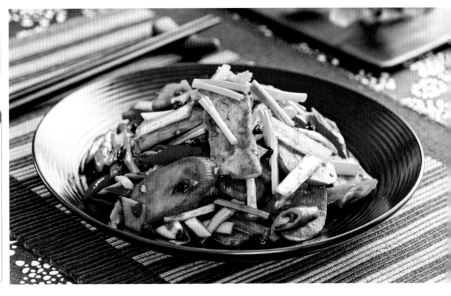

素回锅肉

食材

豆腐干、杏鲍菇、彩椒、大葱、香葱、姜、蒜、白糖、干豆豉、豆瓣酱、甜面酱、料酒、酱油、植物油各适量。

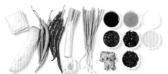

制作方法

① 把豆腐干抹刀切成片，杏鲍菇斜切成片。姜、蒜切片，大葱、彩椒、香葱切段备用。

② 开火，锅中倒入少量底油，把杏鲍菇放入锅中煎制上色。

③ 待杏鲍菇煎至焦黄色后，再下入豆腐干。

④ 放入豆瓣酱炒香，再加入适量干豆豉和甜面酱调味。

⑤ 再放入大葱、姜、蒜和彩椒等配菜翻炒。

⑥ 加少许料酒、白糖和酱油，翻炒均匀，出锅前放入香葱段即可。

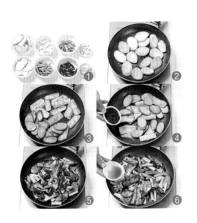

养生小贴士

豆腐干是一种健康食材，它所含的蛋白质可以和肉类媲美，并且还含有卵磷脂和钙等营养元素。

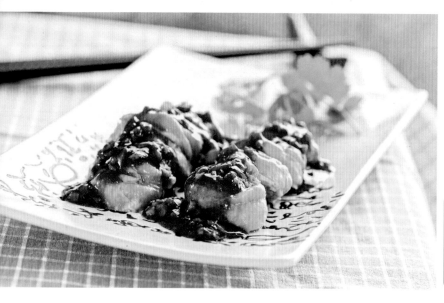

·烹饪小窍门·

家中若有烤箱，
鸡肉卷可以用烤
箱进行烤制。

浓香鸡肉卷

食材

鸡腿、香菇、杏鲍菇、口蘑、橘皮、奶酪、姜、蒜、盐、叉烧酱、烧烤酱、蚝油、料酒、酱油、植物油各适量。

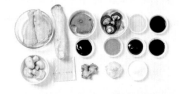

制作方法

① 口蘑、香菇、杏鲍菇洗净切片。蒜、姜、橘皮切末备用。

② 鸡腿去骨，厚的部位切开但不切断，尽量展平，用刀轻切，斩断其中的筋。然后在鸡肉上撒适量盐、料酒涂抹均匀，腌制 10 ~ 15 分钟。

③ 开火，锅中倒入适量底油，依次下入口蘑、香菇、杏鲍菇煸干水分。

④ 将炒好的菌菇均匀铺在鸡肉上，再铺上奶酪，卷成鸡肉卷。

⑤ 锅中铺一层食盐，用粗棉线固定鸡肉卷，再裹上锡纸，两边封口下锅，盖上盖，开中小火，每 6 分钟翻动一次，煎烤 30 分钟。

⑥ 另起锅开火，倒入适量底油，加入蒜、姜末爆香，再调入等比例的叉烧酱、蚝油和烧烤酱，加入适量清水炒匀，最后加入少量酱油和橘皮末，烧开浇在烤好切块的鸡肉卷上即可。

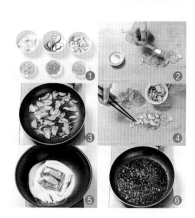

养生小贴士

多种菌类搭配在一起，营养均衡互补，能够更好地提高自身免疫力。

食疗功效

强免疫 养肺脏

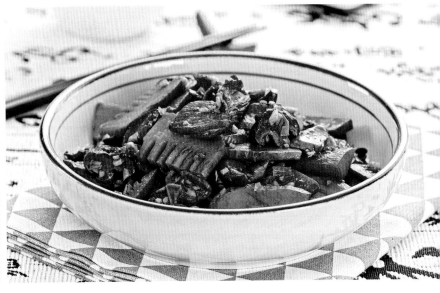

·烹饪小窍门·

鲜笋不宜切得过薄，应该切厚片，这样不易切碎。

肉烧二冬

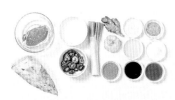

食材

猪里脊、干香菇、冬笋、葱、姜、蒜、盐、白糖、白胡椒粉、水淀粉、料酒、酱油、香油、植物油各适量。

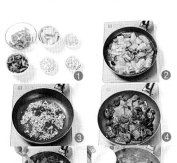

制作方法

1. 猪里脊切片上浆备用。冬笋去皮切片，下锅焯煮5分钟备用。干香菇泡发切片备用。葱、姜、蒜切末备用。

2. 开火，锅中加入适量油，油热后下入冬笋、香菇和肉片滑油，滑好后沥干油备用。

3. 另起锅，加入适量底油，把葱、姜、蒜煸香，调入少许酱油。

4. 下入滑好油的冬笋、香菇和肉片，略微煸炒，加入稍多的热水烧制。

5. 锅中放入适量盐、白糖、料酒和白胡椒粉。

6. 边转锅边勾入水淀粉，最后滴入几滴香油，即可出锅。

养生小贴士

冬笋中含有草酸，不宜生吃。

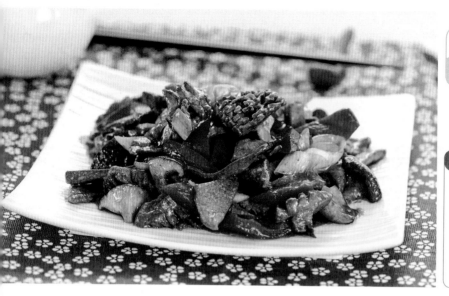

食疗功效

提高免疫力

·烹饪小窍门·

将干淀粉放入猪腰和猪肝中后，只需轻轻拌匀，不能用手抓，避免把腰花抓碎。

肝腰合炒

食材

猪肝、猪腰、香菇、彩椒、葱、姜、蒜、盐、白胡椒粉、白糖、干淀粉、水淀粉、醋、料酒、生抽、老抽、蒸鱼豉油、植物油各适量。

制作方法

① 把猪腰和猪肝切好，用凉水漂洗，将里边的血水洗净。香菇洗净切块，彩椒、葱、姜、蒜切片备用。

② 在洗好的猪肝和猪腰中加入适量料酒和老抽上色腌制。然后加入适量干淀粉，轻轻拌匀。

③ 在碗中加入少许盐、白胡椒粉、1份白糖、1份醋、适量生抽、老抽、2勺蒸鱼豉油和2勺水淀粉，搅拌均匀调酱汁。

④ 开大火，加入适量油，油温七成热时下入香菇，滑至浅黄色，再下入腌好的猪肝和猪腰，滑炒断生，最后下入彩椒片，滑散后立即出锅。

⑤ 锅内留少许底油，开大火，放入葱、姜、蒜爆香。

⑥ 下入滑好的猪腰、猪肝、香菇和彩椒，烹入酱汁，翻炒均匀即可。

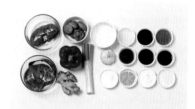

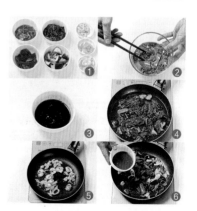

养生小贴士

西蓝花被称为"抗癌之花"，也能够提高免疫力。

食疗功效

增强免疫力

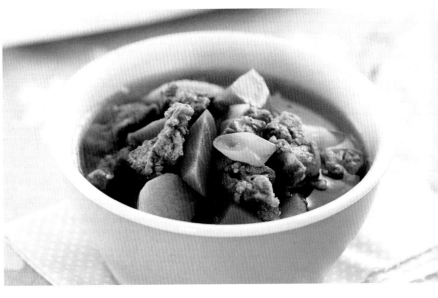

烹饪小窍门

提前将人参的参须泡软，最少半个小时。炖制时不能大火而要小火慢煮。

双参炖羊肉

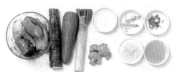

食材

参须 2 根，白胡椒 30 粒，羊肉、山药、胡萝卜、葱、姜、盐、白醋、料酒各适量。

制作方法

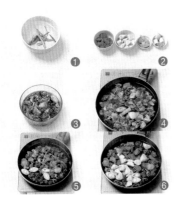

① 参须 2 根放入水中提前泡半个小时备用。

② 葱切段、姜切片备用。将山药去皮，胡萝卜洗净，全部切成滚刀块备用。

③ 羊肉切条，空碗中放入适量清水，加入葱段和白醋，将羊肉放入水中浸泡 20 分钟，捞出后切小块。

④ 将羊肉块凉水下锅，放入葱、姜和料酒，开锅后立即捞出，将葱和姜拣出备用。

⑤ 另起锅，倒入适量清水，放入羊肉、葱、姜、白胡椒粒和料酒，开锅后放入提前泡好的参须，改小火炖制 40 分钟。

⑥ 最后放入切好的山药和胡萝卜，再放入盐，炖制 10 分钟即可。

养生小贴士

人参是一种名贵的药材和保健品，还可以煎汤服用或直接切片含服。

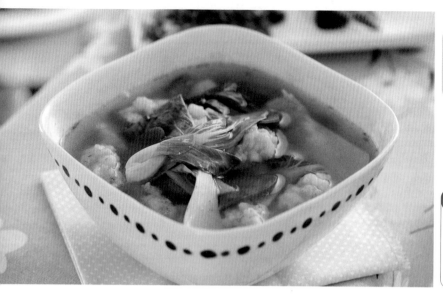

食疗功效

**预防胰腺疾病
提高免疫力**

·烹饪小窍门·

手工做出来的虾
滑更加黏，利于
打出虾中的胶质。

虾滑油菜汤

食材

大虾 500 克，小油菜、荸荠、藕、胡萝卜、鸡蛋、姜、
盐、白胡椒粉、淀粉各适量。

制作方法

❶ 将荸荠和藕切成小丁，胡萝卜和姜切成小块。大虾
洗净，留虾肉和虾头备用。

❷ 用刀将虾肉从里往外拍松，拍松后再用刀背砸 1～2
分钟，使虾肉变成泥状。

❸ 姜去皮后用刀拍松，挤出姜汁。

❹ 姜汁和入虾泥中，再加入少许盐，进行摔打，使之
起黏、上劲儿。

❺ 将鸡蛋黄和蛋清分离，取半个蛋清，放入虾泥中拌
匀。同时将荸荠丁和藕丁放入虾泥中，再加少许干
淀粉拌匀，助其锁水。

❻ 锅中加水烧开后，放入虾头煮汤。

❼ 出虾味后捞出虾头，用汤勺将虾滑逐一下入汤中。

❽ 汤中加入少许盐和白胡椒粉，最后放入小油菜心、
姜块和胡萝卜块即可。

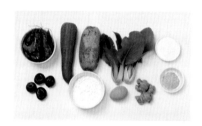

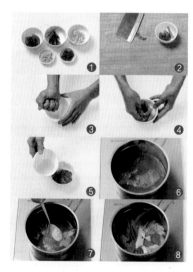

养生小贴士

处于急性期的胰腺病患者应绝对禁油，处于慢性期
或恢复期的患者可以选择低油脂、高蛋白的食物。

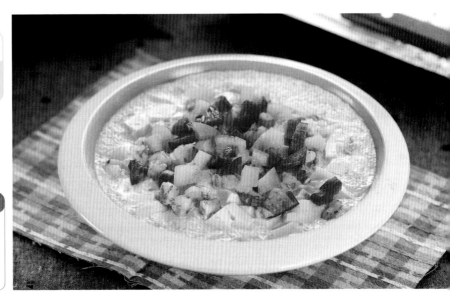

食疗功效

高蛋白
提高免疫力

·烹饪小窍门·

鸡蛋中加入适量
料酒可以去除腥
味，还能提鲜。

八珍豆腐

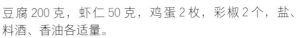

盒材

豆腐 200 克，虾仁 50 克，鸡蛋 2 枚，彩椒 2 个，盐、
料酒、香油各适量。

制作方法

① 豆腐、虾仁切成 1 厘米小块，彩椒切末备用。

② 鸡蛋打散，加入 2 份凉水，放入 2 克盐、适量料酒
调匀。

③ 切好的豆腐放在盘子中，把鸡蛋液均匀地洒在豆
腐上。

④ 均匀撒上虾仁。

⑤ 豆腐放在蒸锅中，上汽后蒸 5 分钟。

⑥ 出锅后撒上彩椒，倒入适量的香油即可。

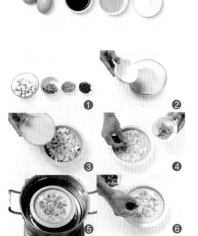

养生小贴士

平时生活中，不建议用素鸡、素鸭等豆制品来代替
豆腐，因为这些豆制品中往往含有过多的油和糖，
会导致肥胖以及血脂的异常。

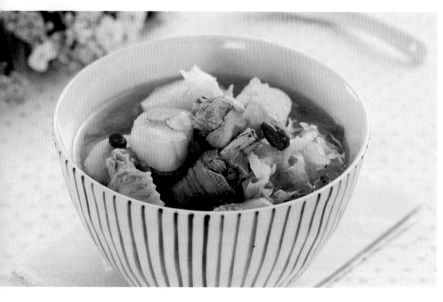

·烹饪小窍门·

挑老母鸡时应注意，好的老母鸡有五个脚趾，鸡的后背上有黄油，黄到发红最好。

滋阴生津母鸡汤

食材

五爪黄油老母鸡1只，黄芪30克，当归10克，西洋参8克，枸杞1把，银耳、山药、葱、姜、盐、料酒各适量。

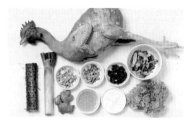

制作方法

① 将母鸡去掉头、屁股、爪尖以及翅尖，切块。葱切段、姜切片备用。

② 银耳和山药切片，分别焯水备用。

③ 将切好的鸡块凉水下入锅中焯水。

④ 开锅后撇去浮沫。

⑤ 加入姜片、葱段、大半碗料酒，小火煲3个半小时。

⑥ 锅中依次加入30克黄芪、10克当归、8克西洋参和1把枸杞子，继续煮半小时。

⑦ 放入焯好水的银耳和山药。

⑧ 开锅后，关火放入盐调味即可。

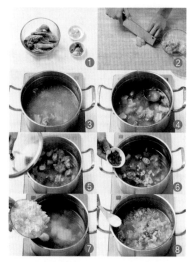

养生小贴士

党参单独食用时的摄入量不要超过15克，西洋参的用量也不应太多，一般3~6克即可。

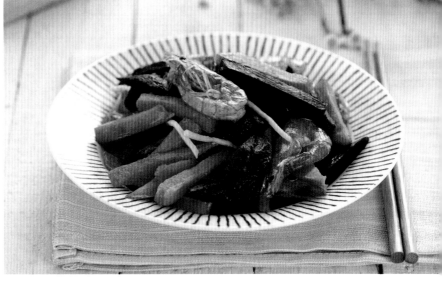

食疗功效

提高免疫力

·烹饪小窍门·

红薯质地比紫薯略硬，因此先下锅炸。

大红大紫虾

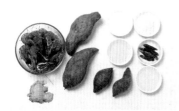

食材

红薯2个、紫薯2个，虾、干辣椒、姜、盐、白糖、料酒、植物油各适量。

制作方法

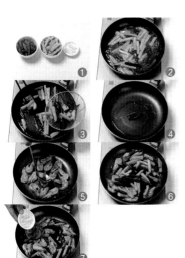

① 红薯、紫薯切条，姜切丝备用。

② 起锅，倒入底油，待油温七成热，先下入红薯条煎炸，再下入紫薯条。

③ 两种薯条炸至表皮略焦后捞出沥去油。

④ 另起锅，倒入少许底油，放入2个干辣椒提味。

⑤ 下入虾翻炒，用铲子或勺背轻拍虾头，将虾油煸炒出来。

⑥ 依次加入1勺料酒、1勺清水、2克盐、3克白糖调味，同时把炸好的红薯、紫薯条下锅翻炒。

⑦ 最后放入适量姜丝，收浓汤汁即可出锅。

养生小贴士

红薯既是蔬菜又是粮食，它被称为抗癌尖兵，不仅膳食纤维丰富，而且含有可以抑制癌症的生物活性物质。紫薯含有丰富的花青素，对眼睛有好处。

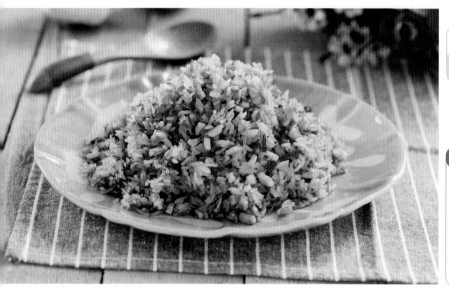

食疗功效

提高免疫力

·**烹饪小窍门**·

炒米饭的时候浇入酱油，利用酱油的水汽，使米饭更易被炒散，炒出来的米饭更香。

蒜香豆腐炒饭

食材

米饭、北豆腐、大蒜、胡椒粉、盐、酱油、植物油各适量。

制作方法

① 大蒜拍过后切碎备用。

② 豆腐切成米粒大小备用。

③ 在锅中倒入适量植物油，开小火，放入蒜粒煸香。

④ 在蒜粒略显金黄色时放入豆腐，加入2～3克盐，炒至金黄色。

⑤ 放入米饭，在米饭上浇1勺酱油，将米饭炒散。

⑥ 加入少量盐、胡椒粉，炒香即可出锅。

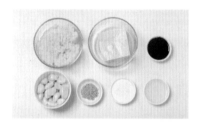

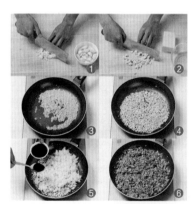

养生小贴士

大蒜生吃提高免疫力效果更好一些，做熟了吃对肠胃的刺激会小一些。

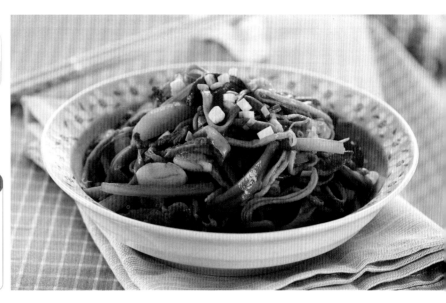

·烹饪小窍门·

杏鲍菇用刀切后
会有横切面，容
易塞牙，手撕口
感更好。

干煸菌丝

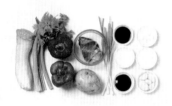

食材

杏鲍菇、猪瘦肉、土豆、芹菜、彩椒、蒜、葱、盐、
白糖、蚝油、酱油、植物油各适量。

制作方法

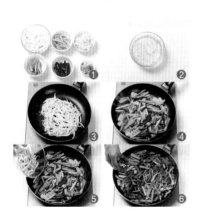

① 杏鲍菇手撕成条，葱切末，猪瘦肉、土豆、芹菜、
彩椒切丝备用。
② 把蒜拍碎后放入水中稍微浸泡备用。
③ 热锅，倒入少许油，放入杏鲍菇，小火慢慢煸干
后，盛出备用。
④ 另起锅，再次倒入底油，放入瘦肉煸炒，再加入
蒜、土豆、芹菜、彩椒等配菜炒香。
⑤ 加入煸好的杏鲍菇，放入1克盐、1克白糖、半勺蚝
油、1勺酱油调味。
⑥ 撒上葱花翻炒均匀后即可出锅。

养生小贴士

菌菇中含有的菌多糖可与虫草媲美，能够增强抵
抗力。

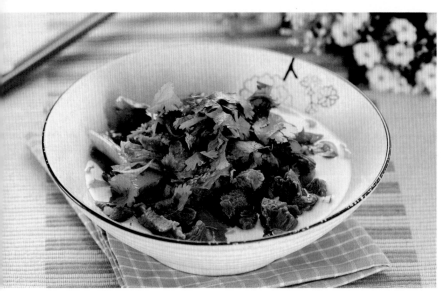

食疗功效

夏季补阳

·烹饪小窍门·

将芥菜帮切成薄片，可使其与芥菜叶一起烧熟。

滑韧羊肉

食材

羊肉、芥菜、香菜、干姜、柠檬、葱、盐、淀粉、白胡椒粉、料酒、醋、植物油各适量。

制作方法

① 羊肉切片，香菜、葱切碎，干姜切片备用。

② 芥菜先切下叶子，把芥菜帮从中间一分为二，抹刀切成薄片。

③ 在羊肉中加入少许盐和料酒腌制。

④ 把适量淀粉用凉水澥开，再沥入开水，使其糊化变成熟粉。

⑤ 干姜放入锅中煮水，待干姜水开后，将羊肉裹上熟淀粉浆，下水氽烫。

⑥ 另起锅，烧水煮开，并挤入适量柠檬汁，将芥菜下水焯烫，焯好后盛入碗中。

⑦ 在碗中加入葱花，比例为 5：1 的白胡椒粉和醋，再加适量盐调味。

⑧ 挑出锅中的干姜，把氽好的羊肉倒入碗中，最后撒上香菜即可。

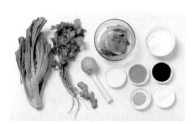

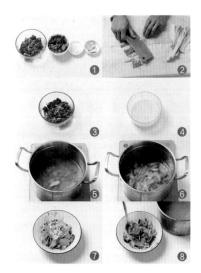

养生小贴士

芥菜性辛温，有补元阳的功效，因此也很适宜在冬天食用。

·烹饪小窍门·

鸡头米比较耐煮，
故做这道菜时，要
提前煮熟鸡头米。

鸡头米虾仁

食材

煮熟的鸡头米 150 克，虾仁 50 克，胡萝卜 50 克，荸荠 50 克，大葱、香葱、姜、盐、白糖、鸡精、高汤、料酒、水淀粉、植物油各适量。

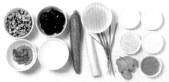

制作方法

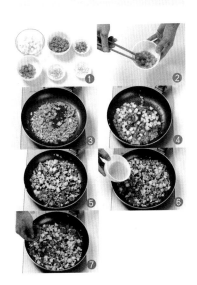

1. 胡萝卜、荸荠、虾仁切丁，姜、大葱、香葱切末备用。
2. 虾仁中加入适量水淀粉、料酒和盐，拌匀后腌制 5 分钟。
3. 热锅底油，放入葱姜末爆香，倒入虾仁，滑熟后盛出备用。
4. 另起锅，倒入底油，放葱末炝锅，倒入胡萝卜和荸荠炒匀。
5. 加入提前煮熟的鸡头米，翻炒均匀后，倒入虾仁。
6. 加适量盐、鸡精、白糖以及高汤煨制。
7. 出锅前淋少量水淀粉，撒上香葱末即可。

养生小贴士

感冒初期或便秘腹胀者不宜食用芡实。芡实无论是生吃还是熟吃，一次都不宜过量，否则难以消化。

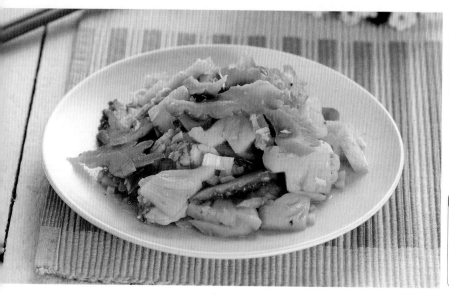

食疗功效

助消化 益滋补
提高免疫力

·烹饪小窍门·

选虾时，一般挑
选比较硬实的，
塌软的虾不新鲜。

苦瓜菠萝炒虾球

食材

虾8只，苦瓜100克，菠萝100克，葱、姜、盐、胡椒粉、料酒、植物油各适量。

制作方法

① 苦瓜去籽、菠萝去皮，切成大片备用。葱、姜切末备用。

② 虾去壳，挑出虾线。

③ 锅中加水烧开，倒入虾仁焯制，加入少量料酒，焯至虾变红后盛出。

④ 热锅，倒入底油，放入葱姜末炝锅。

⑤ 依次放入虾仁、苦瓜和菠萝翻炒。

⑥ 出锅前，加适量盐和胡椒粉调味即可。

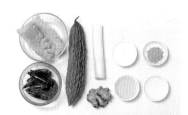
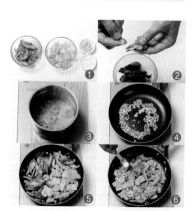

养生小贴士

吃新鲜菠萝的时候，最好在盐水里泡一会儿再吃。

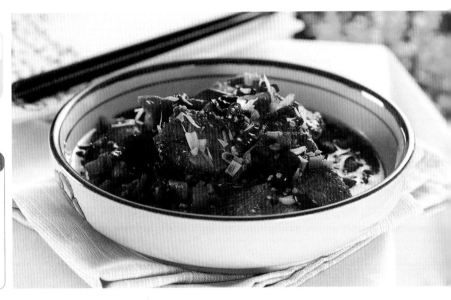

食疗功效

均衡营养
提高免疫力

·烹饪小窍门·

煎鱼肉的时候先
煎鱼肉面，可起
到定型的效果，
如果先煎鱼皮面
则容易粘锅。

干烧水煮鱼

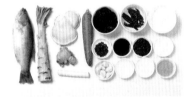

食材

鲈鱼1条，白灵菇、木耳、青笋、胡萝卜、花椒、干辣椒、葱、姜、蒜、干淀粉、盐、白糖、豆瓣酱、米醋、料酒、植物油各适量。

制作方法

1. 木耳、胡萝卜、青笋、白灵菇切丁，葱、姜、蒜切末备用。
2. 鱼去头，片出两片完整的鱼肉并切成大块。
3. 鱼块放入碗中，加入少许盐、1勺料酒腌制，再加入少许干淀粉抓匀。
4. 热锅底油，先放鱼肉面下锅煎制，定型后翻面煎。
5. 鱼肉煎熟后，下入蘑菇丁一同煎制，再放入适量姜末、蒜粒以及2勺豆瓣酱炒香。
6. 待鱼肉上色后再加入1勺料酒，贴锅边下入没过鱼的清水，加5克白糖和1勺米醋调味。
7. 锅内依次下入木耳丁、胡萝卜丁，起锅前放入青笋丁略烹制后盛出装盘。
8. 另起锅，倒入少许油，放入花椒、干辣椒、葱花煸香后，浇在鱼肉上即可。

养生小贴士

剔下的鱼骨剁成块，加豆腐可以煮汤。《中国居民膳食指南》中推荐鱼肉一周吃两次，菌类和胡萝卜当配菜经常食用。红黄色的蔬菜中一般都含 β – 胡萝卜素。

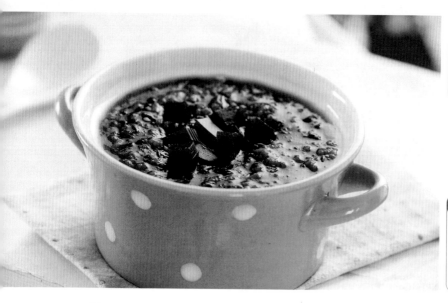

食疗功效

温补脾胃
提高免疫力

·烹饪小窍门·

山楂糕丁要在粥盛出后再放，这样口感更佳。

紫米山楂芝麻粥

食材

紫糯米 50 克，白糯米 50 克，白芝麻 10 克，红糖 15 克，生山楂 2 个，山楂糕 20 克。

制作方法

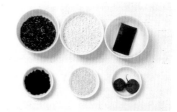

① 将 2 个生山楂去核切碎，芝麻炒香，山楂糕切丁备用。

② 将紫糯米、白糯米和处理好的山楂放入锅中。

③ 锅中加水，开火，盖上盖煮制。

④ 水烧开后，改小火煮 1 小时左右，待糯米软烂即可。

⑤ 加入炒香的芝麻和红糖搅拌均匀，待红糖溶化出锅盛入碗中。

⑥ 最后将山楂糕丁倒入碗中即可食用。

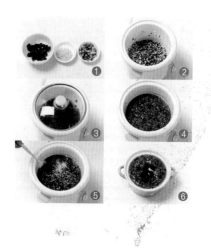

养生小贴士

糯米性质黏滞而温，多吃难以消化，容易发温热、生痰，所以凡发热、咳嗽、痰黄或痰稠的人，有泌尿系统感染以及胸闷腹胀的人不宜多吃。

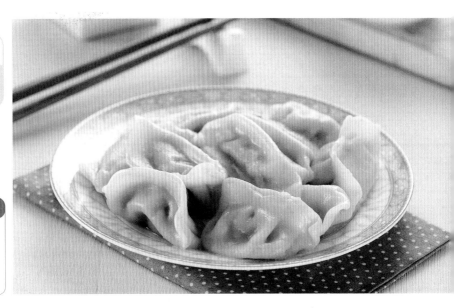

·烹饪小窍门·

西葫芦要用刀切，
不要用擦子擦，否
则容易丢失水分。

西葫芦三鲜饺子

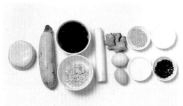
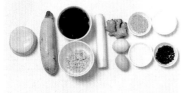
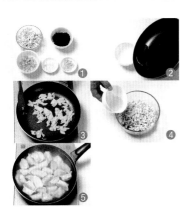

食材

西葫芦500克，水发木耳100克，虾皮25克，鸡蛋
2个，饺子皮、花椒、葱、姜、盐、胡椒粉、植物油各
适量。

制作方法

1. 将葱、姜切末，木耳、西葫芦切碎，虾皮切几刀备用。
2. 炸花椒油：锅中倒入适量植物油，油温不要太高，放入花椒，小火炸好后倒入小碗备用。
3. 炒鸡蛋：开小火，锅中倒入适量植物油，下入打匀的鸡蛋，不停搅拌至鸡蛋成块后关火。
4. 调馅：鸡蛋盛入碗里后晾凉，依次放入葱花、姜末、西葫芦、木耳、虾皮，倒入适量花椒油、胡椒粉、盐，搅拌均匀。
5. 包好饺子后下锅，水开之后将火关小，成熟后盛出即可。

养生小贴士

冬季养生，除了在饮食上注意多摄取一些御寒的食
物外，还要注意保暖，因为百病起于寒，在睡前用
热水泡脚，既可以暖身，又可以预防疾病。

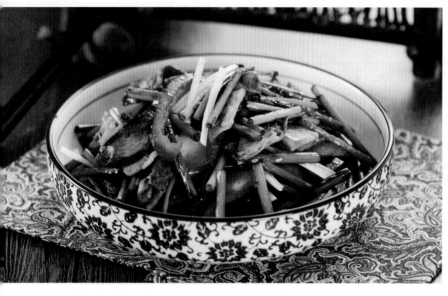

·烹饪小窍门·

用淘米水浸泡腊
肉，可以去除其
烟熏味、所含杂
质和亚硝酸盐。

蒜薹回锅腊肉

食材

蒜薹、腊肉、柠檬、葱、姜、彩椒、淘米水、酱油、
料酒、植物油各适量。

制作方法

① 用淘米水浸泡腊肉 4 ~ 5 分钟后切片备用。蒜薹洗
净切段，葱、姜、彩椒切丝备用。
② 将泡过的腊肉凉水下锅，焯煮至开锅。
③ 把焯好的腊肉盛到盘中，淋上柠檬汁。
④ 锅中倒入少许底油，用中火煸炒蒜薹，加入适量酱
油，煸炒蒜薹至绷皮即七分熟盛出备用。
⑤ 另起锅，倒入少许底油，下入腊肉，用中小火煸炒
至肥肉部分变透亮，加入姜丝继续翻炒。
⑥ 腊肉煸至油亮时放入蒜薹、彩椒，加适量料酒、酱
油，翻炒均匀。
⑦ 出锅前撒上少许葱丝即可。

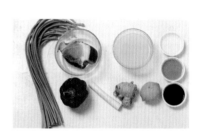

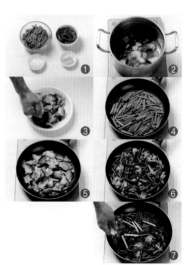

养生小贴士

腊肉中含有致癌物亚硝酸盐，食用前需最大限度地
去除。可以搭配新鲜的水果蔬菜，利用其中的维生
素 C 去除亚硝酸盐。

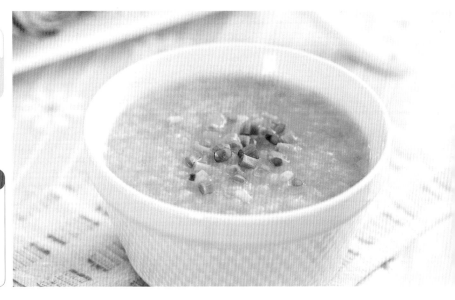

食疗功效

祛风寒
提高免疫力

·烹饪小窍门·

粳米要提前泡 20
分钟，这样煮出
的粥会更加软糯
香滑。

防风粥

食材

防风 15 克，粳米 100 克，老南瓜 50 克，葱白、香葱、
白糖、盐各适量。

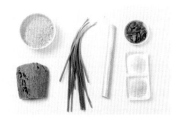

制作方法

① 粳米提前泡 20 分钟，南瓜去皮切片，香葱切末，
　葱白切两段备用。
② 锅中加水，将防风和 2 段葱白放入锅里煮 20 分钟。
③ 将锅中的防风及葱白捞出。
④ 倒入泡好的粳米带水以及切好的南瓜片，并搅拌均
　匀，开锅后小火煮 25 分钟。
⑤ 待粥煮成金黄色，依据个人口味加入白糖或盐。
⑥ 关火出锅，撒入少许香葱即可。

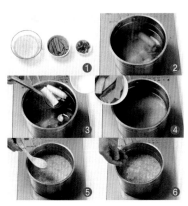

养生小贴士

早起注意保暖，平时多加锻炼，再加上防风粥的调
理，对抵御风寒侵袭，预防感冒大有裨益。

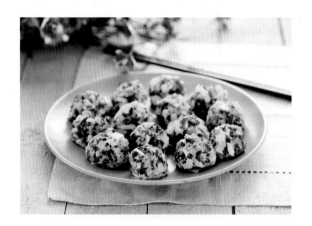
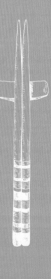

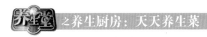

补益五脏篇

调理脾胃

养肝护肝

补肾益肾

养心安神

滋阴润肺

调理脾胃

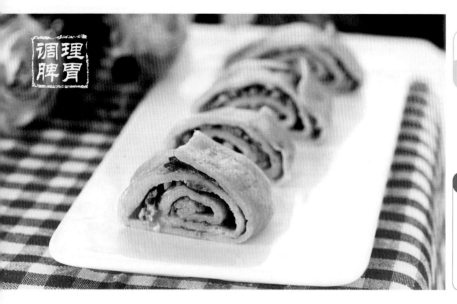

食疗功效

养胃

·烹饪小窍门·

在面粉中加入白糖能使面粉更香，颜色更白更松软，同时加快发酵。

老味肉龙

食材

面粉500克，瘦肉馅150克，南瓜、胡萝卜、酵母、白糖、葱、姜、八角、桂皮、香叶、料酒、酱油、香油、蚝油、植物油各适量。

制作方法

① 取500克面粉，加入5克酵母、20克白糖、150克水、蒸好的南瓜适量。

② 和成面团后醒置20分钟。葱、姜切末，胡萝卜切丝备用。

③ 炒香料油。热锅凉油，加入2粒八角、1块桂皮、2片香叶，小火炸至金黄色，倒出备用。

④ 调馅。往150克瘦肉馅中依次加入1大勺料酒、1大勺酱油、1勺蚝油、适量胡萝卜丝搅拌，最后倒入葱姜末、香料油和适量香油搅匀即可。

⑤ 将醒好的面按压成长方形，倒入肉馅涂抹均匀。

⑥ 卷成卷，上锅，上汽后蒸25分钟，然后关火再虚蒸5分钟即可。

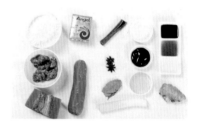

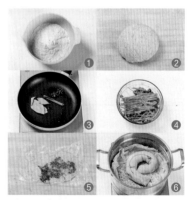

养生小贴士

胃不好的人不应该吃纯素，适当吃肉方可养胃。

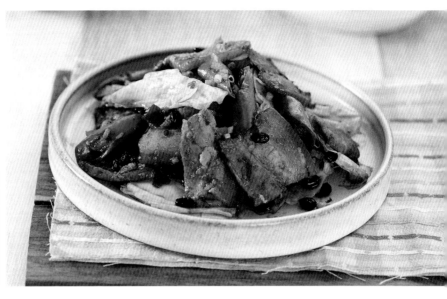

食疗功效
养胃

·烹饪小窍门·

将筷子插入五花肉时若有血水冒出，则基本上有六成熟。

菜心回锅肉

食材

圆白菜、五花肉、线椒、豆豉、豆瓣酱、白糖、葱、姜、蒜、料酒、醪糟、酱油、甜面酱、植物油各适量。

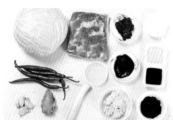

制作方法

① 把圆白菜手撕成大块，用约80度的水烫下。葱、姜、蒜切末备用。

② 五花肉整块用水焯6分钟，然后焖2～3分钟。

③ 捞出切成薄片。

④ 热锅后放入底油，待油温四成热时，下入五花肉煸炒，依次加入豆豉、豆瓣酱、线椒煸炒。

⑤ 再放入白糖、料酒、醪糟、酱油、甜面酱、葱姜蒜炒出香味。

⑥ 最后放入圆白菜，翻炒均匀即可出锅。

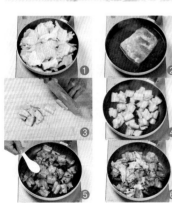

养生小贴士

颜色发白的圆白菜口感好，适合凉拌。这道菜选用绿色的圆白菜。

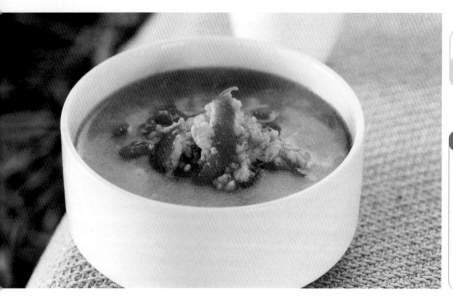

食疗功效
养胃

·烹饪小窍门·

小米一定要趁热
与荞麦粉和面粉
掺拌均匀，因为
热的小米有一定
水汽，也有一定
黏合性。

养胃疙瘩汤

食材

荞麦粉、面粉、小米、西红柿、鸡蛋、姜、盐、白糖、香油、植物油各适量。

制作方法

1. 取适量小米加一点水上锅蒸熟。姜切末备用。
2. 取3份荞麦粉和1份面粉掺和均匀，然后把刚蒸好的小米趁热放入其中，混合抓匀。
3. 西红柿放火上烤一下，去皮切片。
4. 热锅底油，倒入西红柿煸炒，炒到软烂的时候，加入一点姜末，放入少许盐，再加入水烧开。
5. 开锅后，放入裹好的荞麦小米，要均匀地铺在这个汤的表面，然后放入少许白糖。
6. 最后打入蛋液，淋上香油出锅即可。

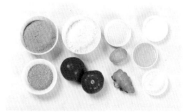

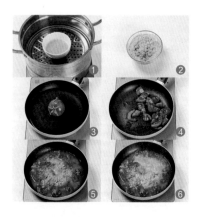

养生小贴士

荞麦是比较寒凉的，但炒成焦黄色以后，是可以健脾胃的，不失为一个养胃的好方法。

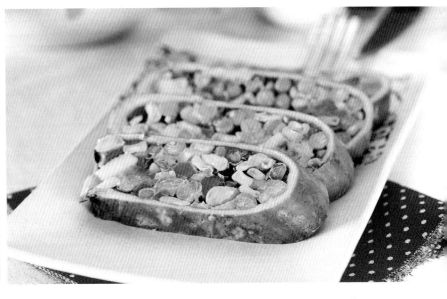

食疗功效

健脾养胃

·烹饪小窍门·

使用猪皮时应先去除多余油脂，仅留胶原蛋白，这样才比较健康。

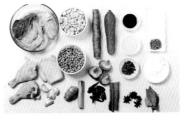

养胃罗汉肚

盒材

猪肚1个，鸡腿、猪皮、青豆、玉米粒、胡萝卜、香菇、山药、葱、蒜、八角、花椒、小茴香、干辣椒、桂皮、香叶、盐、白糖、淀粉、生抽、料酒各适量。

制作方法

① 将鸡腿肉切丝，猪皮去油切丝焯水。

② 胡萝卜、香菇、山药切丁焯水备用。

③ 用盐和醋搓洗猪肚，洗掉猪肚内的油，再用清水洗净猪肚的黏液。

④ 在大碗中加入切好的鸡腿肉丝、猪皮丝，再加玉米粒、青豆粒、胡萝卜丁、香菇丁、山药丁，搅拌均匀。

⑤ 在碗中加入少量盐、生抽、半勺白酒，搅匀后腌制5分钟左右，然后装到猪肚内，用竹签封住开口。

⑥ 调卤汁，在开水锅中加一大段葱、两瓣蒜、两个八角、少许花椒和小茴香、两段干辣椒、一小块桂皮、少许香叶；再加少许生抽、料酒、2大勺盐和1勺白糖。之后下入整个猪肚，水量刚好没过猪肚即可。

⑦ 水开后，改中小火，用竹签时不时扎一扎猪肚，给猪肚减压，让卤汁更好地进入肚内。煮2个小时左右，当用筷子扎猪肚很容易扎穿时即可关火。

⑧ 关火后，将猪肚取出，用菜板或重物压着猪肚冷却，也可放到冰箱冷藏室冷却，待冷却后，切开即可食用。

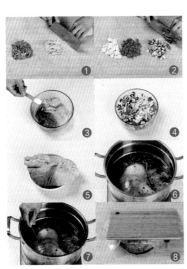

养生小贴士

黄色的食物，比如玉米等，一般都有健脾的功效。

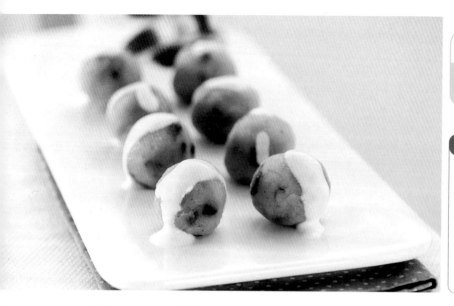

·烹饪小窍门·

蒸红豆需要提前一天用温水将红豆泡好，第二天再上蒸锅蒸45~50分钟，口感会特别沙。

薯香四溢

食材

红薯250克，红豆30克，山楂10克，陈皮3克，乌梅5个，酸奶适量。

制作方法

① 将红薯去皮、切片，上锅蒸15分钟。
② 红豆提前浸泡一夜，上锅蒸45分钟。
③ 将陈皮、乌梅、山楂放入水中一起煮制20分钟。
④ 将蒸好的红薯碾碎成泥。
⑤ 加入蒸好的红小豆及煮好的陈皮、乌梅汤汁，搅拌均匀。
⑥ 将薯泥做成小球，最后淋上酸奶即可食用。

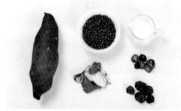
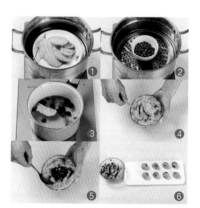

养生小贴士

山楂具有健脾消食的功效，尤其是消肉食，所以对吃肉以后食积导致的不舒服有点气滞的人特别适合。

食疗功效

补血 安神
养胃

·烹饪小窍门·

小米面和小麦粉加入后，要采用翻拌的方式，不要使劲搅，以免影响发酵。

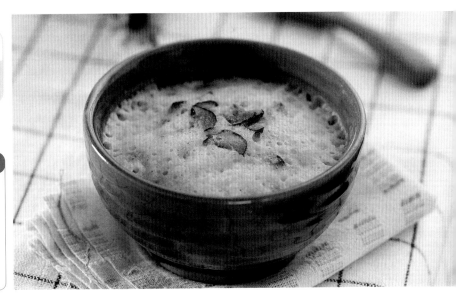

养生安神枣糕

食材

小米面 20 克，小麦粉 20 克，大枣 3 ~ 5 颗，酸奶 100 毫升，鸡蛋 2 个，白糖适量。

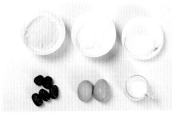

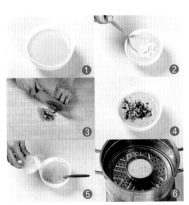

制作方法

① 将两个鸡蛋放入碗中，用蛋抽顺时针打发，至蛋液打成奶油状即可。

② 在打好的蛋液里分别加入 20 克左右的小米面和 20 克左右的小麦粉，采取翻拌的方式，使它们均匀融入蛋液中。

③ 大枣去核，切成碎屑。

④ 在拌好的蛋液中加入枣碎，继续翻拌。

⑤ 翻拌均匀后，再加入 100 毫升左右的酸奶和半勺白糖，并翻拌均匀。

⑥ 将调制好的面糊倒入碗中，上汽中火蒸 12 分钟即可。

养生小贴士

甘草 10 克，大枣 10 枚，小麦粉 30 克，用两碗水煎成一碗，是中医里养心安神的经典名方——"甘麦大枣茶"。注意：甘草不能多放。甘草是一味中药，如果用量过多的话，会引起恶心呕吐，甚至会出现荨麻疹。

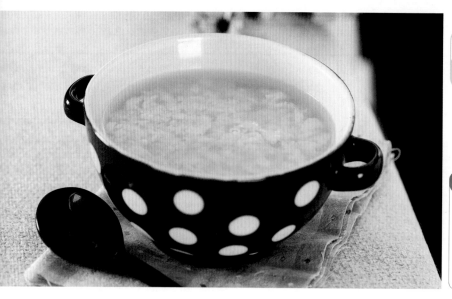

·烹饪小窍门·

盐要分五到六次加入，利用盐的渗透压把水分慢慢地带进鸡肉里。

醪糟鸡豆花

食材

醪糟、鸡胸肉、蛋清、生粉、淀粉、盐各适量。

制作方法

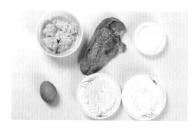

① 将醪糟与水按照 1：1 放入锅中，用小火加热。
② 将鸡肉搅碎成泥，准备鸡肉量 1/10 的生粉和淀粉以及生粉量 1/4 的盐。
③ 先加入半碗水将鸡肉浆溶开，然后加入盐，并不断搅拌。
④ 将盐分五六次加入后，加进去生粉和淀粉进行搅拌，并不断加水。
⑤ 鸡肉浆搅拌均匀后，加入半个蛋清。
⑥ 醪糟开锅后，将鸡肉浆直接慢慢倒入锅中即可。

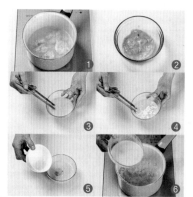

养生小贴士

脾胃虚弱的人，建议醪糟加热食用。

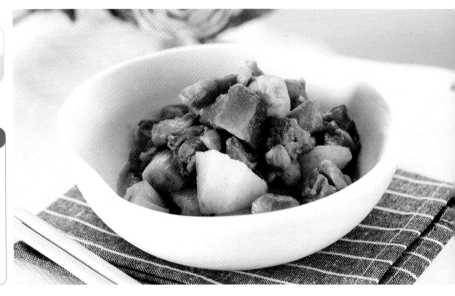

食疗功效

健脾温肺

·烹饪小窍门·

炒糖色的时候，油要放特别少，火候始终是中小火，等到炒到小沫出来就加入鸡肉着色。

陈皮焖烧鸡

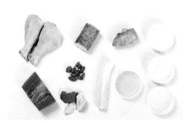

食材

鸡腿肉、山药、南瓜、陈皮、砂仁、葱、姜、盐、白糖、料酒、植物油各适量。

制作方法

① 陈皮提前浸泡 30 分钟。葱、姜切块备用。

② 鸡腿肉切块，山药、南瓜切滚刀块。

③ 热锅中倒入底油（几滴），放入白糖，中小火炒糖色至金黄。

④ 放入鸡腿肉块大火把它炒上色，加入葱块、姜块，然后放 1 勺料酒去腥。

⑤ 放入山药、南瓜翻炒，再加入少许盐。

⑥ 沥出陈皮，倒入陈皮水，加入七八粒砂仁焖烧 5 分钟即可出锅。

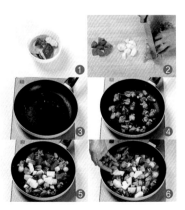

养生小贴士

陈皮和鸡肉相搭配，功效可以互补并加强。

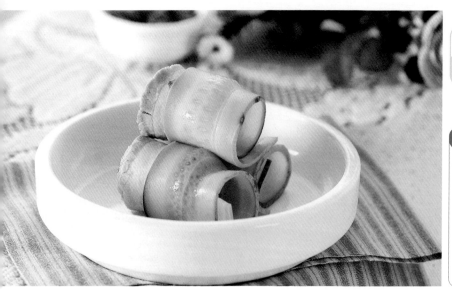

·烹饪小窍门·

煮肉的时候加1勺白醋，可以去腥解腻漂白，促进我们的消化和吸收，吃肉时就不容易积食。

新派蒜泥白肉

食材

五花肉、黄瓜、蒜、葱、盐、白糖、白醋、米醋、酱油、香油各适量。

制作方法

① 葱切段备用。将五花肉整块不切下锅，大火烧开，加适量白醋和葱段，小火煮25分钟。
② 捞出五花肉晾凉切片。
③ 黄瓜切成大长薄片。
④ 黄瓜片和白肉卷成卷。
⑤ 大蒜加入适量盐和水捣成蒜泥，再加入酱油、米醋、白糖、香油，搅匀。尽量在空气中放置15～20分钟左右的时间，使蒜泥更香。
⑥ 黄瓜肉卷蘸蒜泥即可食用。

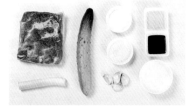

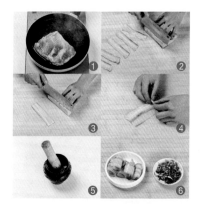

养生小贴士

猪牛羊肉中含有血红素铁，可预防老年性贫血。

食疗功效

均衡营养
健脾和胃

· 烹饪小窍门 ·

将莲子、百合、山药和枣与米分开来煮，防止营养素被过多破坏，也可使口感更好。

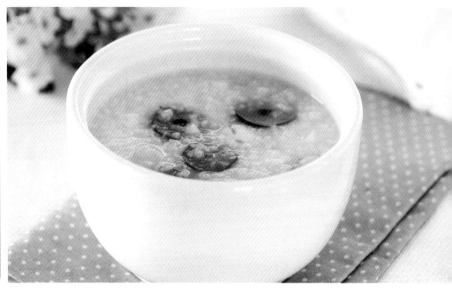

神仙粥

食材

大米、小米、大枣、山药、百合、莲子各适量。

制作方法

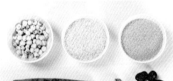
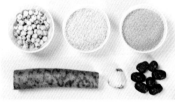

① 准备2份的大米、1份的小米。
② 将大米和小米总量13倍的水煮沸，下入大米，煮15分钟后放入小米。
③ 莲子提前用温水泡发，山药切小块。
④ 莲子、山药开水下锅，煮10分钟。
⑤ 将煮好的山药、莲子放入米粥内。
⑥ 关火前10分钟放入百合和大枣。
⑦ 临出锅前加速搅拌，然后关火即可盛出。

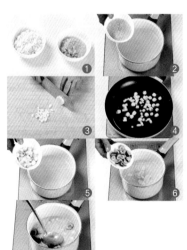

养生小贴士

吃枣不要过量，因为枣含糖量非常高，会升高身体的血糖，使人增肥。

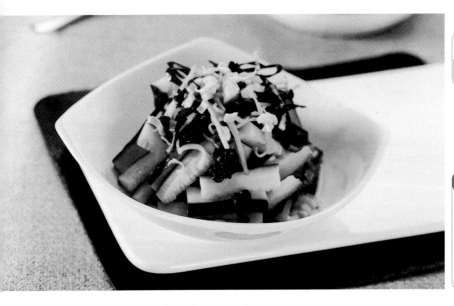

·烹饪小窍门·

下入干辣椒丝后关火，保持较低的油温，避免辣味过重。

温拌酸辣瓜条

食材

黄瓜1根，花椒、干辣椒、葱、姜、蒜、盐、白糖、醋、植物油各适量。

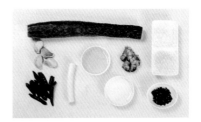

制作方法

① 黄瓜去瓤。
② 把黄瓜切成条，撒少许盐腌制一会儿。葱、蒜切末，干辣椒、姜切丝备用。
③ 凉锅倒油，然后放入花椒，炸香后加入姜丝，小火煸炒30～50秒后放入干辣椒丝。花椒与辣椒的量基本为1：1。
④ 关火翻动20秒左右，捞出固体。
⑤ 捞出的干料中放2～3克盐、白糖和醋各15～20克拌匀。
⑥ 把干料拌匀后倒入黄瓜条内。
⑦ 在黄瓜条上依次放上葱末、蒜末，将1/3勺热油浇到上面。
⑧ 浇上油后立刻盖上碗焖制片刻即可。

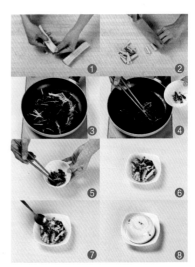

养生小贴士

胃凉者应避免直接生食黄瓜，否则容易引起腹痛腹泻。

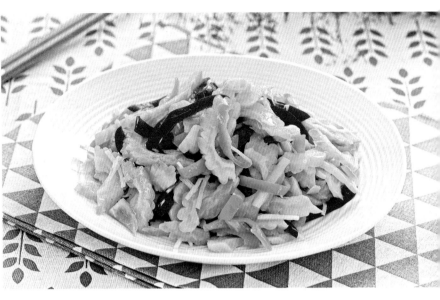

食疗功效

健脾祛湿热

·烹饪小窍门·

苦瓜内有一层白膜，苦味较重，可以根据自己的饮食习惯选择是否去掉白膜。

辣椒炒苦瓜

食材

红椒1个，青椒1个，苦瓜1根，葱、姜、盐、白糖、植物油各适量。

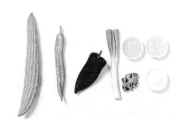

制作方法

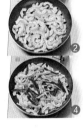

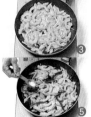

1. 苦瓜对半切开，用小勺去籽去瓤，切成两枚一角钱硬币厚的丝；红椒、青椒切成和苦瓜同样厚度的丝；葱、姜切细丝备用。
2. 开火，锅中倒入少许油，烧热后，加入等量的清水，并迅速下入苦瓜丝煸炒。
3. 待水汽基本蒸发后，将葱、姜丝放入锅中心处煸香，再和苦瓜炒匀。
4. 锅内下入红椒丝和青椒丝，煸炒均匀。
5. 待苦瓜基本成熟后，加入少许盐和白糖炒匀，即可出锅食用。

养生小贴士

干辣椒比较辛辣，对于人体的脾胃具有刺激性，平素有胃病的人不适合吃辣味特别重的食物。

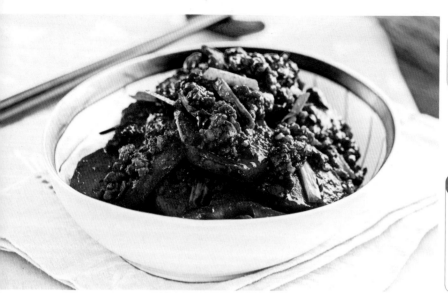

食疗功效

健脾和胃

·烹饪小窍门·

土豆切片，以刀背厚适宜，太薄煎制时容易变焦，太厚会煎不熟。

回锅土豆片

食材

土豆、猪瘦肉末、彩椒、青蒜、葱、姜、白糖、花椒粉、郫县豆瓣酱、黄酱、料酒、酱油、蚝油、植物油各适量。

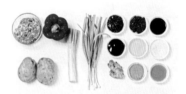

制作方法

① 土豆去皮，切刀背厚的片备用。姜切片，葱、青蒜切段，彩椒切丝备用。

② 开火，锅内放入适量底油，油温四成热时将土豆片下锅，煎至两面金黄，盛出备用。

③ 改小火，锅中下入肉末煸炒，炒干水汽。

④ 锅内依次加入等量的郫县豆瓣酱和黄酱，小火煸香。

⑤ 酱炒香后，下入煎好的土豆片炒匀，然后下入姜片、葱以及青蒜秆，再调入一勺料酒、半勺酱油和少许白糖。

⑥ 下入彩椒丝和青蒜叶，加入小半勺蚝油，最后加入花椒粉，炒匀即可盛出食用。

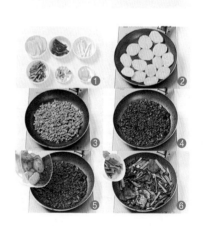

养生小贴士

土豆片除了可以食用之外，还可以外敷，外敷在有淤血肿胀的部位，可以消肿散瘀，治疗血管炎。脾胃虚寒的人，可以适当食用一些辛辣、温性的食物，而平时容易上火的人则不宜食用。

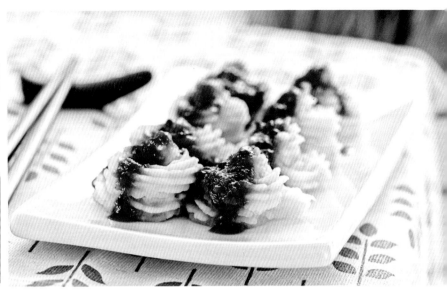

食疗功效

健脾补肾
抗氧化

·烹饪小窍门·

葡萄肉要连葡萄
籽一同打碎，以
保留葡萄籽的营
养素。

玉珠怀山药

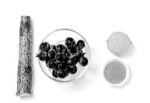

食材

紫皮葡萄1串，铁棍山药1段，蜂蜜、柠檬各适量。

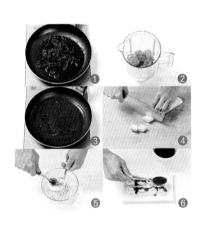

制作方法

1. 紫皮葡萄去皮，将皮放入锅中，加水煮制成汤后，将皮捞出。
2. 葡萄肉连籽一起放入破壁机中打碎。
3. 将打碎的葡萄肉放入煮制葡萄皮的汤汁中，熬至黏稠。
4. 铁棍山药去皮蒸熟后切成小段。
5. 利用漏勺的缝隙将山药段碾成泥，成颗粒状，放入碗中，再加入少量蜂蜜调味，用裱花袋摆盘。
6. 将熬好的葡萄酱加蜂蜜和柠檬汁（用鲜柠檬挤汁）调味后，浇在山药泥上即可。

养生小贴士

脾胃虚寒的人在吃完葡萄之后很容易腹泻，加温后
食用既能补充花青素以及葡萄籽中的营养素，又不
至于引起腹泻。

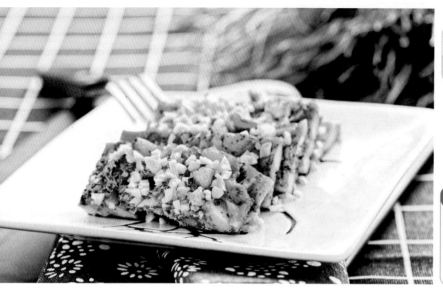

食疗功效
预防胃癌

·烹饪小窍门·

在蛋液中放入料酒，可以去除鸡蛋的腥味。

锅塌山药

食材

山药1根，鸡蛋、西蓝花、蒜、盐、白胡椒粉、料酒、植物油各适量。

制作方法

1. 将西蓝花顶层的花株切下，鸡蛋打散，蒜切末。
2. 山药去皮蒸软，切成丁。
3. 鸡蛋液中加入少许盐和料酒调味。
4. 将西蓝花顶层的花株加入蛋液中搅匀。
5. 开火，锅内放少许底油，将蒸熟的山药丁下锅煎至金黄色，放入少许盐、白胡椒粉调味，将山药聚拢后摊平。
6. 将蛋液均匀地浇在山药上，煎至定型后翻面煎熟，即可出锅。
7. 最后将蒜末撒在山药上面即可食用。

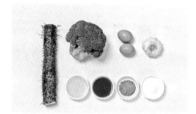

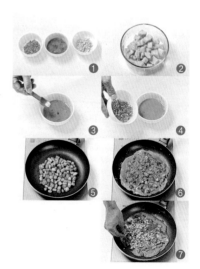

养生小贴士

西蓝花可以一菜两吃，做"锅塌山药"只取上边的小株，下边的部分可以用于炒制蒜蓉西蓝花。

食疗功效
健脾利湿

·烹饪小窍门·

做厚咯吱时，绿豆面和水的比例为 2：5。

焦溜咯吱

食材

绿豆面（或咯吱成品）适量，盐2克，白糖1克，彩椒、葱、姜、水淀粉、生抽、老抽、植物油各适量。

制作方法

① 将2份绿豆面和5份水混合在一起。

② 将与水混合的绿豆面在锅中煎3分钟左右，即成了厚咯吱。

③ 将厚咯吱切成薄厚一致的筷子条备用。彩椒、葱切丝，姜切末备用。

④ 开火，锅中放入适量植物油，七成油温时下锅炸制咯吱条，炸制2～3分钟，不停地搅拌，改小火炸至酥脆后捞出。

⑤ 在碗中加入2克盐、1克白糖、少许葱丝、1小勺姜末、1勺生抽、1勺老抽、1勺水淀粉搅拌均匀调碗汁。

⑥ 用炸咯吱的锅留少许底油，倒入碗汁炒熟。

⑦ 锅内放入彩椒丝，炒香后放入炸好的咯吱条，翻炒均匀即可出锅。

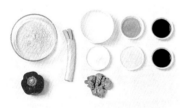

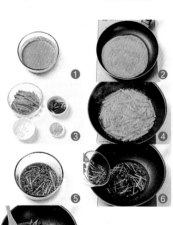

养生小贴士

在炸咯吱条时，裹上具有健脾利湿功效的茯苓粉进行炸制，可减轻油炸食物对人体健康的不良影响。

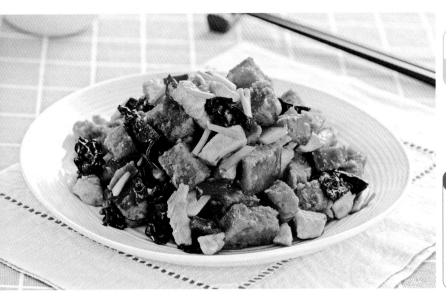

食疗功效
健脾胃 补气血

·烹饪小窍门·

喷盐水时，喷到馒头表面没有馒头渣、表面的小麦粉开始糊化即可。

鸡肉炒馒头

食材

鸡胸肉1块，馒头、彩椒、木耳、小葱、姜、蒜、淀粉、盐、白糖、醋、料酒、生抽、植物油各适量。

制作方法

1. 鸡肉、馒头、小葱、彩椒切丁，姜、蒜切片备用。木耳泡发备用。
2. 鸡肉丁中加少许淀粉、盐上浆备用。
3. 在碗中放入姜、蒜片，加入1勺料酒、1勺生抽、几滴醋，以及少量的盐和白糖调匀。
4. 将馒头丁平铺在盘内，用喷壶向馒头表面喷洒盐水，喷至馒头表面湿润。
5. 开火，锅内倒入适量油，油温四五成热时放入馒头丁，炸制20秒左右捞出。
6. 另起锅开火，倒入少量底油，放入鸡肉丁、彩椒丁、木耳、小葱丁煸炒，再放入炸好的馒头丁，一边翻炒一边烹入碗汁，关火出锅即可。

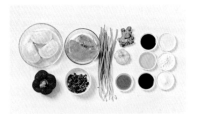

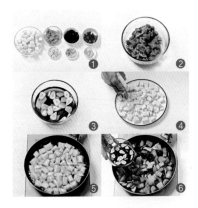

养生小贴士

鸡肉和小麦均有非常好的健脾胃、养气血的功效。

食疗功效

健脾养胃

·烹饪小窍门·

荠菜一定要提前洗，将其原有的水分自然晾干，可以使制成的肉馅不散。

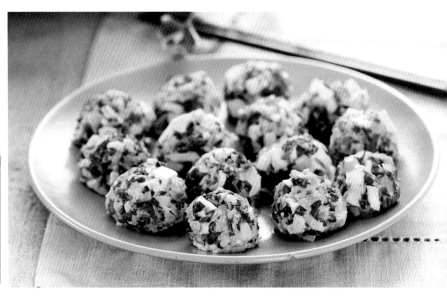

碧玉野菜丸子

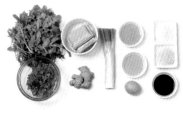

食材

荠菜、肉馅、豆干、鸡蛋、葱、姜、白糖、盐、料酒、鲜酱油、香油各适量。

制作方法

① 荠菜提前洗干净，将其原有的水分自然晾干后切碎备用。

② 葱、姜切末，豆干切小丁，鸡蛋打成鸡蛋液备用。

③ 将肉馅放入碗内，依次加入料酒、鲜酱油，再放入少许的白糖和盐以及葱、姜末，然后顺时针搅拌均匀，并放入少量香油。

④ 将切好的荠菜和肉馅搅拌均匀。

⑤ 第二次向馅料中加入适量的盐，然后放入蛋液和切好的豆干，顺时针搅拌均匀。

⑥ 将馅料搅拌至有一定黏度后，从虎口挤出丸子。

⑦ 丸子上汽蒸6分钟左右出锅即可。

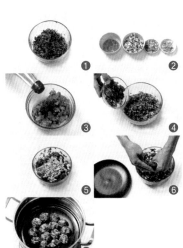

养生小贴士

荠菜含有丰富的维生素C和B族维生素，同时磷和钙的含量也比较高，具有健脾养胃的功效。

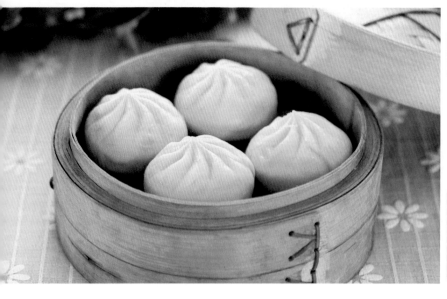

·烹饪小窍门·

扁豆要在开锅之后焯 5 分钟，以去除毒性。

健脾祛湿包

食材

白面 500 克，酵母粉 7 克，山药 100 克，猪肉馅、白扁豆、鸡蛋、生抽、老抽、料酒各适量。

制作方法

1. 山药蒸熟碾成泥，鸡蛋打成蛋液搅匀备用。
2. 白扁豆开锅后焯 5 分钟，切碎备用。
3. 将 7 克酵母粉放入 225 克 30 度左右的温水中搅匀，倒入 500 克白面。
4. 和到有小面疙瘩的时候，上手和面。
5. 加入 100 克山药泥继续和面，和好后放入碗中醒 20 分钟。
6. 在猪肉馅中加入料酒、生抽，顺时针搅拌均匀，然后加入老抽、蛋液搅拌。
7. 白扁豆碎倒入猪肉馅中搅匀。
8. 面醒好以后，揉一揉擀成包子皮，将馅包进包子，上屉蒸 7 ~ 8 分钟即可。

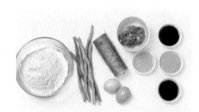

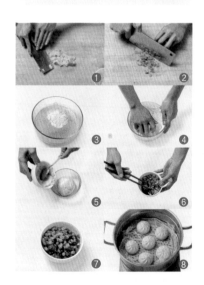

养生小贴士

白扁豆和山药均有化湿健脾的功效，可提高脾的运化功能，增强食欲，适合脾虚人群食用。

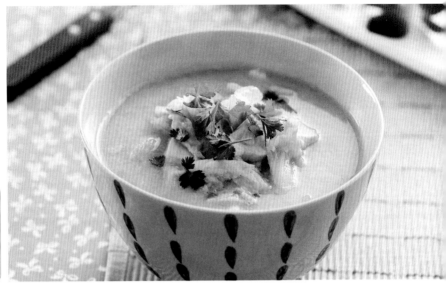

食疗功效

补钙健脾

·**烹饪小窍门**·

内酯豆腐切片后撒入少量盐可防止煮碎。

无骨鲫鱼汤

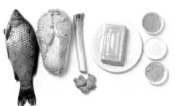

食材

鲫鱼、内酯豆腐、白菜、葱、姜、盐、胡椒粉、料酒各适量。

制作方法

① 葱切段，姜切片备用。

② 内酯豆腐切片，撒入少量盐。

③ 将内酯豆腐放在盐水中浸泡后备用。

④ 鲫鱼洗干净，用 90 度的开水浇一下鲫鱼表面。

⑤ 用刀轻轻刮去鲫鱼表面的黑膜。

⑥ 鲫鱼去头去尾，分成两片下锅，加入葱、姜、料酒，煮 4 ~ 5 分钟。

⑦ 把煮好的鲫鱼连鱼带汤倒入破壁机中打碎。

⑧ 将鱼汤倒入锅中，依次加入豆腐、白菜、盐、胡椒粉、料酒，煮开即可。

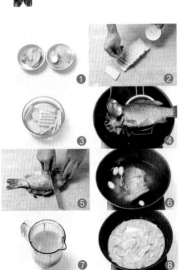

养生小贴士

内酯豆腐还可以用来凉拌，它可清火去热，促进消化。

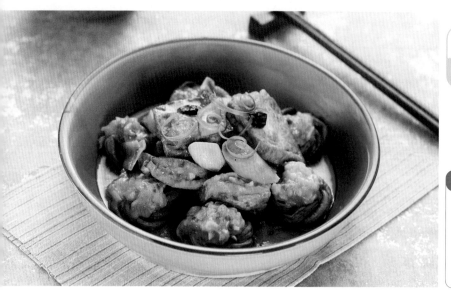

食疗功效

调脾胃

·烹饪小窍门·

豆角要整根焯，不要切，防止其所含的营养物质损失。

煎酿豆腐烧豆角

食材

猪瘦肉馅、鸡蛋、豆腐、长豆角、葱、姜、蒜、八角、水淀粉、盐、老抽、蚝油、植物油各适量。

制作方法

① 葱、姜、蒜部分切末，部分切段备用。

② 豆腐切片，煎好备用。

③ 在肉馅中加入水淀粉、半个蛋清、葱姜蒜末和少量盐进行搅拌并且摔打。

④ 长豆角整根焯水，捞出后将其编成小圈，在盘中码放整齐。将调好的肉馅放入豆角的小圈里面。

⑤ 在煎好的豆腐侧面开个小口，并塞入肉馅。

⑥ 锅里放入少许植物油，放入葱姜蒜段以及1瓣八角爆香。

⑦ 然后依次在锅里加入3大勺开水，放1勺老抽和1勺蚝油调味。

⑧ 把装好馅的豆腐和豆角同时下锅，大火烧开后中火炖8分钟即可。

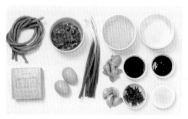

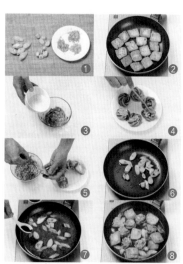

养生小贴士

长豆角也叫豇豆，常切成段炒制，脆嫩可口，也可焯水后凉拌，营养价值较高。

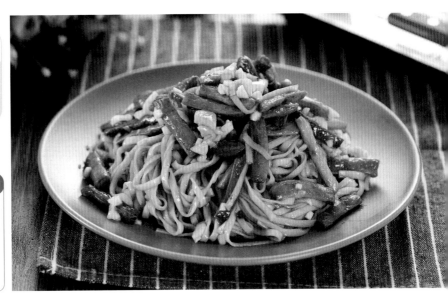

食疗功效

健脾祛湿
促进消化
调补胃气

·烹饪小窍门·

汤汁不能浇在面上，浇在面上就成煮面条了，就没有蒸的效果了。

懒人扁豆焖面

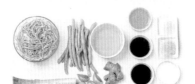

食材

扁豆、面条、葱、姜、蒜、盐、白糖、生抽、老抽、米醋、香油、植物油各适量。

制作方法

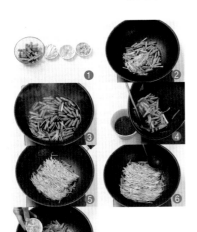

1. 大蒜切末用香油煨好，葱、姜切丝备用。扁豆择洗干净，切寸段备用。
2. 热锅底油，将扁豆放入，加少许盐煸熟，再放葱、姜丝煸炒。
3. 待葱、姜丝炒出香味，放入适量盐、1勺生抽、2勺老抽、适量白糖调味，再加入扁豆总量两倍的水。
4. 锅内汤汁烧开后，倒出2/3的汤汁。
5. 将面条截断成一拃长，均匀地铺两层在扁豆上，开始焖制。
6. 2分钟后，将之前倒出的汤汁沿着锅边倒入锅内，继续焖制，2分钟后再倒入一次汤汁。
7. 关火后，将用香油煨好的蒜末倒入，加入少许米醋，搅拌均匀即可。

养生小贴士

生吃扁豆会引起恶心呕吐，腹痛腹泻，甚至可能损害我们的神经系统，让人觉得头痛头晕甚至是昏迷，所以扁豆一定要炒熟再食用。

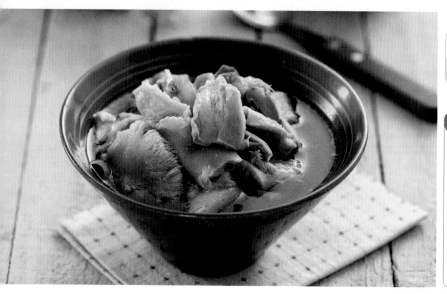

·烹饪小窍门·

盐醋搓洗法：放 3 勺盐进行搓洗，可去除猪肚中的胃黏液，再加适量醋，可有效去除其脏器味，也可用可乐代替醋来清洗。

猴头菇猪肚汤

食材

猪肚、干制猴头菇、鸡肉、松茸、葱、姜、花椒、盐、醋各适量。

制作方法

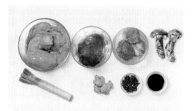

1. 猪肚用盐醋搓洗法，搓洗至有黏液流出，洗干净。葱姜切厚片备用。
2. 将猪肚放入高压锅，加入适量花椒、葱、姜和水，水量以刚没过猪肚为宜。然后上汽压制 12 分钟。
3. 干制猴头菇用凉水泡发 6 小时，再用葱姜水蒸或者煮至完全回软。
4. 猪肚、鸡肉切块，松茸、猴头菇切片。
5. 砂锅放水开锅后加入鸡肉、猴头菇、猪肚和松茸，再次开锅后，中小火慢熬 3 小时。
6. 依个人口味加入适量盐即可出锅。

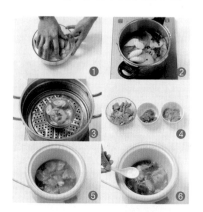

养生小贴士

由猴头菇制成的猴头菇片，对胃溃疡及十二指肠溃疡有很好的疗效。

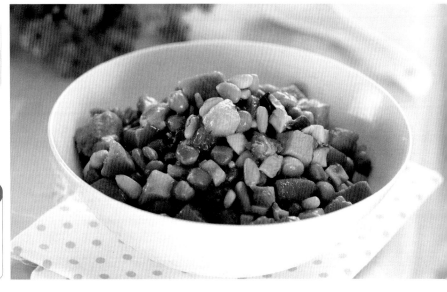

食疗功效

滋补脾胃
化痰排胀

·烹饪小窍门·

给鸡肉丁上浆时加入少量水，可使其口感更细嫩。

瓜香碎米鸡

食材

鸡胸肉、南瓜、豌豆、松子、香菇、芽菜、葱、姜、蒜、盐、白糖、水淀粉、酱油、料酒、植物油各适量。

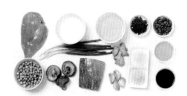

制作方法

① 南瓜去皮去瓤切丁，香菇切成粒，葱、蒜、姜切末备用。

② 南瓜丁开水下锅，再开锅后煮 1 ～ 2 分钟。

③ 香菇粒和豌豆也一起用水焯熟备用。

④ 鸡胸肉切丁（同南瓜丁一样大小），加盐、半勺酱油、淀粉、少量水给鸡肉上浆。

⑤ 碗中加入盐、白糖、一勺半酱油、1 勺料酒、1 勺水淀粉调汁备用。

⑥ 锅中放入底油，油温不要过高，把上好浆的鸡肉滑入锅中用小火煸炒，然后放入蒜末、姜末、芽菜。

⑦ 煸出香味后把焯熟的南瓜丁、豌豆粒、香菇粒一起放入锅中煸炒。

⑧ 最后倒入碗汁，撒入少许葱花，翻炒片刻即可出锅，出锅后撒上松子。

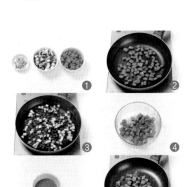

养生小贴士

在这道快炒菜中，南瓜去皮是为了方便烹调，但在家中炖、蒸或者煲汤时，宜尽量带皮。

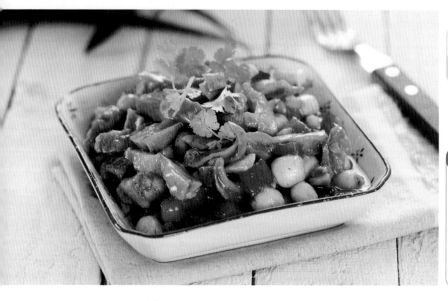

食疗功效

健脾益气

·烹饪小窍门·

鲜莲子要去除绿色外皮和白色的膜。煸炒时不再放葱，以保持莲子的清香。

养胃烧二白

食材

猪肚1个，彩椒1个，鲜莲子、葱、姜、蒜、八角、花椒、水淀粉、白胡椒粉、料酒、白酒、生抽、老抽、醋、香油、蚝油、植物油各适量。

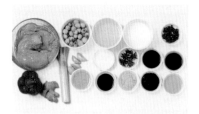

制作方法

① 葱、姜、蒜切粒备用。

② 将猪肚内的油脂去掉后，用盐和醋搓洗15分钟，去掉黏液。

③ 将猪肚下锅焯水，再放入高压锅内，加入葱、姜、花椒、八角和白酒压制15分钟。

④ 猪肚压好后取出切成小条。彩椒切成小块。

⑤ 鲜莲子去掉绿色的外皮和白色的膜备用。

⑥ 热锅，倒入底油，放入葱、蒜爆锅，下入猪肚，加入1勺料酒炒香，然后下入莲子煸炒。

⑦ 待莲子煸出水汽，加入1勺生抽、半勺老抽、半勺蚝油和少许白胡椒粉炒匀，再加2勺开水烧制。

⑧ 下入彩椒，并勾入水淀粉、淋入香油即可盛出。

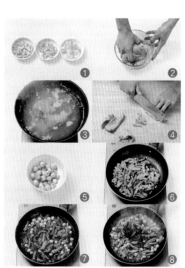

养生小贴士

猪肚是一种偏温性的食材，阴虚内热、口干、五心烦热、燥热不安、口舌生疮、有便秘的人不宜食用，否则反而会加重这些症状。

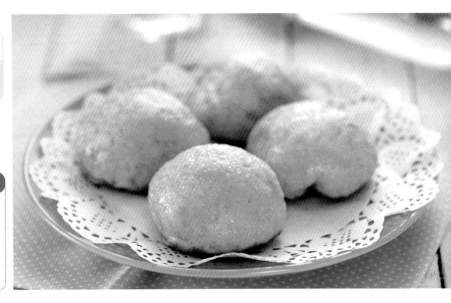

食疗功效

健脾 祛湿
养胃

·烹饪小窍门·

炒豆沙时，要先
将红豆碾碎，把
水炒出去，才能
出沙感。

美味秋豆包

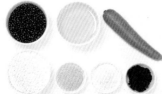

食材

红豆 250 克，白面 500 克，胡萝卜、干酵母、白糖、
红糖、植物油各适量。

制作方法

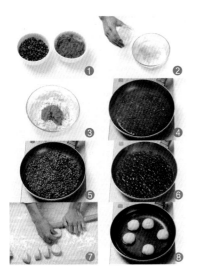

① 红豆提前浸泡一夜，胡萝卜蒸熟打烂后备用。

② 500 克白面中加入 10 克的干酵母和 10 克的白糖，
然后加入 37 度左右的开水搅拌均匀。

③ 再下入 100 克左右蒸熟打烂的胡萝卜泥，一同和成
面团，盖上盖室温静置。

④ 250 克泡好的红豆中加入 1.5 倍的水，小火慢煮 30
分钟，煮到水被红豆吸干取出备用。

⑤ 热锅，倒入少许底油，再倒入煮好的红豆大火翻炒。

⑥ 再加入少许油和红豆量 1/10 左右的红糖继续炒制，
直到豆沙炒黏稠，取出放凉备用。

⑦ 将发好的面做成边缘略薄中间略厚的面皮，然后裹
上豆沙馅，捏成包子形状。

⑧ 将豆包倒放在平底锅中，锅中倒油，再加入适量水，
水的深度约为豆沙包高度的 1/2，大火烧开以后改中
火，煎 5 分钟左右即可。

养生小贴士

红豆偏凉，而红糖益气养血、健脾养胃，可以中和红豆的凉性，抵御天气的寒冷。

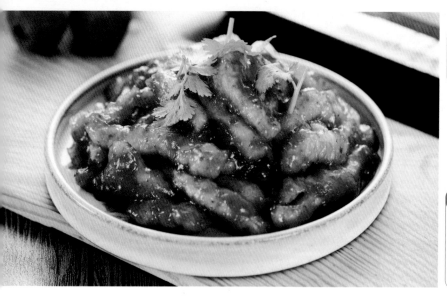

食疗功效

健脾开胃

·烹饪小窍门·

制作炒红果时，水、冰糖、山楂的比例为 2 : 1 : 1。

山楂酸甜里脊

食材

山楂 500 克，冰糖 500 克，玉米淀粉 350 克，低筋白面粉 150 克，泡打粉 5 克，猪里脊肉、盐、料酒、植物油各适量。

制作方法

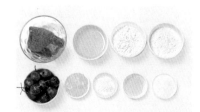

① 将 500 克冰糖放入 1 千克开水中熬化，放入 500 克山楂，开锅煮制 2 分钟撇去浮沫后关火，于冰箱冷藏 20 天后备用。

② 里脊去掉筋膜改刀切成小条。

③ 加入适量盐和料酒搅拌 2 ~ 3 分钟。

④ 将 350 克的玉米淀粉、150 克的低筋白面粉和 5 克泡打粉混合在一起，用凉水调开，加入 25 克植物油。

⑤ 将里脊倒入面糊中搅匀。

⑥ 起锅加入适量油烧热，把挂好面糊的里脊下锅炸至表面发硬呈金黄色，关火盛出备用。

⑦ 将炒红果放入打碎机中打碎。

⑧ 另起锅烧热，加入打碎的炒红果，放入里脊翻炒几下即可出锅。

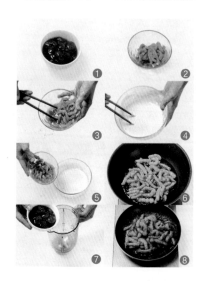

养生小贴士

患有脂肪肝的患者往往体内均有痰湿，适合食用生山楂。

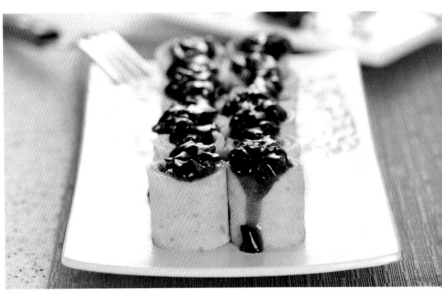

食疗功效

健脾和胃

·烹饪小窍门·

海米比较咸，需要提前用水浸泡后再煸炒，这样可以去咸增香，提升干香的口感。

五彩玉米卷

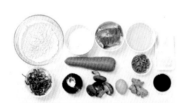

食材

白面、玉米面、胡萝卜、香菇、黄花菜、海米、猪瘦肉、鸡蛋、洋葱、姜、盐、白糖、蚝油、植物油各适量。

制作方法

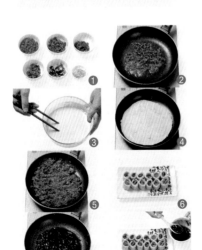

1. 胡萝卜、香菇、黄花菜打碎成泥。猪瘦肉切丁，洋葱切丁，姜切末备用。海米用水浸泡备用。
2. 热锅底油，将提前用水浸泡过的海米倒入锅中，小火慢煸后盛出备用。
3. 2份的白面中加入1份的玉米面，并打入1个鸡蛋，加入2勺半的水，调制成面糊状。
4. 热锅，少许底油，将调好的面糊摊制成饼。
5. 锅中再次放入底油，将猪瘦肉丁、姜末、胡萝卜碎、香菇碎、黄花菜碎和海米倒入锅中煸炒，可适当调入白糖增鲜。
6. 将炒好的馅料卷入摊好的饼中卷紧，改刀成段并装盘。
7. 再起锅，放入底油，下入洋葱丁，加入一点清水，小半勺蚝油，再调上一点盐，炒制变黏稠。
8. 关火，将酱汁浇淋在卷饼上即可。

养生小贴士

猪肉可有效润肠养胃，但最好食用瘦肉，如果肥肉吃多了，容易滋腻碍胃。

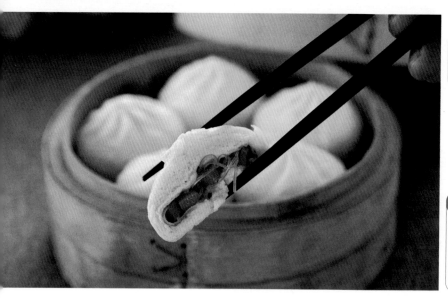

食疗功效

中和胃酸

·烹饪小窍门·

由于葱比姜易熟，制作葱姜油时需将姜先下锅煸炒。

素馅发面养生包

食材

白面 500 克，干酵母 2 克，胡萝卜、芹菜、粉条、牛奶、葱、姜、盐、老抽、植物油各适量。

制作方法

❶ 粉条浸泡 30 分钟。芹菜、胡萝卜切丁，葱、姜切丝备用。

❷ 制作葱姜油。起锅加入适量的油烧热，放入葱姜，炸葱姜油。

❸ 炸制葱姜至金黄色，油倒出备用。

❹ 500 克面粉中加入适量牛奶、350 克温水中加入 2 克酵母和面，和好后醒 40 分钟。

❺ 另起锅，将炸好的葱姜油倒入锅中烧热，并依次倒入胡萝卜丁和粉条，加入 1 勺老抽翻炒即可。

❻ 炒好的胡萝卜粉条倒入碗中，再加入芹菜丁、老抽、盐少许，并搅拌均匀。

❼ 将发好的面团加工成剂子，擀成薄薄的皮，包入馅儿，包制包子。

❽ 水烧开，上屉蒸 8 ~ 10 分钟即可。

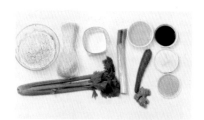

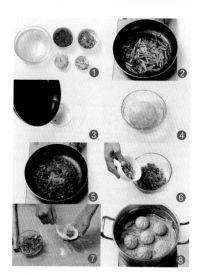

养生小贴士

应注意牛奶不要摄入过多，否则容易引起胃酸分泌过多。

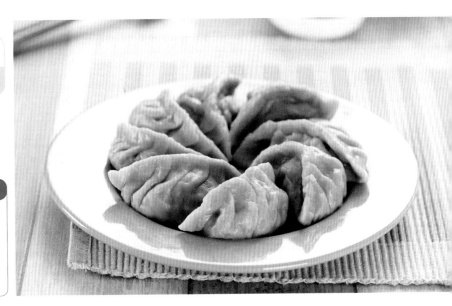

·烹饪小窍门·

和面后醒 10 ～15 分钟，能让面更加滋润，饺子更好吃。

养胃紫皮蒜香包菜饺子

食材

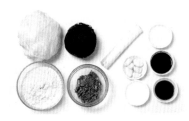

紫甘蓝 1 个，圆白菜、猪瘦肉馅、饺子粉、蒜、葱、盐、料酒、酱油、植物油各适量。

制作方法

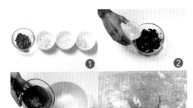

① 蒜、葱切末，圆白菜切碎备用。

② 紫甘蓝切碎，以 1 : 1 的比例加入清水，放入破壁机内打成汁。

③ 在饺子粉中加入紫甘蓝汁，再加入适量水，和面。

④ 面和好后醒制 10 ～ 15 分钟。

⑤ 肉馅内加入适量料酒、酱油、盐、蒜末、圆白菜末，搅拌均匀。最后加入葱末和少量植物油，也可以再加入适量香油，搅拌均匀。

⑥ 面醒好以后擀成饺子皮，将馅包入。

⑦ 饺子开水下锅，开三次锅，点三次水，煮熟后盛出。

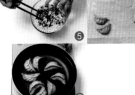

养生小贴士

紫甘蓝汁中含有花青素，遇酸会变红色，遇碱会变蓝色。因此，加入醋可以包出红皮的饺子，加入小苏打可以包出蓝皮的饺子。

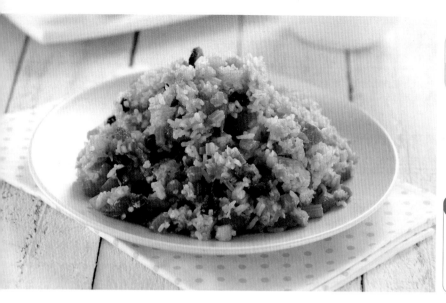

食疗功效

夏季开胃

·烹饪小窍门·

腊肠通过煸炒，可增加香气和口感，更加有嚼劲。

一只番茄饭

食材

番茄1个，鸡蛋1个，腊肠、胡萝卜、土豆、芹菜、大米、盐、植物油各适量。

制作方法

❶ 腊肠、土豆、胡萝卜、芹菜切丁备用，鸡蛋打成鸡蛋液备用。

❷ 大米放入电饭煲中蒸煮。

❸ 热锅底油，将腊肠下锅煸炒，再放入切好的土豆、胡萝卜和芹菜，放入少许盐，翻炒均匀后盛出备用。

❹ 在米饭煮至8分熟时，倒入鸡蛋液。

❺ 再倒入炒好的配料。

❻ 番茄洗净之后切去根部，整个放在米饭中间，盖上盖继续焖制5分钟。

❼ 焖熟后，将西红柿与米饭搅拌均匀即可。

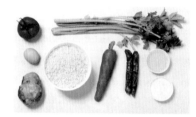

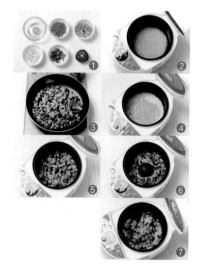

养生小贴士

酸辣既开胃又伤胃，脾胃不好的人慎吃。夏天食欲不好和天气也有关系，此时可以吃些偏凉的食物开胃。

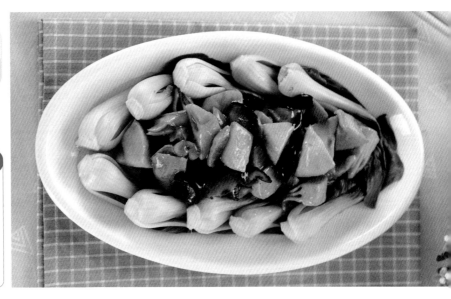

食疗功效

健脾 助消化

·烹饪小窍门·

冬笋用水煮时要加入小苏打，不仅可以去除冬笋中的草酸，而且口感会更好。

油菜烧二冬

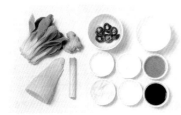

食材

冬笋1个，干香菇6朵，油菜、葱、姜、白糖、盐、小苏打、水淀粉、料酒、酱油、植物油各适量。

制作方法

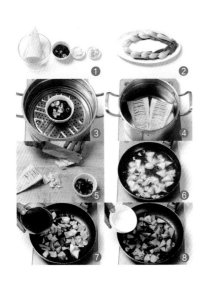

① 干香菇提前泡发，冬笋去壳洗净，葱、姜切片备用。

② 油菜焯水码盘备用。

③ 将泡发好的干香菇加入葱姜，上锅蒸30分钟。

④ 将冬笋用水煮15分钟后捞出备用，煮时锅里放入一些小苏打。

⑤ 香菇和冬笋改刀，切成滚刀块后备用。

⑥ 锅中倒入较多底油，油温烧至五六成热时，将冬笋块炸至浅金黄色，再加入香菇块炸至变干捞出备用。

⑦ 另起锅，倒入少许底油，放入葱片、姜片煸炒，再放入炸制好的冬笋块、香菇块以及蒸香菇用的汤汁，同时放入10克白糖、2克盐，再放入适量料酒、酱油、水烧制。

⑧ 烧制3～4分钟后，勾入水淀粉，出锅后倒入码好油菜的盘中即可。

养生小贴士

蒸香菇的汤汁可以加入饺子馅中，这样馅中即使不加入香菇，它的香菇味也会特别浓郁。

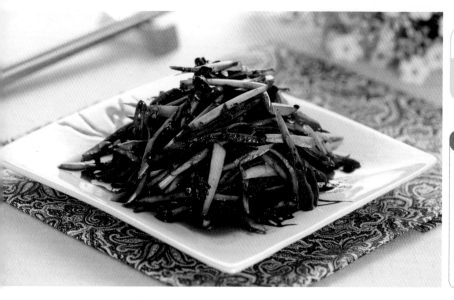

·烹饪小窍门·

将油豆豉、干豆豉以及发酵豆豉以2：1：1的比例混合切碎调成豆豉酱，会使菜品味道更香。

豉香扁豆丝

食材

宽扁豆1把，豆豉、蒜、葱、盐、料酒、酱油、植物油各适量。

制作方法

① 蒜切末、葱切丝备用。宽扁豆切成细丝备用。

② 调豆豉酱。取1份干豆豉和1份发酵豆豉混合切碎。

③ 再加入2份油豆豉，调成豆豉酱备用。

④ 将扁豆丝开水下锅焯煮，同时放入少许盐，再次开锅后捞出。

⑤ 热锅，倒入底油，先放蒜末煸香，再加入豆豉酱、扁豆丝翻炒，加入适量料酒、酱油调味，出锅前放入少许葱丝即可。

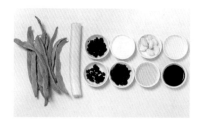

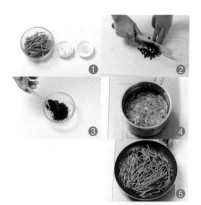

养生小贴士

大部分的扁豆要注意烹饪时间，一定要充分熟透防止产生毒素，使人体中毒。

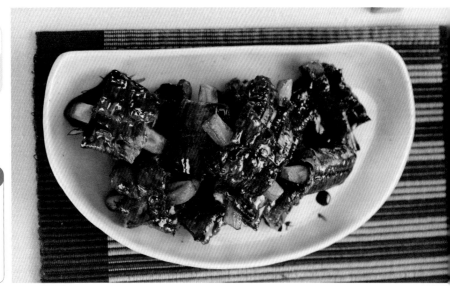

食疗功效

养护脾胃
安神养神

·烹饪小窍门·

烤制油条时注意
不要加盖，加盖
后的水汽会使油
条变得不够酥脆。

糖醋素排骨

食材

莲藕、油条、葱、姜、白糖、盐、料酒、醋、酱油、
植物油各适量。

制作方法

① 莲藕切条，葱、姜泡水，油条切小段备用。

② 将切好的莲藕开水下锅，焯制 3 分钟左右捞出备用。

③ 将藕条塞入切好的油条段内，成素排骨状。

④ 热锅，不加油，小火烘烤素排骨，烤至油条出油、
表面酥脆后倒出。

⑤ 另起锅，放入少量底油，倒入葱姜水，加入 1 勺醋、1
勺白糖，再加入几滴料酒、少许盐和酱油熬制糖醋汁。

⑥ 待糖醋汁熬制黏稠，下入素排骨，翻炒均匀即可。

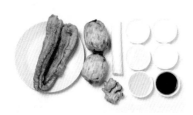

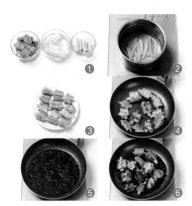

养生小贴士

脾胃不好尤其是脾胃虚寒的人，平时可以食用一些
烤制成干的食物，例如馒头经过烤制之后，水分少
了，也增加了它的甘温之性，补脾胃的效果会更好。

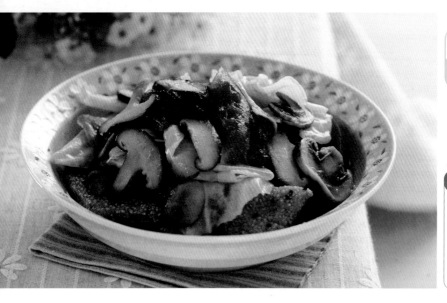

食疗功效

养胃健胃

·烹饪小窍门·

制作米团时加入淀粉，可以增强米团的黏性，便于米团成形。

什锦锅巴

食材

小米、圆白菜、番茄、香菇、口蘑、淀粉、五香粉、黑芝麻、盐、白糖、料酒、植物油各适量。

制作方法

① 将小米提前蒸 15 分钟，蒸制八成熟左右盛出备用。圆白菜洗好撕成小片备用。香菇、口蘑、番茄切好备用。

② 将小米、淀粉和水以 4：1：1 的比例放入碗中，加入 5 克盐、2 克白糖和少量五香粉、黑芝麻，搅拌调匀，和制成米团。

③ 将米团按压成饼，改刀切成菱形块。

④ 热锅少油，开大火，油温四成热，将锅巴煎至四面呈焦黄色盛出。

⑤ 把盛出的锅巴放在铺好的厨房用纸上。

⑥ 另起锅，倒入少量底油，炒香香菇、口蘑，再下入番茄简单翻炒。

⑦ 加入适量水、盐、一勺半白糖以及料酒调味，最后加入圆白菜，熬制成熟。

⑧ 将炒制好的什锦汁浇在锅巴上即可食用。

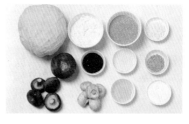

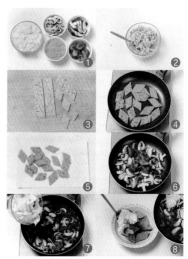

养生小贴士

在蔬菜中，圆白菜类是天然的胃菜，有很好的养胃功效，可促进胃溃疡面的愈合。

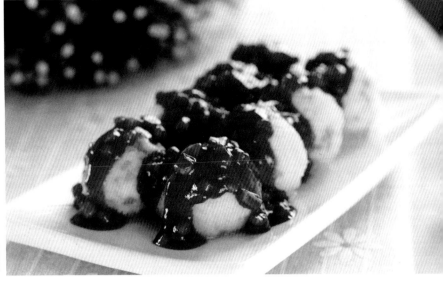

·烹饪小窍门·

生粉的加入可以使山药更加绵滑，还可以起到黏合的作用，有利于丸子成形。

黄金山药丸子

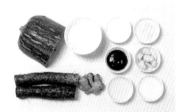

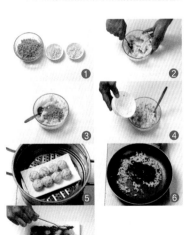

食材

铁棍山药、南瓜、姜、蒜、白糖、盐、生粉、番茄酱、白醋、植物油各适量。

制作方法

1. 南瓜去皮切碎，姜、蒜切末备用。
2. 将山药蒸熟，自然冷却后碾压成泥。
3. 将2份的山药泥和1份的南瓜碎搅拌均匀。
4. 在搅拌好的山药泥中加入生粉，山药泥与生粉的比例为10：1，再加入适量白糖，搅拌均匀。
5. 将调好的山药泥制成丸子，上汽蒸2分钟。
6. 热锅少油，先放入姜蒜末爆香，然后放入番茄酱用小火翻炒。
7. 加入2勺的白糖和1勺的白醋，再加入适量盐，翻炒均匀后，将酱汁淋在蒸好的山药丸子上即可。

养生小贴士

甘味的食物不能多吃，如果脾胃不好，多吃甘味的食物就容易生酸，会有反酸烧心的感觉，食用南瓜以每天50～100克为宜。

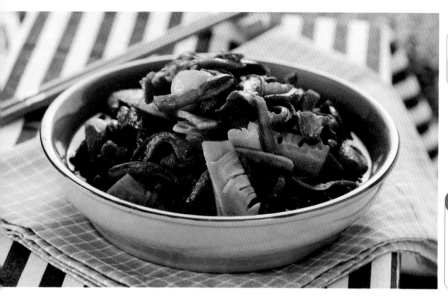

食疗功效

助消化 健脾胃

·烹饪小窍门·

煮制时加入柠檬可以使猪肚去腥增香。

大蒜烧肚条

食材

猪肚1个，大蒜、圆白菜根、柠檬、葱、姜、盐、白糖、醋、料酒、酱油、植物油各适量。

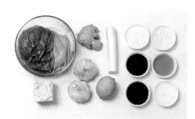

制作方法

① 大蒜去皮，葱、姜、柠檬切块，圆白菜根部切条备用。

② 将猪肚放入碗中，用1勺盐和1勺醋搓洗两面，择去浮油，用水冲洗干净。

③ 将洗净的猪肚温水下锅，加入大块葱、姜，把柠檬汁挤入锅中后，将柠檬一并放入。高压锅煮20分钟，或用普通锅小火煮35～40分钟。

④ 把煮好的猪肚切条备用。

⑤ 起锅，倒入稍多的底油，加入大蒜，中火慢炸至金黄色盛出。

⑥ 另起锅，加入少许炸好的蒜油，下入葱、姜煸炒，放入肚条，加适量料酒、酱油、白糖和水。

⑦ 下入圆白菜根烧制3分钟左右。

⑧ 锅中加入炸好的金蒜，翻炒一下即可出锅。

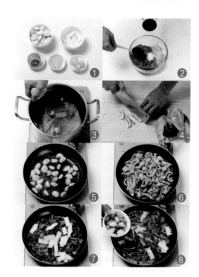

养生小贴士

肉食摄入过多，会引起积食、消化不良，平时饮食要适量，注意搭配。

食疗功效

消炎养胃

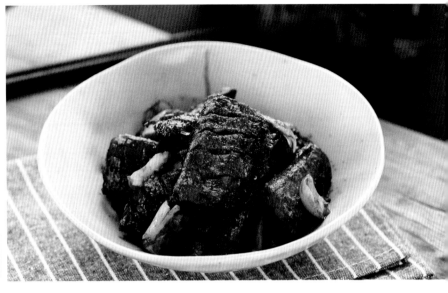

·烹饪小窍门·

将带鱼打一字花刀，腌制时更容易入味。

风味蒜香焖带鱼

食材

带鱼、鸡蛋、葱、姜、蒜、花椒、八角、辣椒、盐、白糖、醋、料酒、酱油、植物油各适量。

制作方法

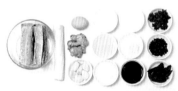
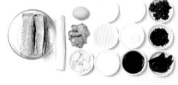
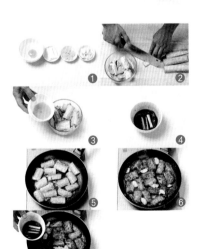

① 葱切段、姜切片、大蒜拍碎，打少量鸡蛋液备用。

② 带鱼打上一字花刀，切成长段。

③ 带鱼中倒入适量料酒、盐抹匀，再加入适量鸡蛋液进行腌制。

④ 调碗汁。碗中加入1勺料酒、2勺酱油、1勺醋、1勺白糖、3~5克盐、1个八角、十几粒花椒、2个辣椒、少量葱段和姜片调碗汁。

⑤ 起锅，倒入底油，待油温五成热，下入带鱼，用大火煎制。

⑥ 待带鱼双面煎成金黄色，放入拍好的大蒜。

⑦ 大蒜烧出香气，烹入碗汁即可。

养生小贴士

带鱼有和中暖胃、润肤的作用，其通体上边的一层"白鳞"是一种特殊的脂肪——银脂，有抗癌、抗衰老的效用。

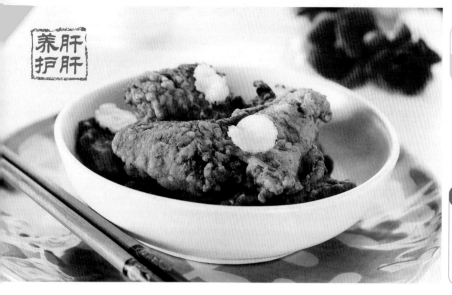

养肝护肝

食疗功效
平肝潜阳

·烹饪小窍门·
草鱼做不好会有腥味，用黄酒可除去草鱼的腥味。

秘制天麻鱼

食材

草鱼 1 条，天麻 10 克，黄酒 200 克，盐 10 克，白糖 100 克，葱、姜、胡椒粉、料酒、植物油各适量。

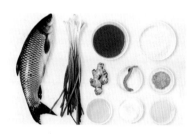

制作方法

1. 葱、姜切末备用。
2. 将 10 克的天麻放入 200 克黄酒中，蒸 30~40 分钟后晾凉，加入 10 克盐、100 克白糖，搅匀备用。
3. 将草鱼去头、剔去刺、切成片，鱼片不要切太薄，要带鱼皮。
4. 往鱼片中放入葱、姜、料酒、胡椒粉进行腌制。
5. 锅中加入适量的油，在油温六七成热时，下鱼片炸制 2~3 分钟。
6. 将炸好的鱼片捞出，趁热放入已制好的黄酒中，片刻后捞出即可。

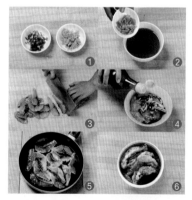

养生小贴士

天麻有平肝潜阳、防晕降压的功效，草鱼和中和胃，能够帮助天麻的有效成分更好吸收。

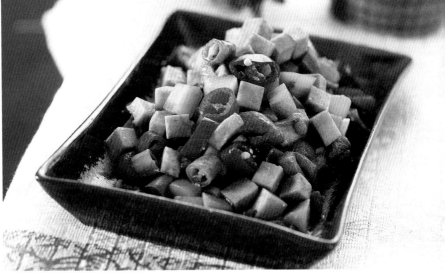

食疗功效

保肝 护肝

·烹饪小窍门·

为了让芋头更入味，可放入1勺酱油腌制。

酱焖芋头

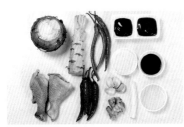

🍲 **食材**

芋头、莴笋、鸡腿肉、青红椒、葱、姜、蒜、酱油、料酒、蚝油、海鲜酱、植物油各适量。

🥘 **制作方法**

① 将鸡腿肉、芋头、青红椒切成小丁。

② 莴笋切丁下水焯烫。葱、姜、蒜切末，备用。

③ 鸡腿肉中放入料酒、酱油搅匀，腌制。

④ 芋头丁中放入酱油搅匀，腌制。

⑤ 热锅底油，下入腌好的芋头和鸡肉炒去水汽，再下入葱、姜、蒜、1勺海鲜酱、1勺蚝油、1勺料酒炒香。

⑥ 最后加入适量开水，中小火烧4~5分钟后放入焯好的莴笋丁，翻炒收汁即可出锅。

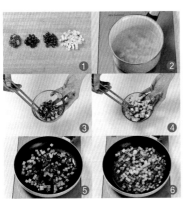

养生小贴士

想要保护我们的肝脏，营养我们的肝脏，碳水化合物和蛋白质必不可少。

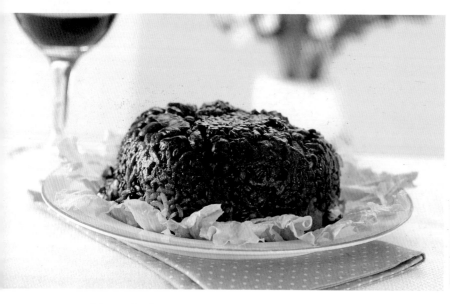

食疗功效
养肝补肾

·烹饪小窍门·
葱姜切成大块，
做好烧汁后方便
挑出。

烧汁饭

食材

大米100克，黑米100克，鸡胸肉、黑豆、生菜、葱、姜、盐、老抽、生抽、蚝油、植物油各适量。

制作方法

❶ 将鸡胸肉切成小丁备用。葱、姜小部分切片，大部分切大块。

❷ 黑豆泡软后上锅蒸熟，蒸熟后加一点葱、姜片和适量盐，备用。

❸ 热锅凉油，切好的大块葱姜下锅，然后放入卤好的黑豆，接着放入鸡丁煸炒，加入一点生抽、蚝油和量稍多一些的老抽调味，再倒入开水煮制。

❹ 将泡好的黑米和白米混合。

❺ 另取一个空碗，把食材分层放入碗中，碗底中间部位先放少许黑米，然后加入黑豆鸡丁，再放入混合米，最上层再加少许黑豆鸡丁，浇上汤汁。

❻ 蒸锅上汽，将米碗放入蒸锅蒸制20分钟。

❼ 将蒸好的"烧汁饭"扣在生菜上装盘，即可食用。

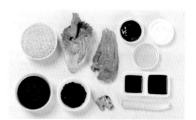
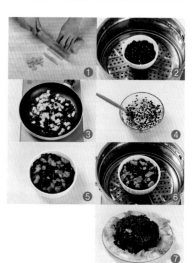

养生小贴士

平时可以按照菜谱中的方法卤黑豆单独食用，有很好的补肾养肝作用。

食疗功效

保护肝脏

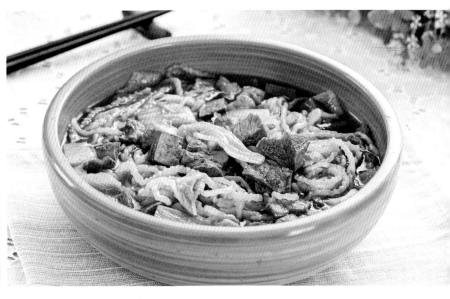

·烹饪小窍门·

豆腐冻制2～3次，可以使豆腐在烹饪时能吸满汤汁。

冻豆腐白菜炖粉条

食材

鲜豆腐1块，白菜1棵，粉条1把，五花肉、姜、八角、盐、酱油、植物油各适量。

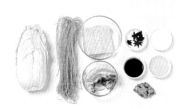

制作方法

① 鲜豆腐在淡盐水中浸泡，然后挤掉水分，进行冻制。冻好后进行化冻，重新泡水后再进行冻制，如此进行2～3次。

② 冻豆腐切块，大白菜、五花肉、姜切片，粉条泡水备用。

③ 开火，锅内少油，煸香八角和五花肉片，再下入姜片。

④ 爆香香料后，下入白菜，撒入适量盐翻炒。

⑤ 白菜炒香后，下入冻豆腐，继续煸炒。

⑥ 倒入适量清水，加入少量酱油进行调味。

⑦ 下入泡好的粉条，烧开即可食用。

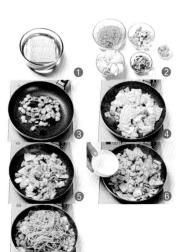

养生小贴士

大白菜含有丰富的维生素，甚至比一些水果的维生素含量还要高。

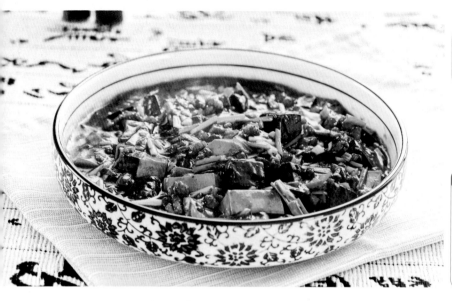

食疗功效

补血养肝

·烹饪小窍门·

焯制豆腐和鸭血
时加入盐，可以
去除豆腐和鸭血
的腥味。

春韭鸳鸯豆腐

食材

韭菜1把，鸭血1块，白豆腐1块，猪瘦肉馅、姜、蒜、葱、盐、郫县豆瓣酱、水淀粉、酱油、植物油各适量。

制作方法

① 白豆腐、鸭血切成小块，放入清水中浸泡3～5分钟，韭菜切成小段，姜、蒜、葱切末备用。

② 开小火，锅内倒入清水，放入少许盐，豆腐、鸭血冷水下锅焯制，烫煮至水开。

③ 另起锅，倒入少许底油，锅烧热后，放入少许肉馅煸香。

④ 锅内放入适量郫县豆瓣酱、姜末、蒜末以及少许酱油炒匀，倒入少量清水烧开。

⑤ 将豆腐、鸭血捞出，放入炒锅中烧制，分3次勾入水淀粉。

⑥ 关火，锅内放入少许葱花、韭菜，用余温将韭菜烫熟即可出锅食用。

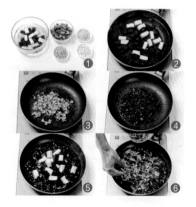

养生小贴士

对于需要养肝的人来说，除了豆腐、韭菜，鱼类、菌类也都是比较好的选择。

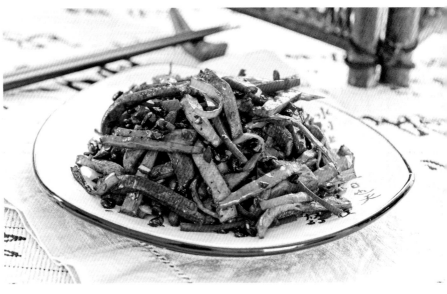

食疗功效

预防脂肪肝

·烹饪小窍门·

炒制杏鲍菇丝和豆腐干丝时，要把食材的水分煸干，这样可使菜品的口感更佳。

豉香三丝

食材

杏鲍菇、胡萝卜、豆腐干、尖椒、蒜、豆豉、酱油、料酒、植物油各适量。

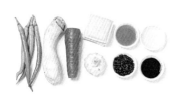

制作方法

① 豆腐干、杏鲍菇、尖椒、胡萝卜切丝，蒜切末备用。

② 开火，锅内倒入适量底油，放入杏鲍菇丝和豆腐干丝，煸炒至干香。

③ 另起锅开火，倒入少量底油，以1：1：2的比例放入豆豉、蒜末以及尖椒丝，一起煸炒。

④ 放入胡萝卜丝煸炒。

⑤ 加入煸炒好的杏鲍菇丝和豆腐干丝，继续煸炒。

⑥ 烹入1勺酱油、半勺料酒，大火翻炒均匀，出锅即可。

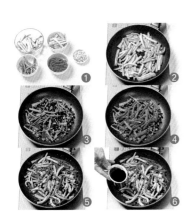

养生小贴士

胡萝卜用油煸炒，其中的 β-胡萝卜素可以更好地被人体吸收。

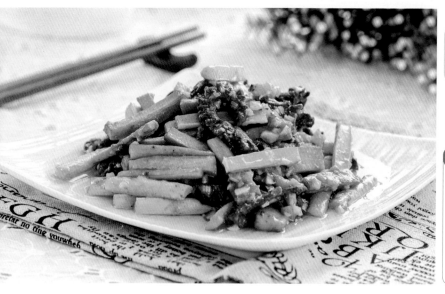

·烹饪小窍门·

杏鲍菇吸水力极强，因此不能焯水处理，而是要过油，从而保持其脆韧的口感。

三脆腰花

食材

猪腰1个，杏鲍菇、芦笋、葱、姜、蒜、淀粉、白糖、盐、植物油各适量。

制作方法

① 猪腰切丝，杏鲍菇切条，芦笋切段，葱、姜、蒜切末备用。

② 开火，锅中倒入适量油，待油温四五成热时，放入杏鲍菇过油炸至变色，盛出备用。

③ 猪腰裹匀淀粉后下锅，再放入芦笋，改小火，控油捞出。

④ 碗中放入适量清水、淀粉、白糖、盐和葱、姜、蒜末，调成碗芡。

⑤ 另起锅开火，倒入少量底油，放入葱、姜、蒜末爆香，再放入过油后的猪腰、杏鲍菇和芦笋。

⑥ 烹入碗芡，翻炒均匀，出锅即可。

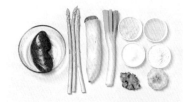

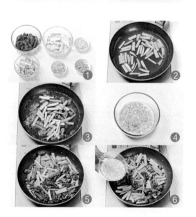

养生小贴士

动物内脏含有较高的胆固醇和脂肪，因此应搭配富含膳食纤维的蔬菜一同烧制。

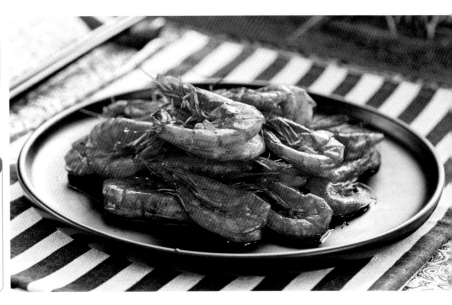

食疗功效

保护肝脏

· 烹饪小窍门 ·

大虾的体内含水分较大，在烹饪过程中不需要加水，中小火候最适合。

干煎糖醋虾

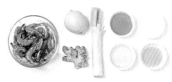

食材

柠檬1个，大虾、葱、姜、盐、蜂蜜、料酒、植物油各适量。

制作方法

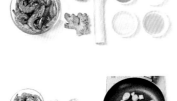

① 大虾去掉虾线，洗净，葱、姜切段备用。

② 开火，锅内少油，下入葱、姜段爆香。

③ 下入大虾，烹入少许料酒。改中小火，开盖煎制5分钟。

④ 碗内放入一份蜂蜜、一份柠檬汁、少许盐，调配成碗汁。

⑤ 待大虾煎熟，挑出其中的葱、姜。

⑥ 锅内撒入适量盐，翻炒均匀。

⑦ 将大虾倒入碗汁里，拌匀即可。

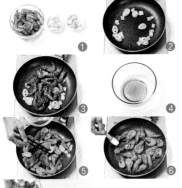

养生小贴士

肝脏分泌胆汁，胆汁的作用主要是消化脂肪，所以日常饮食要减少油的摄入量。大虾中含有的虾青素可以帮助人体倒时差，还可以抗氧化。

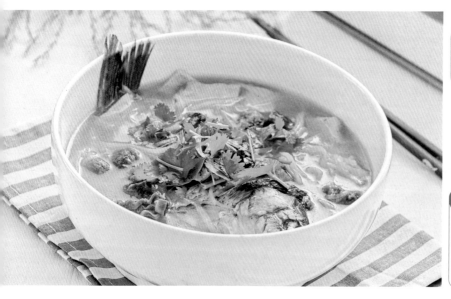

食疗功效

养肝护肝

·**烹饪小窍门**·

用冷水浸泡羊腩肉，可去膻味，保留鲜味。

鱼羊鲜

食材

鲫鱼1条，羊腩肉1块，北豆腐、白萝卜、鲫鱼子、姜、盐、料酒、植物油各适量。

制作方法

① 鲫鱼斜改刀，北豆腐切块，白萝卜切丝，姜切片备用。

② 羊腩用冷水浸泡3~4个小时，鲫鱼用茶水浸泡10~20分钟。

③ 羊腩肉切块后放入高压锅煮熟备用。鲫鱼子焯熟备用。煮一锅开水备用。

④ 热锅，凉油，鲫鱼下锅煎至两面金黄色。

⑤ 锅内加入热开水，没过鱼身三分之二，再加入两片姜、少许料酒烹煮。

⑥ 炖至鱼汤变白，加入煮熟的羊肉，炖煮至开锅。

⑦ 开锅后2~3分钟，在锅内加入北豆腐、白萝卜、焯熟的鲫鱼子，出锅前再加入少许盐调味即可。

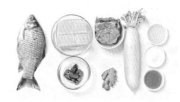

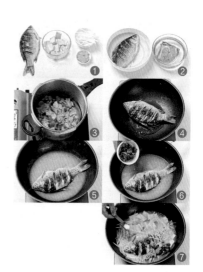

养生小贴士

鲫鱼豆腐汤是临床常见的用于利水消肿的药膳。

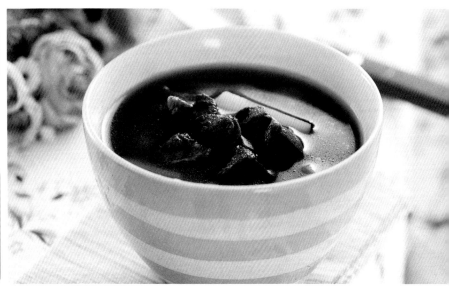

食疗功效

养肝补肾

· 烹饪小窍门 ·

核桃用干净的纱布包起来，同羊肉一起炖，去腥味的效果极佳。

苁蓉当归炖羊肉

食材

羊肉 500 克，当归 10 克，肉苁蓉 15 克，土豆、核桃、姜、葱、盐、料酒各适量。

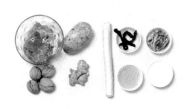

制作方法

1. 当归、肉苁蓉提前泡 2 小时备用。
2. 用夹子将带皮核桃夹成块，再用干净纱布包裹备用。
3. 土豆切滚刀块，羊肉切成麻将块，葱、姜切片备用。
4. 羊肉凉水下锅，放入葱姜片和料酒焯制，将浮沫撇干净。
5. 砂锅中加入适量水烧开，放入羊肉、核桃布包，将泡当归和肉苁蓉的水一同放入，小火炖制一个半小时。
6. 放入泡好的当归、肉苁蓉继续炖制 15 分钟。
7. 最后放入土豆再炖制 20 分钟。
8. 出锅前加入少量盐调味。

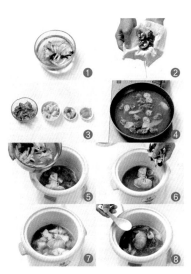

养生小贴士

平时有腰膝酸软或者起夜比较频繁的症状的人，就非常适合食用这道药膳。

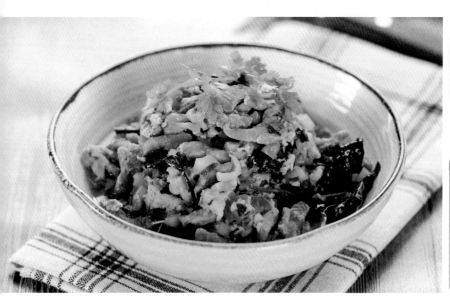

食疗功效

清肺 润燥
养肝

·烹饪小窍门·

剔除鸡腿上的骨头时，只要顺着关节，最后用刀背将骨头拽出就可以了。

开胃桑叶鸡

食材

鸡腿肉 500 克，鸡蛋 1 个，桑叶、芹菜、葱、姜、盐、白胡椒粉、淀粉、料酒、鲜酱油、香米醋、香油、植物油各适量。

制作方法

① 桑叶用水泡制后攥干，桑叶和桑叶水备用。芹菜切末、葱姜切片备用。

② 鸡腿去皮剔骨，并将鸡腿肉改刀切成一字条。

③ 将切好的鸡腿肉放入碗里，加入适量盐、料酒、鲜酱油、白胡椒粉顺时针搅拌至有黏度，然后加入半个鸡蛋液、1 勺淀粉搅匀。

④ 起锅倒入适量油，大火倒入鸡肉滑炒。

⑤ 鸡肉炒至呈淡黄色后放入葱、姜及桑叶。

⑥ 把桑叶的香味煸炒出来，加入鲜酱油及桑叶水烧制 3 ~ 4 分钟。

⑦ 加入白胡椒粉、少许盐调味后关成小火。

⑧ 锅中均匀地洒上剩下的半个蛋液，关火，倒入 2 茶匙香米醋、适量香油以及芹菜末调匀即可出锅。

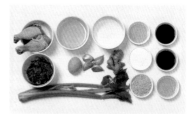

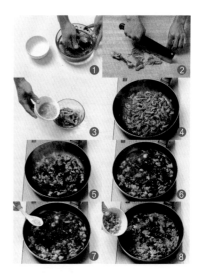

养生小贴士

桑叶还可以用来泡茶，有降糖、降压的功效。

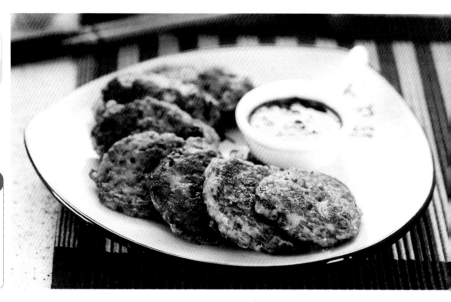

·烹饪小窍门·

猪肝的血一定不要洗净，因为其营养价值和鲜香味道均在其中。

养肝韭菜饼

食材

白面 80 克，江米面 20 克，鸡蛋 2 个，韭菜、猪肝、胡萝卜、香菜、辣椒、盐、淀粉、胡椒粉、苹果醋、料酒、蜂蜜、蚝油、鲜酱油、植物油各适量。

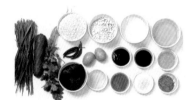
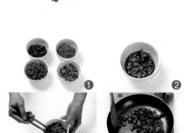
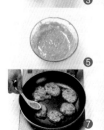

制作方法

1. 猪肝切丁，韭菜、胡萝卜、香菜、辣椒切末备用。
2. 将香菜、辣椒末放入碗中，倒入 2 勺苹果醋、1 勺蜂蜜、1 勺蚝油以及少许鲜酱油调汁备用。
3. 猪肝放入碗中加入适量盐、胡椒粉、料酒、1 勺淀粉顺时针搅拌均匀。
4. 起锅加入适量植物油，五成热后倒入猪肝迅速翻炒，炒制七成熟出锅备用。
5. 碗中放入 4 勺白面和 1 勺江米面（共 100 克），然后打入 2 枚鸡蛋搅拌均匀。
6. 面糊中依次放入 2 勺植物油、盐、韭菜末、胡萝卜末以及炒好的猪肝搅拌均匀。
7. 另起锅，锅底均匀抹上一层植物油，锅热后改小火，用白瓷勺将馅料制成小圆饼放入锅中。
8. 韭菜饼煎至两面金黄即可出锅，蘸调好的料汁食用。

养生小贴士

多吃具有酸、辛、甘味的食物可以养肝。

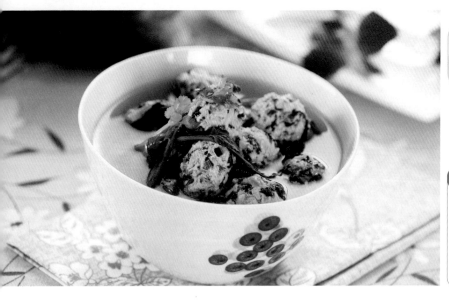

·烹饪小窍门·

挑选菠菜时，应选择茎比较短、后边叶较肥大的嫩菠菜。

碧玉圆子汤

食材

猪肉馅 500 克，菠菜、香菇、鸡蛋、香菜、葱、姜、盐、胡椒粉、淀粉、料酒、鲜酱油、米醋、香油各适量。

制作方法

① 菠菜洗净在开水中稍烫后捞出过凉。香菜切末。

② 将菠菜去掉根部切碎，香菇切末，葱、姜切好备用。

③ 在肉馅中加入适量料酒搅匀，并分 3 ~ 4 次往肉馅中加入凉水搅拌上劲。共可加入 150 ~ 200 克水。

④ 在搅拌好的肉馅中依次加入适量盐、鲜酱油、胡椒粉以及葱姜末，并调入 1 小勺香油，再放入切好的菠菜、香菇继续搅拌。

⑤ 待肉馅和成坨时，打入半个鸡蛋（对应 500 克肉馅），并加入少量淀粉搅拌均匀。起锅，水开后关小火，将肉馅挤成丸子放入水中。

⑥ 丸子煮至 4 ~ 5 分钟后全部漂浮于水面，加入适量盐、1 勺鲜酱油，也可以根据个人口味调入胡椒粉和米醋。

⑦ 撇去汤中浮沫，关火，放入少许菠菜叶、两勺米醋，点几滴香油提鲜，最后放入葱和香菜出锅即可。

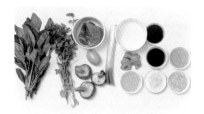

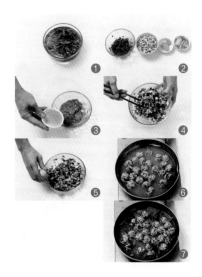

> **养生小贴士**
>
> 很多老年朋友担心食用肉制品时摄入过多脂肪，其实即使是瘦肉也含有一定量的脂肪，这些脂肪也是人体所需要的营养素，所以对此不必过于担心。

·烹饪小窍门·

用90度的热水浇到鱼腹鱼腔里去腥之前，先不要改刀，这样去腥效果更佳。

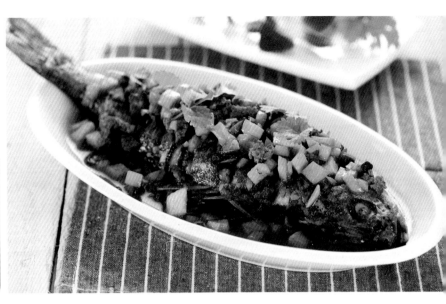

双汁烧海鲈

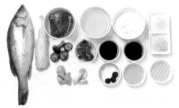

食材

海鲈鱼1条，玉米须50克，乌梅3颗，茭白、香菇、猪瘦肉末、面粉、姜、蒜、盐、白糖、生抽、老抽、料酒、香油、植物油各适量。

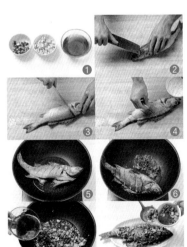

制作方法

① 将玉米须和乌梅用500毫升水煮20分钟后取水备用。姜、蒜、香菇切粒，茭白切粒焯水备用。

② 海鲈鱼去鳞、去鳃、去内脏后，用"四步去腥法"去腥。首先擦干净鱼腹内的黑膜，然后再用刀根刮掉鱼头顶的黑皮。

③ 接着用90度左右流动的水浇鱼皮和鱼腔，最后用刀刮去鱼皮表面的黑膜。

④ 鱼表面打一字刀，然后撒上面粉。

⑤ 热锅底油，油温大约四五成热时，将鱼下锅煎制。

⑥ 当鱼煎至一面金黄时，翻面继续煎，同时在鱼的旁边下入瘦肉末煸炒，肉末变色后再下入姜粒、蒜粒和1勺料酒继续翻炒。

⑦ 姜、蒜炒香后，下茭白粒和香菇粒继续煸炒，后调入2勺生抽、半勺老抽、1勺料酒炒匀。再倒入适量煮好的玉米须乌梅汁，并调入适量盐和白糖，煮大约10分钟。

⑧ 鱼装盘，锅中再加适量香油收汁，浇在鱼上即可。

养生小贴士

玉米须乌梅汁还可以代替茶饮每天喝一点，有疏肝利胆的作用。

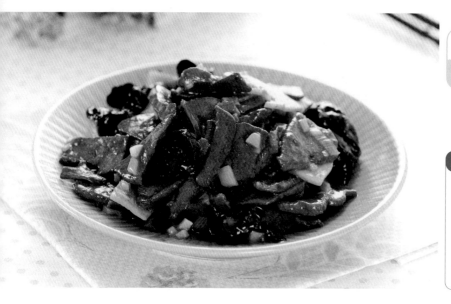

·烹饪小窍门·

猪肝放在冰箱里面冷冻 30 ～ 40 分钟之后，冻得稍微硬一点，更好切。

溜肝尖

食材

猪肝 200 克，青蒜段、玉兰片、水发木耳、蒜、葱、姜、玉米淀粉、湿淀粉、胡椒粉、盐、料酒、米醋、生抽、老抽、植物油各适量。

制作方法

① 猪肝切片，青蒜切段，葱切葱花，姜、蒜切末备用。

② 切好的猪肝放入碗中，加入少许盐、1 勺料酒后搅拌均匀。

③ 再加入 1 勺半玉米淀粉搅匀上浆。

④ 调制调味汁。在碗中依次加入少许胡椒粉、3 勺料酒、2 勺米醋、3 勺生抽、1 勺老抽、1 勺蒜末，加入 2 勺水调匀，然后放入少许湿淀粉，最后放入青蒜段。

⑤ 在平底锅中，加入油烧至六七成热，大火将猪肝煎至发黄打卷。

⑥ 然后依次加入葱花、姜末、木耳、玉兰片。烹入调味汁，快速翻炒至熟。

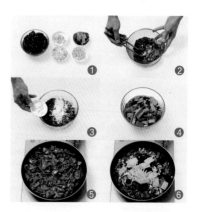

养生小贴士

患有高血压和冠心病的中老年人应少食猪肝，因为猪肝中胆固醇的含量比较高。

食疗功效

保护肝脏

·烹饪小窍门·

豆腐经过煎制后不易碎，且容易成形。

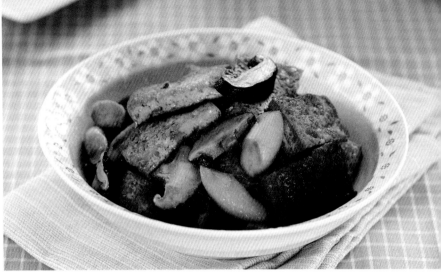

三杯菌菇豆腐

食材

豆腐1块，鲜香菇、鸡腿菇、葱、姜、花椒、八角、桂皮、米酒、酱油、香油、植物油各适量。

制作方法

1. 葱、姜、鲜香菇、鸡腿菇、豆腐切块备用。
2. 将花椒、八角、桂皮等香料加水调制成香料水备用。
3. 热锅少油，下入豆腐块，将豆腐煎至两面呈金黄色。
4. 豆腐快煎好时，下入葱姜爆香，再下入香菇和鸡腿菇煎制。
5. 待菌菇煎至发蔫出水时，按照1：1：1的比例依次下入米酒、酱油和香油调味。
6. 在锅中加入调好的香料水，收汁即可。

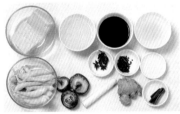

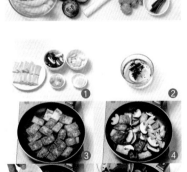

养生小贴士

对于有肝病的患者来说，豆腐、鱼类或者菌菇都是比较好的选择。三杯菜中的三杯，指的是三种调料：一杯米酒、一杯酱油、一杯香油。

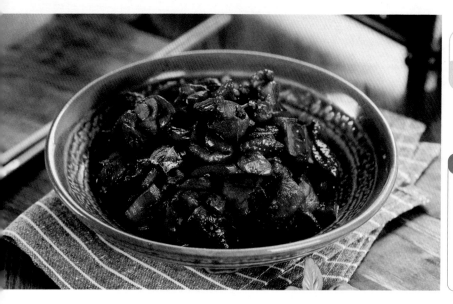

食疗功效

春季养肝养肺

·烹饪小窍门·

挑春笋时，应选择较粗、表皮黑且纹理清晰的春笋，这样的春笋更为鲜嫩。

三杯春笋鸡

食材

春笋、鸡肉、九层塔、姜、蒜、盐、白糖、米酒、酱油、香油、植物油各适量。

制作方法

1. 鸡肉切块，姜切片，蒜切块备用。九层塔洗干净后备用。
2. 将春笋从中间纵向对半切开，剥去笋衣切成大块备用。
3. 煮一锅开水，加入少许盐、白糖、香油，放入春笋焯制5分钟，焯熟后关火。
4. 将鸡肉放入焯春笋的锅中浸泡1～2分钟后捞出。
5. 另起锅，开小火，倒入适量油，放入姜片、蒜煎至微黄。
6. 再调至大火，放入鸡肉和春笋。
7. 依次在锅中加入一杯（约30～40克）米酒和一杯酱油，出锅前加入九层塔和一杯香油翻炒均匀即可。

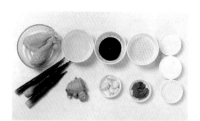

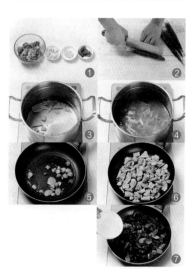

养生小贴士

春笋的根部切下来不要扔掉，可以剁成馅包饺子或熬汤。春笋含草酸较多，不宜生吃。

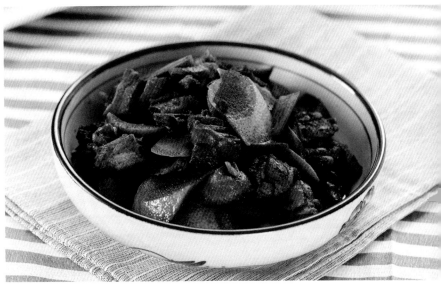

食疗功效

滋阴 养肝
降糖

·烹饪小窍门·

煮鸭肉时加入柚皮内瓤，可以吸油去异味。

柚子鸭

食材

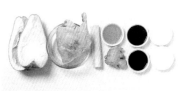

鸭腿、柚子皮、葱、姜、盐、料酒、酱油、醋、植物油各适量。

制作方法

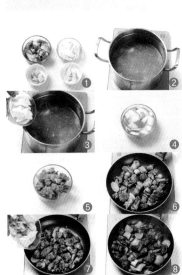

① 鸭腿、葱、姜切块，片下柚子皮中的白瓤，烧适量热水备用。

② 将切好的鸭肉下锅焯水。

③ 将柚皮内瓤下入锅中，继续煮10分钟左右。

④ 将柚子外皮切成抹刀片，用淡盐水泡5分钟。

⑤ 鸭肉盛出备用，柚皮内瓤舍去。

⑥ 热锅，倒入底油，放入葱、姜爆香，再加入焯煮后的鸭块，小火慢煸至边缘略焦。

⑦ 往锅中放入挤净水的柚皮，待煸出香味后，加入2勺料酒、半勺酱油、适量热水，再放适量盐和少许醋调味，煮制7～8分钟。

⑧ 待醋挥发后，改大火烧制收汁即可。

养生小贴士

柚子可以帮助降糖，对心脑血管也有好处。

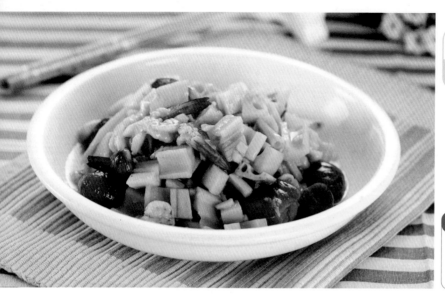

食疗功效

补肾护肝

·烹饪小窍门·

板栗蒸制后口感
更爽滑。

莲藕板栗鲜虾烩

食材

虾仁、莲藕、板栗、当归、姜、蒜、盐、白糖、干淀
粉、水淀粉、蚝油、植物油各适量。

制作方法

① 当归打成粉末，藕切丁，蒜切末，姜切片备用。

② 板栗去皮放入碗中，加入适量水、白糖、姜片，上
锅蒸 20 ~ 30 分钟。

③ 虾仁中放入少量盐和干淀粉搅匀上浆。

④ 锅中加水，开火，加入 1 克盐焯藕丁，水快烧开时
倒入虾仁焯好后盛出备用。

⑤ 另起锅，倒入少许底油，放入蒜末，小火慢炸至金
黄色，再倒入适量清水、1 克盐、少许白糖和 1 勺
蚝油调味。

⑥ 板栗下锅，放入 2 ~ 3 克当归粉，再放入虾仁和藕
丁，勾入水淀粉收汁即可出锅。

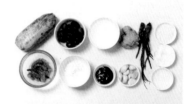

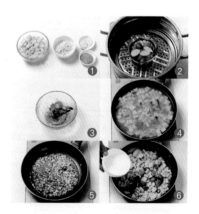

养生小贴士

莲藕入肝经，凉血、活血又止血，尤其对女性有益，
莲藕还十分适合肝火旺盛、脾气不好的人食用。

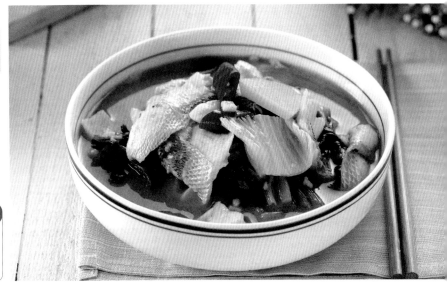

食疗功效

益脾胃 补肝肾

·烹饪小窍门·

烹制鱼骨时加入料酒可去腥。

酸菜鱼片

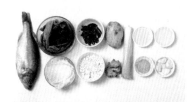

食材

鲈鱼 1 条，四川酸菜、土豆、白菜、白胡椒粉、红薯淀粉、泡辣椒、葱、姜、蒜、料酒、植物油各适量。

制作方法

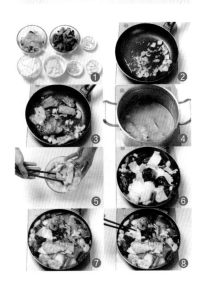

① 鱼肉切片，酸菜、葱切段，姜切末，蒜拍碎，白菜、土豆切好备用。煮一锅开水备用。

② 热锅，倒入少量底油，下葱、姜、蒜翻炒煸香。

③ 下入鱼头、鱼骨大火煸炒，加入料酒，炒至稍微有一些焦边后，倒入适量开水。

④ 将锅内所有食材倒入开水锅中煮制底汤。

⑤ 鱼片中加入适量料酒、白胡椒粉腌制，再加入浓稠的红薯淀粉上浆。

⑥ 另起锅，倒入少量底油，下入葱、姜、蒜和泡辣椒略微煸炒后，下入酸菜翻炒，然后加入土豆、白菜等配菜。

⑦ 锅中倒入鱼骨汤，烧至开锅。

⑧ 将鱼片下锅氽制，成熟后即可出锅。

养生小贴士

酸菜在家腌制如果用的时间短，反而不健康。一般都需腌制 20 天到一个月以上，这样硝酸盐含量反而不会太高，食用更健康。

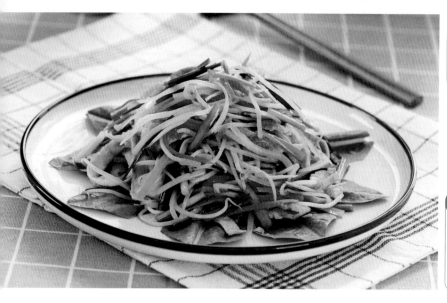

食疗功效

调理肝气

·烹饪小窍门·

在鸡蛋液中加入水淀粉、盐可提升鸡蛋口感。

脆爽合菜

食材

鸡蛋2个，绿豆芽、莴笋、韭菜、胡萝卜、姜、盐、白糖、水淀粉、白醋、酱油、植物油各适量。

制作方法

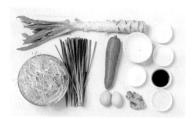

① 豆芽洗净，手蘸少许白醋拌入豆芽中。姜、胡萝卜、莴笋切丝备用。

② 在碗中打2个鸡蛋，加少量水淀粉和盐搅拌均匀。

③ 开火，锅中倒入适量底油，油温二三成热时倒入蛋液，摊成薄饼。

④ 鸡蛋出锅后切丝。

⑤ 韭菜根部切段，趁热铺在鸡蛋上方。叶子部分也切同样大小的段备用。

⑥ 开火，锅中倒入适量底油，放入姜丝爆香，再下入胡萝卜丝，小火翻炒变色后，下入豆芽，改大火翻炒。

⑦ 下入莴笋丝，继续大火翻炒，加入适量盐、白糖和酱油调味。

⑧ 出锅前下入鸡蛋和韭菜，炒匀即可盛出。

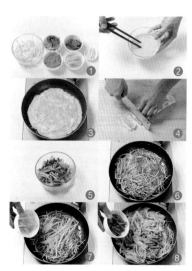

养生小贴士

莴笋叶比莴笋中含有的营养素还要多，用它进行摆盘，既有装饰效果，又可以食用获取其营养。

食疗功效

养胃调肾

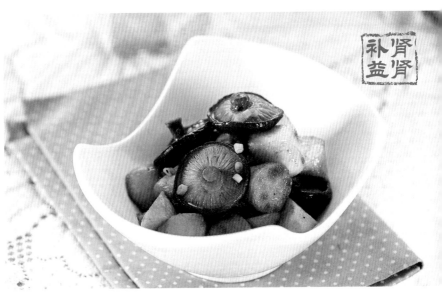

·烹饪小窍门·

经过复炸香菇能够把第一次炸吸进去的油脂吐出来，但复炸时间不宜过长。

调肾烧两样

食材

干香菇、铁棍山药、葱、姜、盐、白糖、胡椒粉、酱油、香油、植物油各适量。

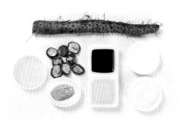

制作方法

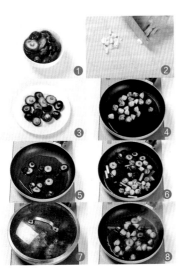

① 干香菇清水浸泡2小时，再用鸡汤或骨汤煮半小时。

② 铁棍山药去皮切滚刀块，葱切段，姜切片备用。

③ 将煮好的香菇捞出，滗去多余水分，盛盘备用。

④ 往锅中倒油，将山药先下锅炸制定壳，表面浅黄即可盛出备用。

⑤ 将煮好的香菇第一次下锅炸制，捞出后，再进行一次复炸去油，炸好捞出香菇盛盘备用。

⑥ 在锅中少留一点底油，下葱、姜煸炒出香味，加酱油稍炸一下，再将处理好的香菇和山药一块下入锅中，并加热水使水没过香菇，再等大火烧开。

⑦ 开锅后，用勺撇去中间的油分，加盐、白糖、少量胡椒粉，焖制过程中加入香油。最后盖住密封。

⑧ 焖制5分钟左右，开盖收汁，即可盛出食用。

养生小贴士

鲜香菇与干香菇的不同之处在于，鲜香菇的维生素C要多于干香菇，但干香菇的维生素D要高于鲜香菇。

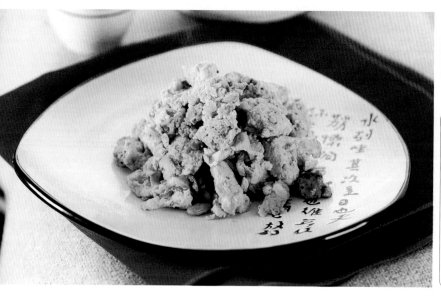

·烹饪小窍门·

打开生蚝时找到它的合口的缝隙处，在头部侧面1/3的地方下刀较容易，因为生蚝壳较硬，用刀根使劲一插一翘，生蚝就开了。

固本小炒

食材

生蚝、鸡蛋、豆角、姜、盐、白糖、白胡椒粉、料酒各适量。

制作方法

① 打若干个鸡蛋，搅匀备用。

② 将生蚝肉取出，改刀切成小块。

③ 生蚝肉洗干净后，用笊篱盛着下锅，用开水烫三下即可。

④ 将烫好的生蚝肉倒入鸡蛋液中。

⑤ 将豆角中的豆子取出，在锅中煮10分钟。

⑥ 将豆子盛出，倒入鸡蛋液中和生蚝肉一起搅匀，最后放入盐、少许白糖、白胡椒粉、1小勺料酒调味即可。

⑦ 起锅，干锅中倒入泡好的生姜水，生姜水的量是蛋液的一半左右，水开后倒入蛋液。

⑧ 慢慢滑炒，炒至鸡蛋向外吐水时，即可盛出食用。

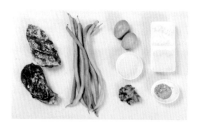

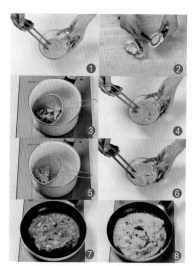

养生小贴士

蚝为寒性，老年人或脾胃虚寒的人不宜多吃。扁豆生吃容易中毒，煮的时候时间要稍微长一些，以去除扁豆碱。

食疗功效

滋补肾脏

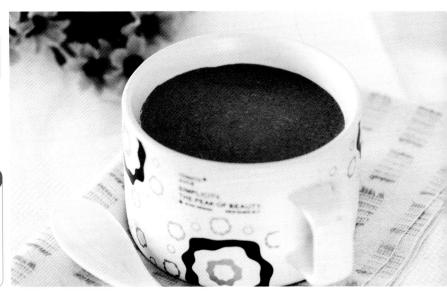

·烹饪小窍门·

用纱布过滤打碎的黑芝麻糊，可以使熬出来的芝麻糊更加细腻柔滑。

黑芝麻糊

食材

黑芝麻、白芝麻、剩米饭各适量。

制作方法

1. 打开火，干锅直接放入黑芝麻，小火炒4分钟，等到芝麻表面鼓立饱满时关火。
2. 取1小碗剩米饭。
3. 加入适量的白芝麻和水，与炒熟的黑芝麻混合均匀。
4. 将搅拌均匀的原料放入打碎机打碎。
5. 用纱布过滤打碎的黑芝麻糊。
6. 将过滤过的黑芝麻糊煮开即可。

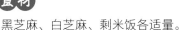

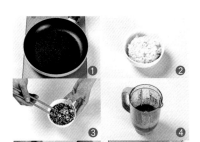

养生小贴士

芝麻不仅味道香浓，同时还含有亚油酸，对心血管系统也有很好的保护作用。

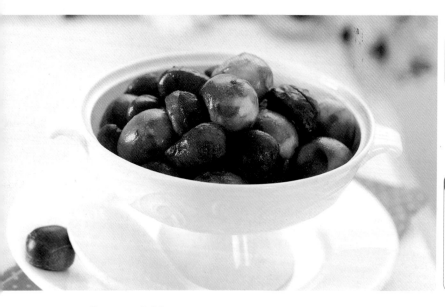

食疗功效

补肾壮阳

·烹饪小窍门·

在板栗凸面上切十字刀口，开水煮制，趁热很容易剥皮。

金凤祥和

食材

鸽子蛋、板栗、葱、姜、淀粉、盐、白糖、料酒、生抽、老抽、植物油各适量。

制作方法

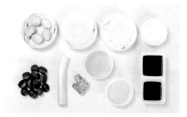

① 鸽子蛋冷水下锅，小火慢煮，然后过凉水并剥皮备用。葱、姜切片备用。

② 板栗凸面上切十字刀口，开水下锅煮制片刻。

③ 煮熟后趁热去壳去皮。

④ 锅中再烧些清水，将剥好的板栗下锅煮8分钟左右，捞出备用。

⑤ 另起锅，加少许油，下入葱、姜爆香，然后加入1勺料酒、1勺生抽、2勺水、少量老抽，捞出葱、姜，再调入盐和白糖，搅拌均匀。

⑥ 加入煮好的板栗再煮5分钟，然后下鸽子蛋。

⑦ 待入味后勾芡，炒匀收汁即可盛出。

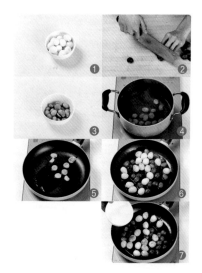

养生小贴士

鸽子蛋较鸽子肉容易消化，尤其适合老年人和小孩。

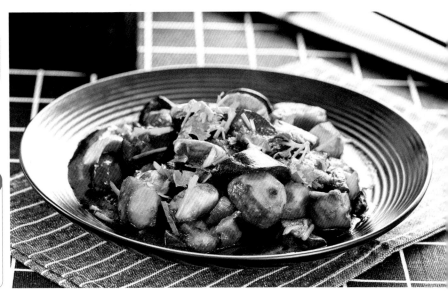

食疗功效

补肾 活血

·烹饪小窍门·

茄子块裹上淀粉，可保持茄子水嫩的口感，还可以在炸制时少吸油。

板栗烧香茄

食材

长茄子1根，香菜1把，板栗、彩椒、葱、蒜、盐、白糖、干淀粉、生抽、植物油各适量。

制作方法

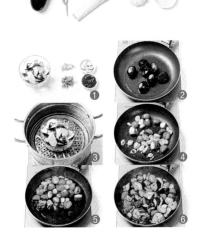

1. 长茄子切块，裹上少许干淀粉备用。香菜切段，大蒜瓣拍碎，大葱、彩椒切块备用。
2. 起锅，倒入少许油，将生板栗切去两端下锅煸炒2分钟，捞出即可迅速去壳。
3. 另起锅，煮一锅开水，将茄子块上锅蒸制5分钟。
4. 开火，锅内少油，葱、蒜下锅，放入剥好皮的板栗烧制。
5. 锅内加入适量开水、生抽、盐及少量白糖烧制。
6. 放入蒸熟的茄子和彩椒翻炒，出锅前撒上香菜段即可。

养生小贴士

中医认为黑色入肾，木耳、黑豆等黑色的食材大都有补肾的功效。

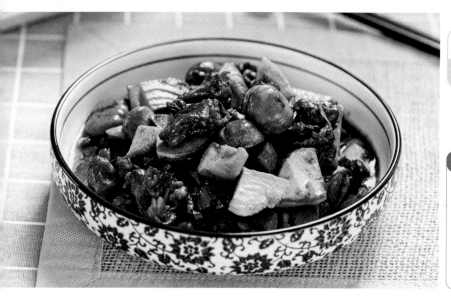

板栗烧鸡

食材

鸡腿、板栗、桑葚、冬笋、葱、姜、水淀粉、盐、料
酒、生抽、植物油各适量。

制作方法

① 鸡腿肉去除骨头，切块。板栗剥皮，冬笋切块，葱
切丝，姜切片备用。

② 将桑葚泡成桑葚茶备用。

③ 将水淀粉倒入盛有鸡腿肉的碗中挂浆，再放入少许
盐、2勺料酒去腥，再放入半勺生抽、葱丝、姜片。

④ 开火，锅内倒入适量底油，将鸡腿肉下锅，煸炒至
鸡腿肉成型，再放入板栗。

⑤ 将桑葚茶倒入锅内。

⑥ 放入冬笋块及少量生抽，炖熟后即可出锅。

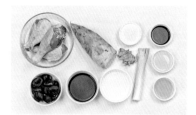

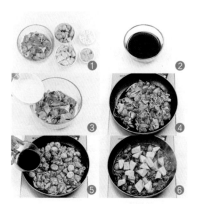

养生小贴士

平时便秘的人可以服用桑葚，但是素有虚寒腹泻的
人群则不宜食用。

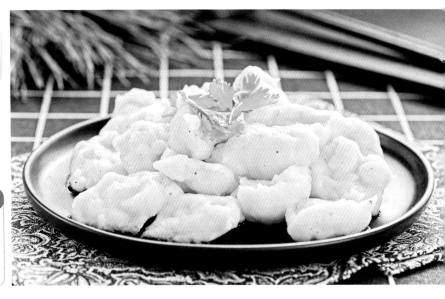

食疗功效

保护肾脏

·**烹饪小窍门**·

龙利鱼的肉质细嫩，且含水量高，自然解冻口感更佳。

鲜味豆腐

食材

龙利鱼 300 克，鸡蛋 1 个，淀粉、盐、白胡椒粉、葱、姜各适量。

制作方法

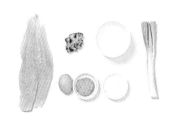

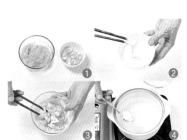

① 将龙利鱼用刀背砸成鱼蓉，再用刀刃刮出鱼肉中的筋膜，剔除筋膜、保留鱼蓉。葱、姜切块泡水备用。

② 调制水淀粉，要注意，一定不能过稀，使其呈硬糊状即可。

③ 将调好的水淀粉放入盛有鱼肉的碗中，再加入适量葱姜水拌匀。加入适量盐、白胡椒粉调味，再放入 1 个蛋清搅打均匀。

④ 将调好的鱼肉泥制成圆形，凉水下锅。

⑤ 开锅之后再烫煮 20 秒左右即可。

养生小贴士

龙利鱼富含不饱和脂肪酸，对防治心脑血管疾病很有益处。

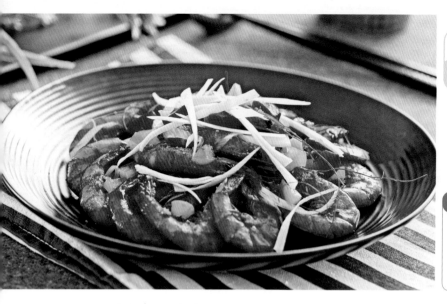

·烹饪小窍门·

虾在烹制前放入
白胡椒粉，可以
去腥、提香。

干姜秘制虾

食材

大虾、干姜、彩椒、葱白、干姜粉、白胡椒粉、蚝油、
蒸鱼豉油、料酒、植物油各适量。

制作方法

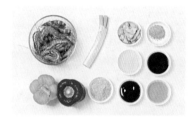

① 葱白切丝、彩椒切丁备用。
② 从虾尾数到虾背的第二节，用牙签插入虾背，挑出
虾线。
③ 往盛有虾的碗中加入适量蚝油、白胡椒粉以及料
酒，搅拌均匀。
④ 干姜块下锅，开小火干焙上色，倒入少量植物油。
⑤ 将虾码在干姜块上，改大火，放入适量蒸鱼豉油以
及料酒调味。
⑥ 在虾上撒上干姜粉，放入大量葱白丝，再加入少许
彩椒丁，盖盖，大火焖制3分钟即可。

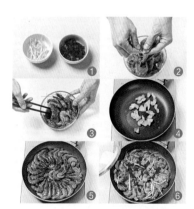

养生小贴士

干焙的过程可增加干姜的温热之性。常见的盐焗
鸡，在腌制的时候就可以用干姜粉。

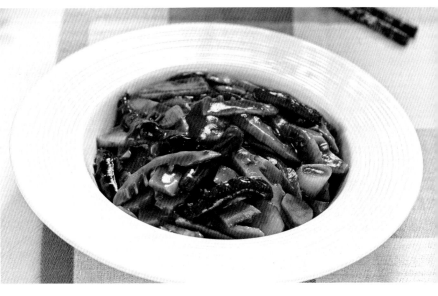

食疗功效

补肾益肾
强身健体

·烹饪小窍门·

焯烫海参时，在
开水中放入料酒，
可以去除海参的
腥味。

竹笋烧海参

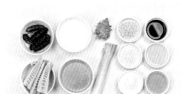

食材

水发海参200克，竹笋100克，大葱1根，姜、鸡精、
白糖、盐、水淀粉、高汤、料酒、酱油、植物油各
适量。

制作方法

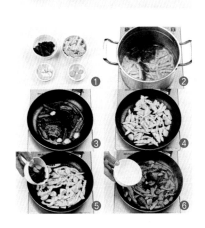

① 海参用纯净水泡发十几个小时，切成长条备用。竹
笋切片，大葱切成滚刀块，姜切片备用。

② 开水中放入少许料酒，将海参和竹笋放入开水中焯
烫后捞出。

③ 开火，锅内倒入适量底油，下入姜片爆香，再放入
海参爆炒后盛出。

④ 锅内再倒入少量底油，放入大葱块，炒出香味后，
倒入笋片，翻炒均匀。

⑤ 放入炒好的海参，倒入高汤，再加少许料酒、白糖以
及盐，炖煮收汤。

⑥ 出锅前放入少许酱油、鸡精，翻炒均匀后，放入适
量水淀粉勾芡，即可出锅。

养生小贴士

海参性滑利，对于脾胃虚寒、经常腹泻的人来说，
不适合大量食用。

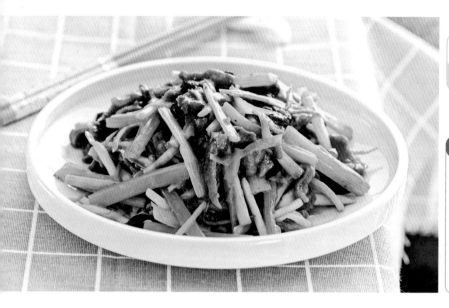

食疗功效

护肾补肾

·烹饪小窍门·

牛肉要用大火煸炒，使其迅速成型，锁住其中的水分，这样口感才会嫩，油温过低易脱糊和出水。

双脆牛柳

食材

牛肉、芹菜、蒜黄、枸杞、姜、盐、淀粉、白胡椒粉、酱油、植物油各适量。

制作方法

① 首先将牛肉、姜切丝，蒜黄、芹菜切段，枸杞泡水备用。

② 在牛肉中加入淀粉和适量水上浆。

③ 开大火，锅中倒入适量底油，依次放入牛肉丝、姜丝煸炒。

④ 放入芹菜、蒜黄段翻炒均匀。

⑤ 烹入少许酱油、盐、白胡椒粉调味。

⑥ 放入泡好的枸杞，翻炒均匀，即可出锅。

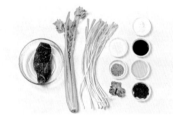

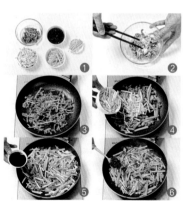

养生小贴士

肝肾同源，补肾的同时要注意补肝，而蛋白质和碳水化合物是补肝所必不可少的。牛肉富含优质蛋白，可补肝肾、强筋壮骨、健脾、补气血。芹菜可以清肝。蒜黄可以升发肝阳。

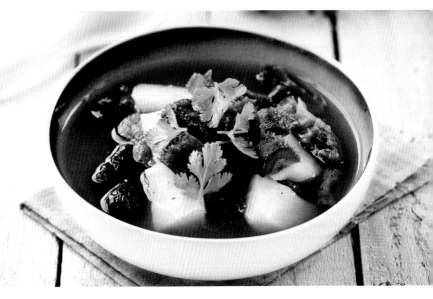

食疗功效

补肾气

·烹饪小窍门·

挑海参时首先看它的形状，要比较整齐、有弹性，其次是从里边拔出来的筋要是一条一条的。

枸杞淮山海参鸡汤

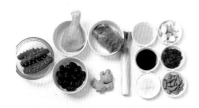

食材

海参250克，巴戟天15克，淮山药15克，枸杞15克，大枣20粒，鸡胸肉、鸡腿肉、姜、葱、盐、料酒、黄酒各适量。

制作方法

① 巴戟天、淮山药、枸杞浸泡20分钟备用，海参破成两半，大枣去核掰碎备用。

② 鸡胸肉、鸡腿肉中加入葱、姜一起剁成肉蓉放入碗中，加入2倍的凉水搅匀。

③ 烧一锅水，开锅后将肉蓉倒入，小火扫汤20分钟。

④ 海参凉水下锅，加入黄酒、料酒、葱、姜焯2分钟。

⑤ 将焯过的海参改刀切大块。

⑥ 取一个大碗，将巴戟天、淮山药、枸杞、大枣铺在下边，海参码在上边。

⑦ 将扫制的鸡汤倒入碗中（不要鸡肉，汤汁没过海参即可）。

⑧ 蒸锅上汽后，放入蒸锅，蒸制3小时后加入少量盐调味即可盛出食用。

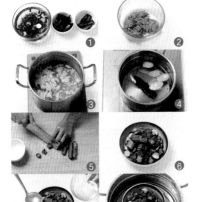

养生小贴士

枸杞可以直接吃，每天几粒，有利于滋肝补肾、益精明目。

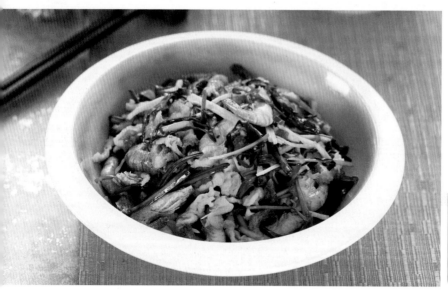

·食疗功效·

补肾健脾

·烹饪小窍门·

鸡蛋液中加入水淀粉，可增加鸡蛋的韧性。

巧烹双鲜

食材

河虾、鸡蛋、韭菜、姜、水淀粉、盐、白糖、酱油、料酒、植物油各适量。

制作方法

1. 在鸡蛋液中加入水淀粉打匀。韭菜切段，姜切丝备用。
2. 河虾用料酒腌制后备用。
3. 锅中放入底油，保持大火，边将鸡蛋液倒入边搅动，然后盛出备用。
4. 将切好的韭菜段铺在摊好的鸡蛋上。
5. 在韭菜上放入适量的酱油、盐和白糖，盐和白糖的比例为2：1。
6. 锅中再次放入少量底油，放入小河虾，爆炒。
7. 放入姜丝、韭菜段和摊好的鸡蛋，一同翻炒一下即可出锅。

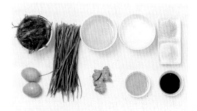

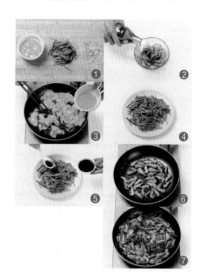

养生小贴士

河虾的营养价值极高，且甘温补肾，带皮吃补钙效果非常好。

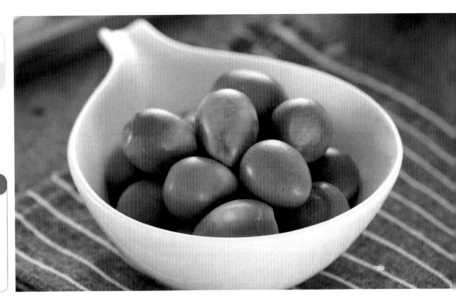

食疗功效

健脾补肾

·烹饪小窍门·

在熏制鹌鹑蛋前，先要用纸吸净鹌鹑蛋的水汽，这样有利于上色。

秘制香熏鹌鹑蛋

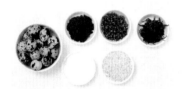

食材

鹌鹑蛋、茶叶、大米、红糖、盐、花椒各适量。

制作方法

❶ 将鹌鹑蛋温水下锅，开锅后煮 5 分钟，煮好捞出后立即过几遍凉水，然后剥皮。

❷ 将剥好的鹌鹑蛋放入水中，加入盐和花椒，腌制 1 小时。

❸ 腌制好后，用纸吸干鹌鹑蛋的水汽。

❹ 在铁锅内放入锡纸，锡纸上放茶叶、大米和红糖。

❺ 在锅内加箅子，放上鹌鹑蛋，开火开始熏制。起烟后加盖。

❻ 加盖后改用小火，再熏 2 分钟即可。

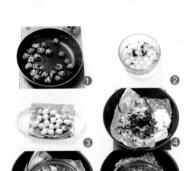

养生小贴士

鸡蛋和鹌鹑蛋的营养成分区别不大，但是鸡蛋尤其是鸡蛋黄是养阴的，而鹌鹑蛋是甘平的，所以鹌鹑蛋适合一般人群，而偏阴虚体质的人吃鸡蛋更好。

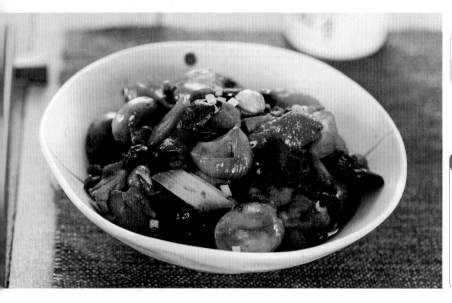

补肾红焖鸡

食材

鸡腿肉、栗子（去皮）、白豆蔻、黑豆、黑木耳、葱、姜、盐、白糖、生抽、老抽、料酒、植物油各适量。

制作方法

① 黑豆提前泡水 24 小时，再上锅蒸制 30 分钟。

② 鸡腿肉切成块，葱、姜切片备用。

③ 锅中放入底油，放入栗子煸炒。

④ 再放入鸡腿肉块，翻炒。

⑤ 放入料酒、葱、姜、白豆蔻，再放入高汤或者开水，烧制 3 分钟。

⑥ 放入盐、白糖、生抽，比例为 1：2：3，再加一点老抽，调一下色。然后下入黑木耳和黑豆。

⑦ 盖盖焖制 3 ~ 5 分钟，出锅即可。

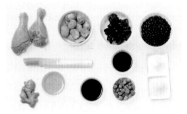

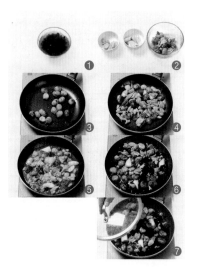

养生小贴士

人们常说黑色入肾，黑木耳和银耳相比较，黑木耳是入肾的，除了补肾之外它还有活血的作用。

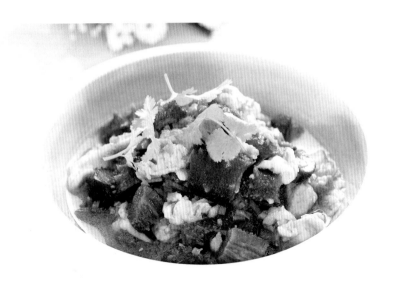

食疗功效

滋阴 补肝肾

·烹饪小窍门·

鸡蛋液炸成芙蓉状后，把"芙蓉"放入开水里，油会漂到水面上，这样"芙蓉"就不会油腻了。

芙蓉海参

食材

水发黄玉参 250 克，鸡蛋 5 个，胡萝卜、鲍鱼酱、盐、白糖、淀粉、生抽、蚝油、植物油各适量。

制作方法

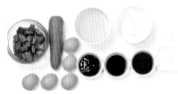

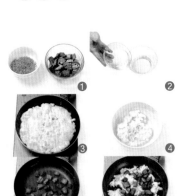

① 海参切片，胡萝卜切碎备用。

② 取 5 个鸡蛋清与等量的水融合，加入 5 克盐、5 克白糖、5 勺淀粉搅匀备用。

③ 起锅，倒入底油，待油温 5 成热，转圈下入鸡蛋液。待蛋液炸成芙蓉状，捞出。

④ 将捞出的"芙蓉"立即放入开水中，浸泡去油。

⑤ 将发好的海参开水下锅，焯 2 ~ 3 分钟捞出备用。

⑥ 锅内少水，下入 1 勺蚝油、1 勺鲍鱼酱、适量生抽，下入"芙蓉"和海参。

⑦ 汤汁收浓，撒入胡萝卜碎即可出锅。

养生小贴士

有肾脏疾病的人应注意控制盐分的摄入。

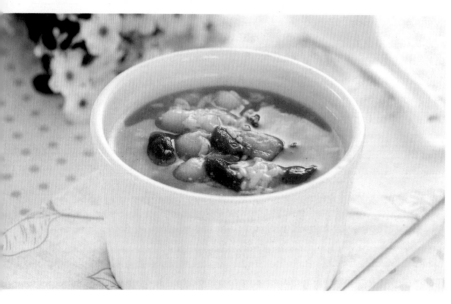

·烹饪小窍门·

购买醪糟时，应注意上好的醪糟颗粒较整齐，黏度和透明度较好。

果味醪糟汤圆

食材

糯米粉 500 克，醪糟、香蕉、枸杞子、冰糖各适量。

制作方法

❶ 在 500 克糯米粉中加入 200 克水。香蕉剥皮后均匀切丁备用。

❷ 用筷子搅拌水和糯米粉，形成筋力之后再用手攥，攥成团后搁置 7 ~ 8 分钟备用。

❸ 碗内加入 4 勺醪糟，兑入水调制成糯米酒备用。

❹ 把香蕉丁直接倒入调制好的糯米酒中。

❺ 锅内加水，开火，将盛有香蕉的糯米酒倒入锅内。

❻ 锅中加入 1 勺枸杞子，再加入适量的冰糖。

❼ 将糯米面用力均匀地攥成长条形。

❽ 锅开后，从长条形的糯米面上揪出小块直接下锅，四五分钟后关火起锅即可。

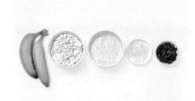

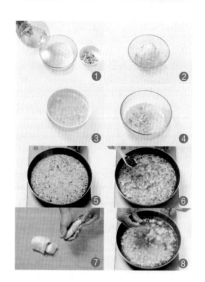

养生小贴士

醪糟含有微量酒精，酒精也可以促进血液循环，二者搭配不仅滋补明目，更是补肾益寿的良品。

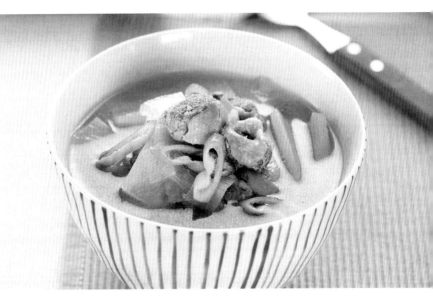

食疗功效
健脾补肾

·烹饪小窍门·

鸭肉一定要切成小块，这样可以让汤的味道更加浓郁，而且熟得比较快。

杜仲冬瓜麻鸭汤

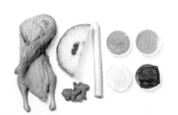

食材

麻鸭1只，杜仲25克，冬瓜300克，葱、姜、盐、胡椒粉、料酒各适量。

制作方法

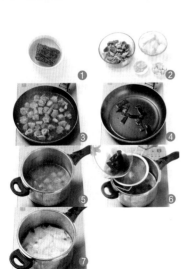

① 杜仲用温水浸泡20分钟备用。
② 麻鸭切成小块，冬瓜切片，葱、姜切块备用。
③ 麻鸭焯水，撇去浮沫小火煮5分钟。
④ 另起锅，将泡杜仲的水连同杜仲倒入锅内，小火煮制20分钟。
⑤ 鸭块焯好之后，捞出放入高压锅里，加入3勺料酒，再放入葱和姜，压制30分钟。
⑥ 杜仲汤熬好之后倒入高压锅中，并用箅子过滤掉药渣。
⑦ 冬瓜片下入高压锅中，开锅煮5分钟。然后加入少量盐、适量胡椒粉，出锅后撒上少许葱花即可。

养生小贴士

杜仲性味平和，非常适合用作食疗，除了可以炖冬瓜麻鸭汤以外，还可以用来炖排骨，对补肾强腰有很好的效果。

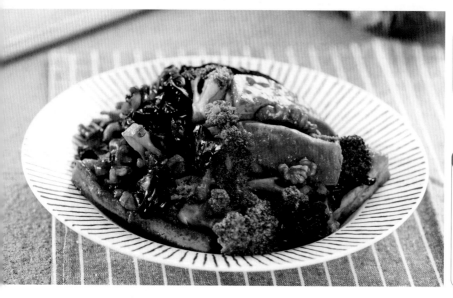

·烹饪小窍门·

豆腐需要在两面撒盐，这样不仅容易入味，而且可以在煎制时避免粘锅。

蚝汁桃仁木耳豆腐煲

食材

黑木耳1把，豆腐、核桃仁、西蓝花、海米、盐、蚝油、鲍鱼酱、酱油、料酒、植物油各适量。

制作方法

1. 木耳提前泡发。豆腐切成条，在正反面撒上盐进行腌制。
2. 调制碗汁：在碗中加入1勺蚝油、1勺鲍鱼酱以及2勺水，再加入适量的酱油、料酒，搅拌均匀。
3. 煮一锅水，水开后倒入西蓝花、木耳和适量盐焯制，再次开锅后捞出备用。
4. 另起锅，倒入底油，油温烧至五成热左右，将腌制好的豆腐下锅煎至四面呈金黄色，再下入核桃仁、海米。
5. 待煎出香气，下入西蓝花和木耳。
6. 烹入碗汁搅拌均匀即可。

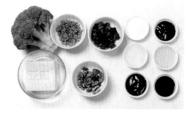

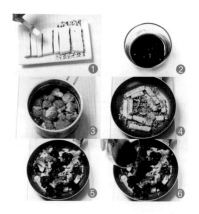

养生小贴士

黑木耳可补肾。核桃仁具有补肾、强腰壮骨以及补脑的功效。豆腐可以补钙、和胃宽肠。

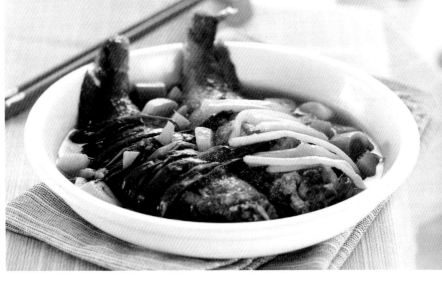

食疗功效

滋补肾阳

·烹饪小窍门·

给大黄鱼穿上"葱衣"，鱼皮就不容易破。

葱燋大黄鱼

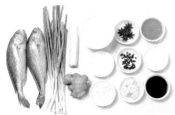

食材

大黄鱼2条，大葱、小葱、姜、蒜、八角、花椒、干淀粉、盐、白糖、料酒、酱油、植物油各适量。

制作方法

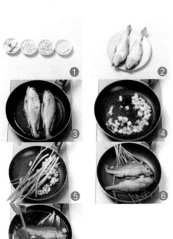

① 姜、蒜切块，大葱切段备用。另取一块姜切一大片备用。

② 将洗净去内脏的大黄鱼表面裹上一层薄薄的干淀粉。

③ 热锅，用姜片擦拭一遍锅底，倒上适量底油，油热后鱼下锅煎制，每面煎2分钟左右，煎至两面呈焦黄色盛出备用。

④ 另起锅，倒入底油，下入八角、花椒小火慢炸，炸香后加入姜蒜块和大葱段继续煸炒。

⑤ 将小葱整把下入锅底，小火慢煎至塌秧。

⑥ 将大黄鱼放在小葱上，加入适量盐、白糖、料酒、酱油和开水。

⑦ 把小葱包裹在鱼上翻面，并将锅内汤汁不断淋到鱼上，小火慢炖10分钟即可出锅。

养生小贴士

夏日容易胃口不好，食用大黄鱼可开胃补肾。

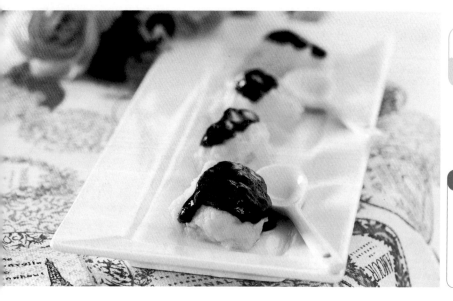

食疗功效

补肾气

·烹饪小窍门·

和山药时糖一定
不要太多，若嫌
甜可加点盐，使
它的口味更丰富。

蓝莓山药

食材

山药、蓝莓、奶油、柠檬、盐、白糖、植物油各适量。

制作方法

1. 山药去皮切块，上锅蒸。
2. 山药蒸熟后放入保鲜袋，用擀面杖擀成泥。柠檬切成两半备用。
3. 在山药泥中加入奶油、适量白糖和盐，调匀。
4. 蓝莓用水焯一下，捞出放入碗中，捣碎。
5. 热锅底油，倒入捣碎的蓝莓翻炒，加入白糖。
6. 蓝莓出锅后挤入柠檬汁调匀即可。
7. 将山药泥装盘，蓝莓酱加在山药泥上即可。

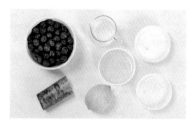

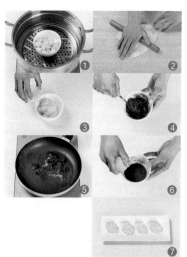

养生小贴士

蓝莓所含的花青素能够延缓衰老，且预防退行性病变。

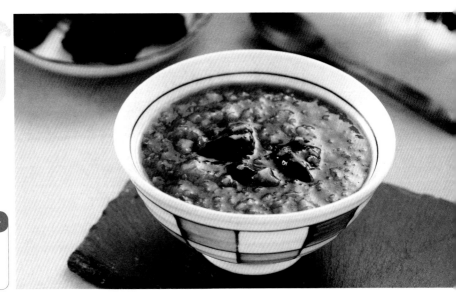

食疗功效

滋补肝肾
益精养血

·烹饪小窍门·

煮何首乌最好用
砂锅。

首乌红糖红枣粥

食材

何首乌 30 克，糯米 100 克，红枣 10 枚，红糖 15 克。

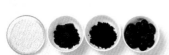

制作方法

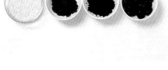

① 糯米提前浸泡半小时左右盛出备用。
② 砂锅中倒入适量水，将何首乌放入锅里，盖上盖煮，开锅后再小火煮 15 分钟。
③ 将何首乌汁盛出，滤去药渣备用。
④ 另起锅，加入适量水，放入糯米和红枣，盖上盖，用大火煮开后，改小火煮 20 分钟左右。
⑤ 倒入何首乌汁，再煮 3 ~ 5 分钟。
⑥ 加入红糖，待红糖溶化后即可将粥盛出。

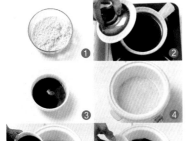

养生小贴士

何首乌又分为生首乌和制首乌。制首乌偏于补，补肝肾的作用比较好；生首乌偏于泄，治疗便秘的时候，可直接用生的首乌来切片，晒干以后饮用。生首乌一次的服用量不能超过 60 克。何首乌一般没有副作用，但是有些滑肠，可引起轻微的腹泻，因此便溏者不宜服用。

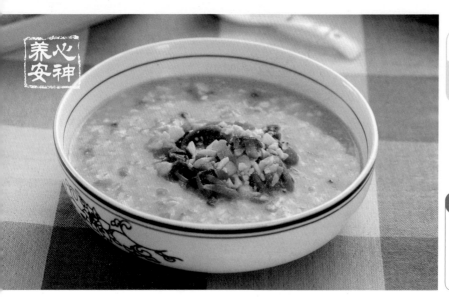

养心
安神

食疗功效

清心除烦
通腹利肠

·烹饪小窍门·

上汤的菜品中加
入虾肉可以起到
提鲜的效果。

上汤茼蒿

食材

咸鸭蛋2个，虾仁、茼蒿、胡萝卜、香菇、玉米粒、姜、白糖、盐、干淀粉、水淀粉、料酒、蚝油、植物油各适量。

制作方法

❶ 胡萝卜、香菇切丁，姜切末，2个咸鸭蛋搅碎备用。

❷ 虾肉顶刀切丁后放入碗中，撒入少许盐，再加入适量的清水、料酒、干淀粉腌制上浆。

❸ 锅中加水烧开，调入少许盐和植物油，将洗净的茼蒿下锅焯水，再开锅即可捞出装盘。

❹ 将胡萝卜丁、香菇丁、虾仁、玉米粒焯制备用。

❺ 热锅，倒入少许底油，下入姜末煸香，然后加入搅碎的咸鸭蛋翻炒。

❻ 鸭蛋炒散后加一碗清水搅匀，再调入1勺蚝油和少许白糖。

❼ 下入焯好的配菜。

❽ 出锅前加水淀粉收汁，将上汤连同配菜一起浇在焯好的茼蒿上即可。

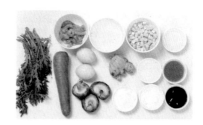

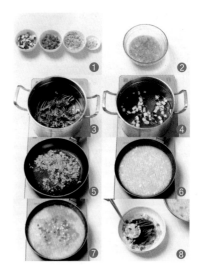

养生小贴士

上汤中加入的配菜可根据个人的口味和身体症状任意搭配，比如眼睛干涩可搭胡萝卜以清肝明目，肝阳上亢可搭藕。

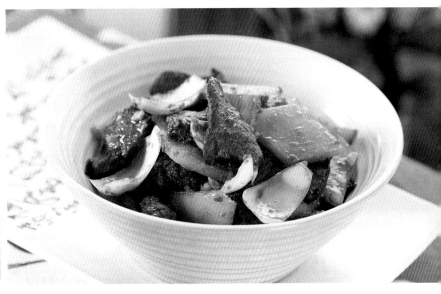

食疗功效

养心 安神
助眠

·烹饪小窍门·

猪心切薄些能使
口感又嫩又脆。

养心小炒

食材

猪心1个，莴笋、百合、彩椒、葱、姜、蒜、玉米淀粉、花椒水、白胡椒粉、生抽、老抽、蚝油、植物油各适量。

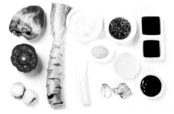

制作方法

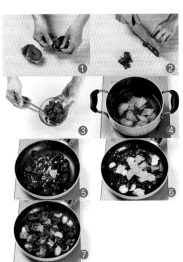

① 去掉猪心上半部分和里面的淤血。

② 将猪心下半部分顶刀切片。葱姜切末、蒜切粒备用。

③ 将切好的猪心片依次加花椒水、生抽、白胡椒粉搅拌去腥，再加入玉米淀粉上浆腌制。

④ 莴笋切厚片，下锅焯水，水开后捞出备用。

⑤ 热锅，倒入底油，大火爆炒腌制好的猪心片，炒至稍稍变色后加入葱、姜、蒜。

⑥ 翻炒至猪心片全变色后，加少许生抽，然后下入焯好的莴笋片和剥好的百合片，继续翻炒。

⑦ 依次加入蚝油、老抽、彩椒、蒜粒炒匀盛出。

养生小贴士

莴笋浑身是宝，莴笋肉可以炒菜，莴笋叶和皮也都可以做凉菜或榨汁。其中莴笋叶富含维生素C和胡萝卜素。

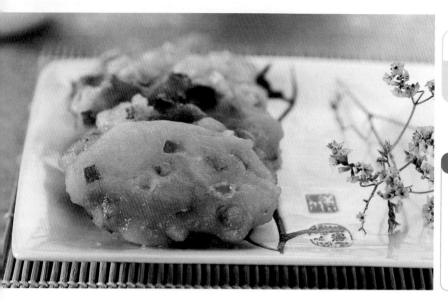

食疗功效

补气生血
静心除烦

·烹饪小窍门·

玉米面与白面比例为2：1，加入泡打粉可使面饼口感松软，加入黄油能增添香味。

养心小饼

食材

玉米面 200 克，白面 100 克，罐装甜玉米粒 350 克，藕丁 75 克，胡萝卜丁 75 克，鸡蛋 1 个，白糖 10 克，泡打粉 5 克，黄油 20 克，桂圆肉、植物油各适量。

制作方法

❶ 将玉米面、白面、白糖、泡打粉、黄油和带汤的罐装玉米粒倒入碗中，搅拌成面糊。

❷ 加入藕丁、胡萝卜丁、桂圆肉适量，鸡蛋 1 个，并继续搅拌。

❸ 锅中倒入少许油，油温不宜过高，将搅拌比较黏稠的面糊用小勺下锅。

❹ 小火做成小圆饼，饼可以稍厚一些。

❺ 当小饼煎至两面金黄时，即可盛出食用。

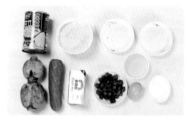

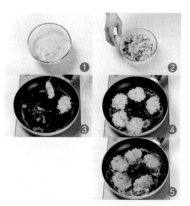

养生小贴士

低油低糖不等于不吃糖不吃油，每人每天白糖应少于 10 克，黄油每人每天食用也不能超过 10 克。桂圆补益身体，但甜度较高，又易上火，不宜食用过多。

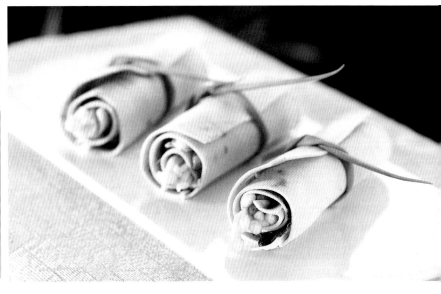

食疗功效

调理情绪
养心安神

·烹饪小窍门·

肠胃不太好的朋友可在锅里放少许油，等油温稍微高点但还未起烟的时候，把卷好的小米豆腐卷放进去煎一下，然后再食用。

小米豆腐卷

食材

瘦肉、豆腐皮、海苔、圆白菜、金针菇、小米、大米、甜面酱各适量。

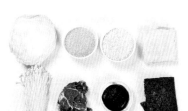

制作方法

① 小米、大米加水上锅蒸熟。瘦肉切丝备用。

② 圆白菜丝、金针菇用水焯熟。

③ 瘦肉丝炒熟。

④ 将甜面酱涂抹在豆腐皮上。

⑤ 然后在豆腐皮上依次铺上海苔、圆白菜丝、金针菇、大米小米饭、瘦肉丝。

⑥ 将放好食材的豆腐皮卷成卷，可直接食用，也可以下锅煎出香气食用。

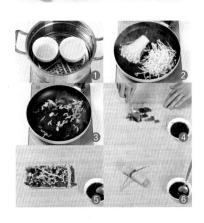

养生小贴士

小米有很好的安神作用，有助于缓解失眠及烦躁、易怒情绪。进入更年期的女性朋友饮食要清淡、营养要均衡，并且要注意补充色氨酸、镁、钙、维生素 B 族、大豆异黄酮和膳食纤维等营养元素。

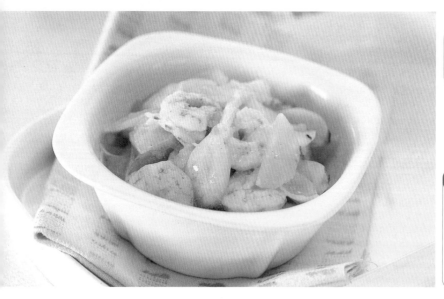

·烹饪小窍门·

用干淀粉或干面粉洗虾，可利用其吸附性去除虾中的异物和腥气。

百合千金虾

食材

虾仁、鲜百合、莴笋、葱、姜、淀粉、盐、白糖、白胡椒粉、白醋、植物油各适量。

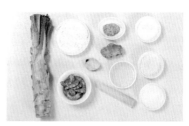

制作方法

1. 冻虾仁化冻后用干淀粉抓拌，再用清水洗净。葱、姜切段备用。
2. 虾仁洗净后挤干水，平铺在厨房用纸上，继续去除虾仁的水分。
3. 撒上适量的盐腌制虾仁，再用干淀粉抓拌使其吸水上浆。
4. 莴笋去皮切片，下锅稍烫一下盛出备用。
5. 鲜百合掰开洗净后下锅焯水，开锅十几秒后捞出。锅中可以加少许白醋，用来保持百合的脆嫩。
6. 锅中倒入少量油，先将虾仁下锅，然后下入葱、姜倒炝锅。
7. 再下入焯好的莴笋和百合。
8. 加入适量的盐、白糖、白胡椒粉调味，再勾入薄芡炒匀，即可盛出食用。

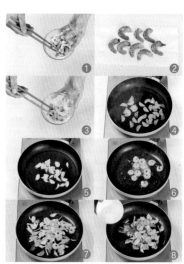

养生小贴士

莴笋削皮时渗出的白色浆液中含有莴类物质，有镇静安神的作用。

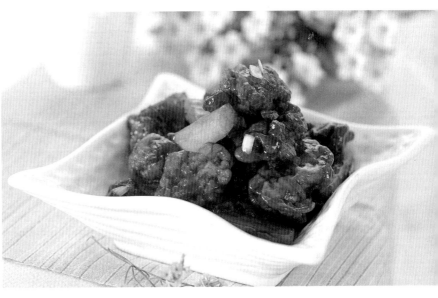

食疗功效

补气 安神

·烹饪小窍门·

判断炸排骨的油温可以先下点糊，下去之后它马上就漂起来，并有一些上色，说明油有六成热，这时放入排骨。

脆皮黄金骨

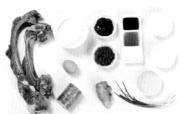

食材

排骨、小麦粉、山药、枸杞、鸡蛋、白糖、番茄酱、葱、姜、醋、酱油、料酒、植物油各适量。

制作方法

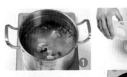

1. 排骨加料酒、葱、姜放水里煮到八分熟，去骨。山药切条备用。
2. 100克小麦粉放入碗中，加1枚鸡蛋的蛋清，适量凉水调糊。
3. 把10块左右排骨倒入糊里。
4. 起锅，油加热至六成热，将挂好糊的排骨放油锅里炸至金黄色捞出，山药稍微过下油。
5. 锅中放少许油，加葱煸香后放1平勺白糖、1勺醋，然后加入半勺酱油，接着把排骨和山药同时下锅，加入番茄酱和枸杞出锅。

养生小贴士

中老年妇女不建议吃一些过于肥腻的肉类，可以选择精瘦的排骨。

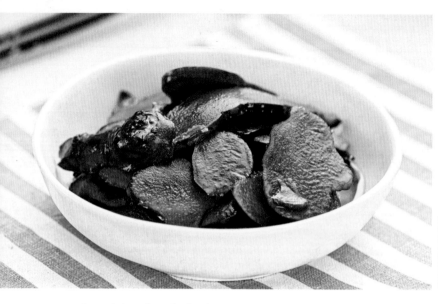

·烹饪小窍门·

加入辣椒、蒜可增加香气。

低盐泡制鬼子姜

食材

鬼子姜、蒜、辣椒、八角、桂皮、盐、白糖、蒸鱼豉油、酱油、白酒各适量。

制作方法

1. 鬼子姜洗净切片备用。辣椒切段、蒜切块备用。
2. 在鬼子姜中加入少许盐、辣椒、蒜以及少许白酒腌制。
3. 在锅中加入1：1的酱油和蒸鱼豉油，加入适量清水，再加入八角、桂皮等煮开。
4. 开锅以后，加入适量白糖，继续熬煮片刻。
5. 待酱汁完全冷却后，倒入鬼子姜中，密封，放置阴凉处。
6. 泡制2天后即可食用。

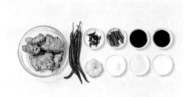

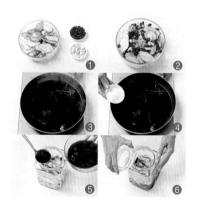

养生小贴士

鬼子姜外表的斑痕是自然生长而成的，可以放心食用。

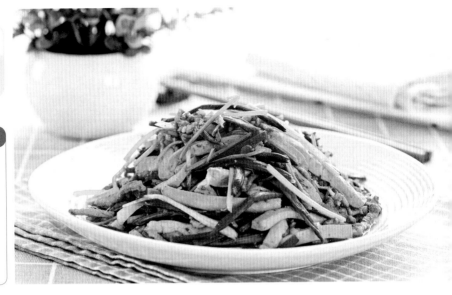

食疗功效

养心 解忧
解酒

·烹饪小窍门·

挑黄花菜时可选择处理过的、已降低了秋水仙碱毒性的干品，否则会对肝肾产生毒性。

黄花香菜炝肉丝

食材

干黄花菜、香菜、猪里脊、白豆干、彩椒、姜、葱、盐、白糖、白胡椒粉、水淀粉、料酒、酱油、植物油各适量。

制作方法

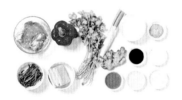

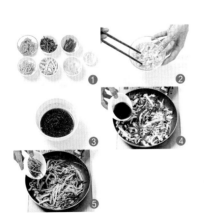

① 将干黄花菜用水泡开洗净，葱、姜、白豆干、彩椒切丝。香菜去叶，秆切段备用。

② 猪里脊切丝，加水打匀，吃水充足后加少许盐进行腌制。

③ 碗中倒入少许盐、白糖、白胡椒粉、1勺料酒、半勺酱油、1勺水淀粉，搅匀，调配碗汁。

④ 起锅倒油，五成油温时倒入肉丝，简单滑炒，再放入姜丝、泡好的黄花菜、白豆干丝、彩椒丝，烹入碗汁。

⑤ 加入香菜秆段、少许葱丝，煸炒后即可出锅。

养生小贴士

香菜叶亦可外敷治疗湿疹。

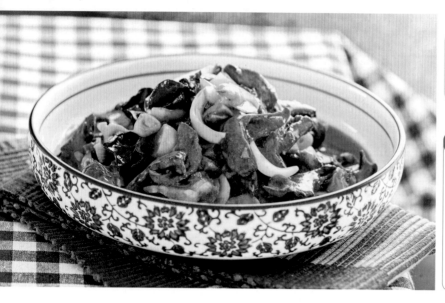

食疗功效

补血 滋阴
养心

·烹饪小窍门·

猪心下锅后，不要马上进行翻炒，应先让其充分受热再进行打散，这样可使猪心容易定型。

百味归心

食材

猪心1个，百合、当归、木耳、葱、姜、蒜、盐、白糖、白胡椒粉、干淀粉、黄豆酱、酱油、水淀粉、料酒、香油、植物油各适量。

制作方法

① 当归切片，葱、姜、蒜切块，百合焯水，木耳清水泡发备用。

② 将当归片熬煮20～30分钟。

③ 将猪心用清水洗净后，去掉表面的筋膜，切成小片，再用清水揉洗，挤干后加2～3克盐、1勺料酒、适量白胡椒粉、适量干淀粉腌制上浆。

④ 开火，锅中倒适量底油，爆香葱、姜、蒜，下入腌好的猪心，烹入1勺料酒，大火爆炒。

⑤ 猪心炒至定型后，下入黄豆酱、料酒炒匀。

⑥ 将当归水倒入锅中，烧制猪心。

⑦ 锅中调入适量酱油和15～20克白糖，下入泡好的木耳，烧制5分钟，出锅前下入焯过水的百合，勾入芡汁（水淀粉），淋上香油，即可食用。

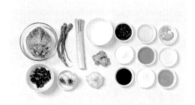

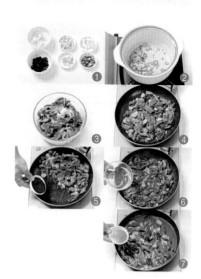

养生小贴士

当归养血，建议用量为每人每日15克，熬水半小时服用；血虚便秘者可每日30克。

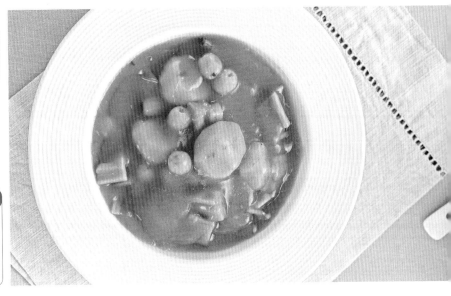

食疗功效
养心安神

·烹饪小窍门·

金汤的口味清淡，可用于烹制许多其他蔬菜。

金汤水三鲜

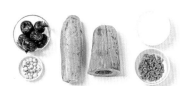

食材

荸荠、莲藕、莲子、南瓜、海米、水淀粉各适量。

制作方法

① 莲藕切丁，马蹄去皮，海米泡水，南瓜蒸熟备用。
② 莲子提前用凉水浸泡 30 分钟。
③ 将泡好的莲子下入开水锅中，再放入切好的藕丁，煮至软糯。
④ 把蒸好的南瓜放入密漏中，捣成泥。
⑤ 将荸荠、藕丁、莲子、南瓜泥一起下锅，锅里加入适量清水烹煮。
⑥ 倒入少许浸泡海米的水，用水淀粉勾芡后即可出锅。

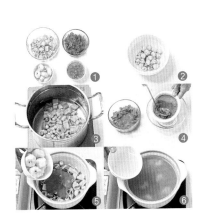

养生小贴士

荸荠建议熟食，这样可杀除其中的寄生虫，但受热的时间不宜太长，否则会破坏其中的营养。

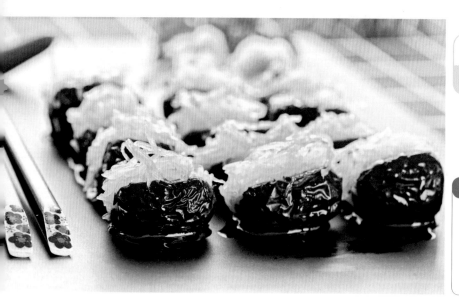

食疗功效

养心安神

·烹饪小窍门·

在去核的大枣内放入糯米，将大枣挤紧，可以防止散开。

糯米酿红枣

食材

大枣、糯米、姜、白糖各适量。

制作方法

① 姜切丝，糯米泡水备用。

② 大枣用刀划开一半，不要切断，用刀顺着枣核边缘将枣核取出，将枣打开呈船形。

③ 将泡过的糯米放入去核的大枣内，挤紧，上汽蒸制15分钟。

④ 另起锅，放入适量清水、姜丝、白糖，烧制成姜丝蜜汁。

⑤ 待蜜汁黏稠后，浇在蒸好的糯米红枣上即可。

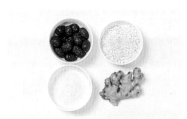
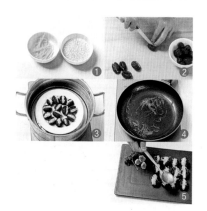

养生小贴士

生吃枣易出现消化不良的情况，建议熟食，这样更利于消化。对于普通人来说，一日三枣即可，多吃枣容易助湿生热，影响中焦脾胃气机，易出现胀气、打嗝的症状。

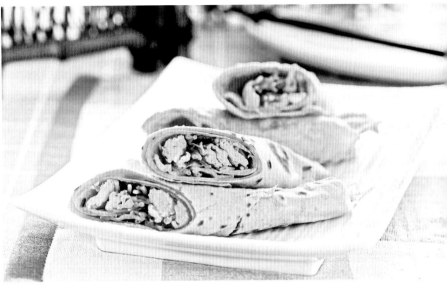

· 烹饪小窍门 ·

出锅时摔一下饼，
可以将饼之间的
空气放空，利于
分离。

燕麦春饼

食材

面粉 500 克，燕麦粉 250 克，鸡蛋、豆芽、韭菜、菠菜、盐、白糖、酱油、植物油各适量。

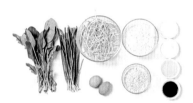

制作方法

① 菠菜、韭菜切段，将菠菜焯水备用。

② 制作半烫面：将 500 克面粉、250 克燕麦粉搅拌均匀，依序加入 2 勺开水、2 勺凉水，边加水边用筷子搅拌。

③ 将面揉成团状，在表面按几个小坑，倒入少许油，将面饼边叠边揉至油面完全混合。

④ 将揉好的面团揪成剂子，用手蘸干粉进行按压后在面饼上涂少量油，每两个剂子以油面对油面的方式叠在一起，擀成圆饼。

⑤ 开火，锅中不放油，放入面饼烙至中间鼓起小泡，翻面，烙至两面均出现花斑点即可出锅。出锅后把面饼摔在菜板上，两张分离。

⑥ 起锅开火，加少许底油，炒好鸡蛋盛出备用。

⑦ 在锅中下入豆芽、韭菜、焯好的菠菜翻炒，菜熟后加入摊好的鸡蛋炒匀，加少许的盐、白糖、酱油调味后出锅。

⑧ 面饼卷好合菜即可食用。

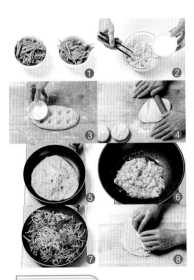

养生小贴士

黄豆不含维生素 C，而黄豆芽富含维生素 C。

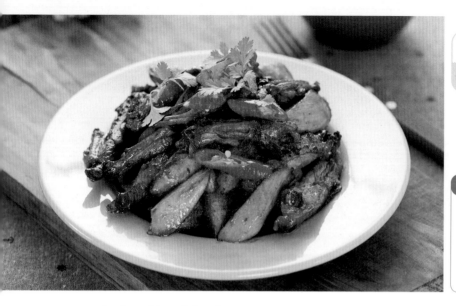

食疗功效

清肺养心

·烹饪小窍门·

茭白要用水先焯一下，这样就可以去掉茭白内含的草酸。

鸡翅焖茭白

食材

茭白、鸡翅、美人椒、葱、姜、白糖、胡椒粉、生抽、老抽、香油、料酒、植物油各适量。

制作方法

① 茭白去皮，切成滚刀块。葱、姜切片，美人椒切碎备用。

② 锅中烧水，茭白开水下锅焯制2～3分钟。

③ 鸡翅从两骨间切开。

④ 起锅倒入适量植物油，油热后放入鸡翅干煸翻炒，放入葱、姜炒香。

⑤ 倒入焯好的茭白继续翻炒，然后依次加入生抽、老抽、白糖、胡椒粉、料酒调味。

⑥ 倒入适量水焖制5分钟。

⑦ 放入切好的美人椒提色，滴少许香油翻炒几下即可出锅。

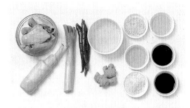

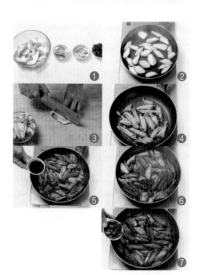

养生小贴士

茭白还有退黄疸的功效，因此对于有黄疸型肝炎的人来说，这道鸡翅焖茭白也是不错的选择。

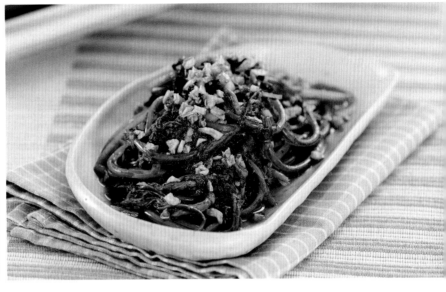

食疗功效

健脾清心
消痰饮

·烹饪小窍门·

焯烫时，在水中加入少许盐能保护茼蒿的叶绿素。

温拌茼蒿

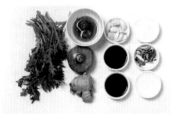

食材

茼蒿、洋葱、姜、蒜、陈皮、盐、南乳、鲜酱油、醋、植物油各适量。

制作方法

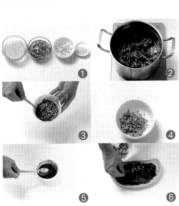

① 姜、洋葱切末，陈皮切末泡水备用。蒜切末用清水漂洗后备用。

② 锅中加水烧开，加入少许盐，下入洗净的茼蒿，稍微烫塌秧后捞出，迅速放入凉水中过凉备用。

③ 调酱汁：取2块南乳和少许南乳汁放入碗中，将南乳碾碎，再加入姜末、洋葱末和陈皮末，并调入鲜酱油和醋搅拌均匀。

④ 热锅，倒入少许底油，油温四成热下入蒜末，炸至金黄，关火，用余温沁炸，然后滤油备用。

⑤ 取2勺蒜油调入酱汁中。

⑥ 将酱汁拌入茼蒿，最后将金蒜撒在拌好的茼蒿上，即可食用。

养生小贴士

不仅是茼蒿，油菜、豆芽、青笋、莲藕都可以用温拌的方法做菜。

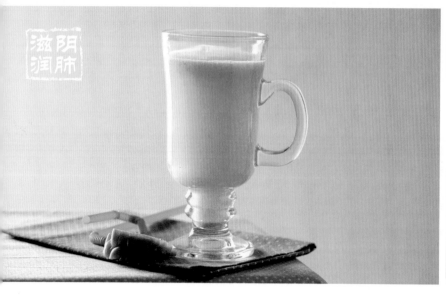

滋阴润肺

·烹饪小窍门·

吃食物最好吃完整的，在这道饮品中，榨苦瓜汁时不用去籽。

梨藕苦瓜汁

 食材

鲜藕1节，苦瓜1根，梨2个。

制作方法

❶ 藕切成小块。

❷ 苦瓜切成小块，不用去籽。

❸ 梨去核，切成小块。

❹ 将三种果蔬丁放入榨汁机里榨汁即可。

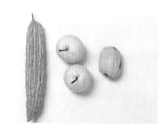

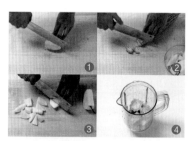

养生小贴士

藕既能生吃又能做菜，用来熬粥或制成藕粉，都有很好的补养作用，适合老人、儿童和身体虚弱者食用。但是藕性寒，脾胃虚寒者不宜生吃。另外，妇女在生产之后，所有生冷皆忌，唯有生藕可不忌。

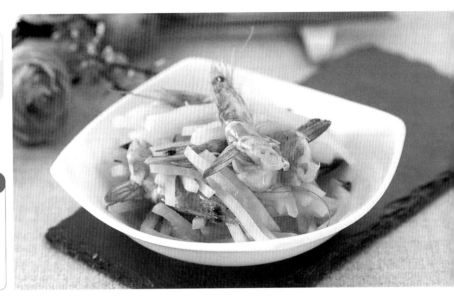

食疗功效

**清咽利喉
均衡营养**

·烹饪小窍门·

把食材加热时间控制在15分钟以内，营养流失会比较少。

萝卜丝汆大虾

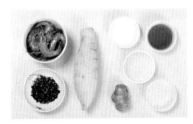

食材

白萝卜、鲜虾、花椒、姜、盐、白糖、黄酒、植物油各适量。

制作方法

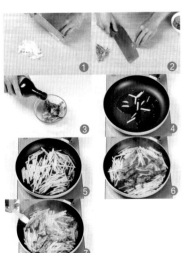

① 将白萝卜切成细丝，姜切丝备用。
② 鲜虾去除虾腔、虾线，保留虾头、虾皮，在虾背打开的地方改花刀。
③ 在鲜虾上加入1克盐入底味，1勺黄酒去腥，腌制3～5分钟。
④ 热锅后倒入底油，下入几粒花椒和姜丝炒香。
⑤ 再加适量开水，然后倒入萝卜丝。
⑥ 开锅后倒入鲜虾，改小火调味。
⑦ 放入盐、白糖少许，立刻出锅。

养生小贴士

高血压患者不适宜吃生的辛辣的食物。

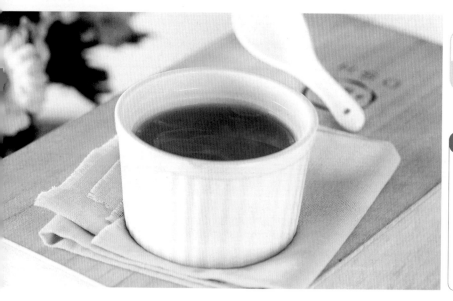

·烹饪小窍门·

制作梨汤时，梨皮要清洗干净，不要削掉，因为梨皮具有润肺止咳的功效，比梨肉更好。

养肺秋梨饮

食材

雪花梨 2 个、莲藕 1 段、柚子 1 个，姜、蜂蜜各适量。

制作方法

① 将雪花梨用擦丝板擦成细丝，姜切细丝备用。

② 将莲藕也用擦丝板擦成细丝。

③ 将雪花梨丝、藕丝加入适量水中煮 10 分钟。

④ 将剥成一粒粒的柚子果肉和姜丝也加入其中。

⑤ 最后加入蜂蜜熬煮 20 分钟即可。

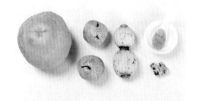

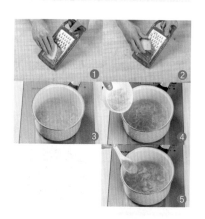

养生小贴士

桂圆具有安神的作用，红枣中的环磷酸腺苷可提高人体免疫力。这两样食材也可以放进这道"秋梨饮"中。

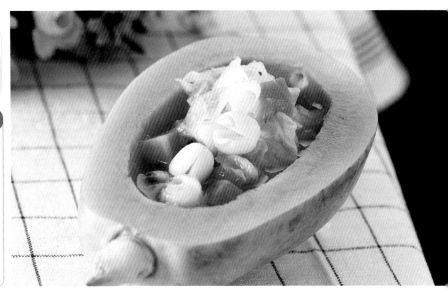

食疗功效

健脾养胃
生津止渴

·烹饪小窍门·

2分钟泡银耳技巧：在饭盒中放入干银耳并加入温水，盖上盖，摇晃2分钟，就可以迅速地让它胀发。

润肺银耳羹

食材

银耳、莲子、胡萝卜、木瓜、盐、冰糖各适量。

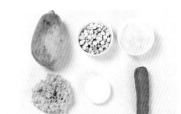

制作方法

❶ 银耳泡发好，莲子提前泡发2小时。

❷ 胡萝卜切小块，用盐杀出水分。

❸ 将泡发好的银耳切成小块，开水下锅煮制10分钟。

❹ 莲子放入锅里煮2分钟，等到基本上有点黏性了，再把杀好水的胡萝卜放进去，然后加冰糖，再煮3分钟。

❺ 木瓜改刀，掏空里边的籽。

❻ 把处理好的木瓜上锅蒸制2分钟。

❼ 最后将煮好的银耳莲子胡萝卜羹盛入木瓜中，即可食用。

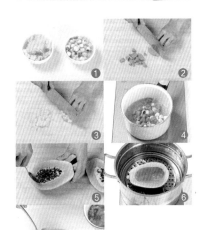

养生小贴士

莲子心能够清心泻火，心烦上火的人群可以食用。

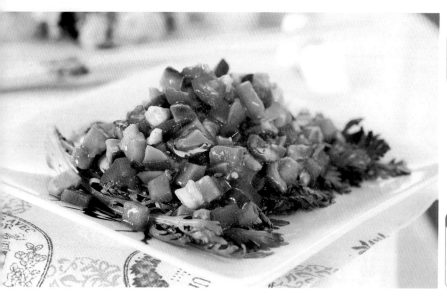

·烹饪小窍门·

这道菜不用油，
低温烹调。

玉树双菇

食材

香菇、草菇、茼蒿、虾仁、梨、彩椒、水淀粉、蚝油、
酱油各适量。

制作方法

❶ 香菇、草菇、虾仁、彩椒、梨切成粒备用。

❷ 将香菇粒、草菇粒、虾仁粒、彩椒粒和茼蒿分别下
　锅焯水，水开后捞出。

❸ 茼蒿码盘备用。

❹ 在锅中加入2炒勺白水，1汤匙蚝油和半炒勺的酱
　油，勾入水淀粉，煮开至黏稠，关火。

❺ 倒入香菇粒、草菇粒、虾仁粒、彩椒粒和梨粒。

❻ 翻炒均匀。

❼ 将翻炒均匀的汤料浇在码好盘的茼蒿上即可。

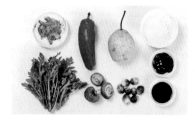

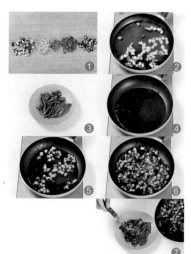

养生小贴士

性味寒凉的食材，如梨，可以做熟减少其寒凉之
性，从而保护脾胃免受寒凉侵袭。

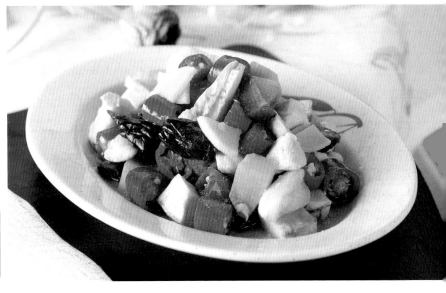

食疗功效
润燥润肺

·烹饪小窍门·

焯水加盐可去除冬笋中的酸涩味。

酱香双笋溜凤脯

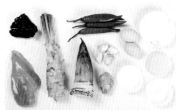

食材

鸡胸肉、莴笋、冬笋、酱瓜、红椒、蒜、姜、盐、白糖、淀粉、蛋清、植物油各适量。

制作方法

1. 将鸡胸肉、莴笋、冬笋切块。
2. 酱瓜、红椒切段，姜切片备用。
3. 大蒜拍成块，放入清水中浸泡3 ~ 4分钟。
4. 在切好的鸡胸肉块中分别加入盐、淀粉、蛋清调味上浆。
5. 将莴笋块、冬笋块和上浆好的鸡肉块分别焯水，焯冬笋块时加入适量的盐。
6. 锅中放入底油，放入泡过水的蒜块煸炒至金黄色，下入焯好水的莴笋块、冬笋块和鸡肉块。
7. 再放入酱瓜段、姜片和红椒段继续翻炒。
8. 加入适量的盐和白糖，翻炒片刻即可出锅。

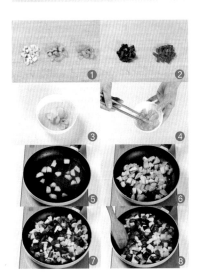

养生小贴士

冬笋具有很好的润肺、利便的功效，尤其适用于老年人在秋天出现的便秘。

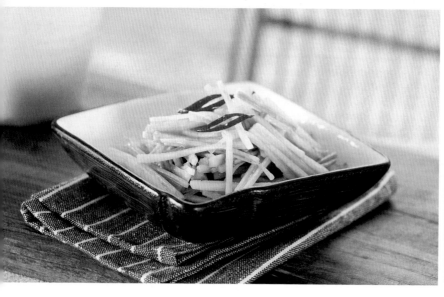

食疗功效

清肝润肺

・烹饪小窍门・

藕丝不要焯水，因为焯水以后，藕里边的淀粉就丢失了。

家常炝炒藕丝

 食材

莲藕、芹菜、辣椒、姜、葱、米醋、盐、白糖、植物油各适量。

制作方法

① 藕洗净去皮切丝。

② 小香芹洗净切小寸段，干辣椒2～3个洗净斜刀切成长丝，葱、姜切丝备用。

③ 起锅，倒入适量油，放入切好的辣椒，稍微一炝至辣椒变鲜红但不变深色。

④ 辣椒变鲜红后立刻放入切好的葱、姜丝稍微煸炒，然后迅速下入藕丝翻炒。

⑤ 加入米醋，少许水，适量盐、白糖，炒匀后放入芹菜。

⑥ 再次沿锅边烹入米醋，翻炒几下即可出锅。

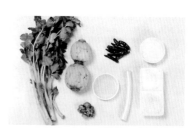

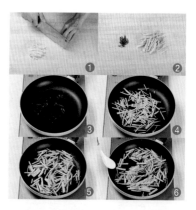

养生小贴士

中医认为多数的高血压都跟肝有关系，治疗也当从肝来论治。

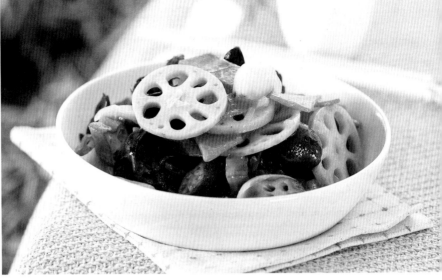

食疗功效

润肺 通便

·烹饪小窍门·

清炒过程中可以放入适量的白糖来提味。

荷塘月色

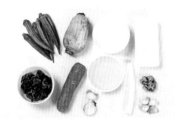

食材

百合、秋葵、藕、木耳、胡萝卜、葱、姜、蒜、盐、白糖、水淀粉、植物油各适量。

制作方法

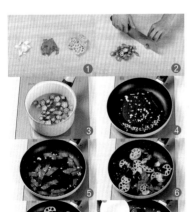

① 百合掰成瓣，藕和胡萝卜切片。

② 秋葵切段，葱、姜、蒜切小段。

③ 将秋葵段、藕片和百合焯水备用。

④ 锅中倒入底油，放入葱、姜末炒香。

⑤ 放入胡萝卜片煸炒至变色。

⑥ 将焯好的百合和藕片放进去翻炒。

⑦ 放入秋葵继续煸炒。

⑧ 然后加入适量的盐和白糖调味，用水淀粉勾芡倒入裹在菜上就可以出锅了。

养生小贴士

藕和秋葵中富含果胶，果胶可润肠通便、排毒养颜、降血糖和血压。

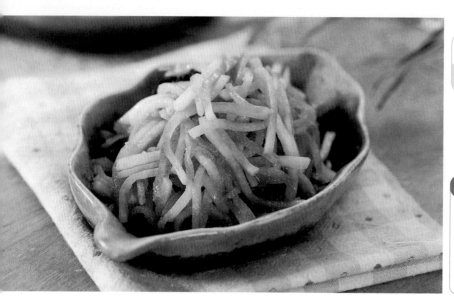

巧烹萝卜丝

食材

白萝卜1个，梨1个，八角、葱、姜、酱油、香油、
植物油各适量。

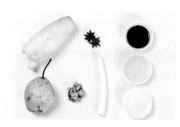

制作方法

① 将白萝卜切丝。
② 将梨切丝。葱、姜切细丝备用。
③ 锅中倒入少量油，油温稍热后下入八角。
④ 八角煸出香气后下入萝卜丝，小火慢煸。
⑤ 待萝卜丝变软，加入葱、姜丝和梨丝翻炒。
⑥ 加入适量酱油调味，关火后滴一点香油提香即可。

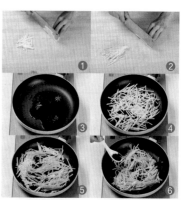

养生小贴士

白色入肺，多吃白色的天然食物对肺有好处。

食疗功效

化痰清肺

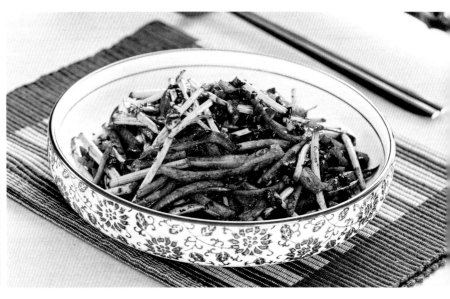

·烹饪小窍门·

藕切丝时，可先将藕切成段，再竖起来切更容易切丝。

豉汁双脆

食材

芦蒿、藕、豆豉、白糖、蒜、料酒、酱油、植物油各适量。

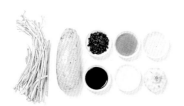

制作方法

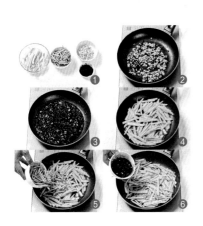

① 藕切丝后过凉水捞出备用。芦蒿切段，蒜切末，豆豉切碎备用。

② 开小火，锅中放适量底油，放入蒜末和碎豆豉，两者比例为 1：1。

③ 炒至蒜呈金黄色，加入 2 勺料酒、2 勺酱油、半勺白糖，炒制豉汁。

④ 另起锅开火，放入少许底油，下入藕丝翻炒。

⑤ 藕丝炒至呈乳白色时，放入芦蒿段翻炒。

⑥ 烹入炒制好的豉汁，翻炒均匀，即可出锅。

养生小贴士

茼蒿也可清肺化痰，但芦蒿的功效更强。

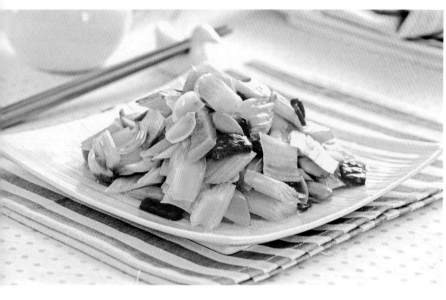

养肺小炒

食材

西芹、百合、杏仁、彩椒、盐、白糖、白醋、植物油
各适量。

制作方法

① 西芹从中间掰开去筋，切段备用。彩椒切粒备用。
② 取半碗清水，按照1%的比例加入白醋。
③ 将西芹段和百合片放入白醋水中浸泡2分钟。
④ 煮一锅开水，将浸泡后的西芹和百合焯水后过凉。
⑤ 开火，锅中倒入适量底油，放入西芹和杏仁翻炒，
　 然后加入彩椒粒炒匀。
⑥ 加入适量盐和白糖调味，再放入百合翻炒一下，即
　 可出锅。

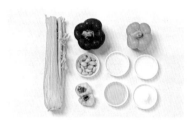

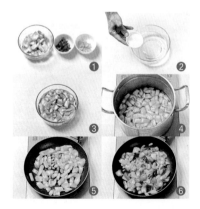

养生小贴士

西芹的筋虽然口感不佳，但便秘人群食用时不宜去
筋，带筋食用通便效果更好。西芹的筋会增加老
年人的消化道负担，因此老年人在食用西芹时要去
掉筋。

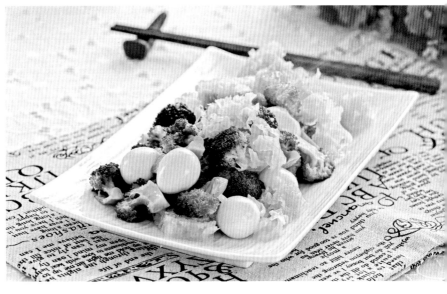

食疗功效

滋阴润肺

·烹饪小窍门·

西蓝花焯水后过凉水可保持翠绿的颜色。

银耳西蓝花炒鹌鹑蛋

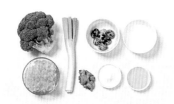

食材

西蓝花150克，水发银耳100克，鹌鹑蛋、葱、姜、盐、水淀粉、花生油各适量。

制作方法

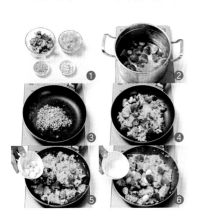

① 水发银耳去根，改刀切成小块。西蓝花洗净切成小球状。葱、姜切末备用。

② 将西蓝花放入开水锅中焯烫后过凉水。

③ 开火，锅中倒入少量底油，放入葱花、姜末煸香。

④ 放入西蓝花、银耳翻炒均匀。

⑤ 加入少量清水，倒入鹌鹑蛋。

⑥ 放入少量盐调味，翻炒均匀，再加少许水淀粉勾芡即可出锅。

养生小贴士

银耳可以清肺热，外感风寒的人群不宜食用。变质的银耳不要服用，以免中毒。

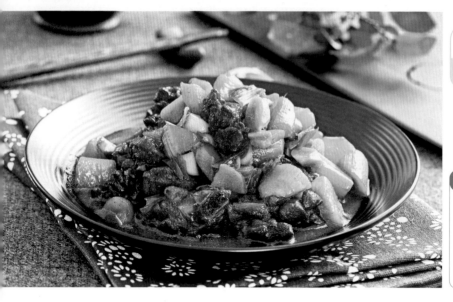

·烹饪小窍门·

鸭肉不必焯水，这样可以最大限度锁住其营养和水分。

黄焖鸭肉

食材

鸭腿肉、丝瓜、莴笋、葱、姜、蒜、冰糖、盐、啤酒、植物油各适量。

制作方法

1. 鸭腿肉、莴笋、丝瓜、葱、姜、蒜切块备用。
2. 开火，锅中放入少许底油，放入鸭腿肉煸炒，炒熟后盛出备用，底油留在锅中。
3. 锅中放入适量冰糖，炒制糖色，然后放入鸭腿肉，再放入葱、姜、蒜翻炒均匀。
4. 倒入适量啤酒，炖制10分钟，然后放入适量盐，再放入切好的莴笋。
5. 大火收汁，汤汁剩四分之一时，放入丝瓜，再炖煮1分钟左右，等汤汁收浓后，出锅即可。

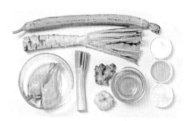

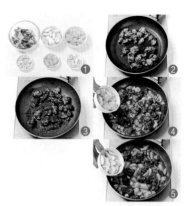

养生小贴士

丝瓜可润肺止咳。鸭肉可滋养肺和胃。莴笋具有清热祛湿、养肺、止咳、祛痰的功效。

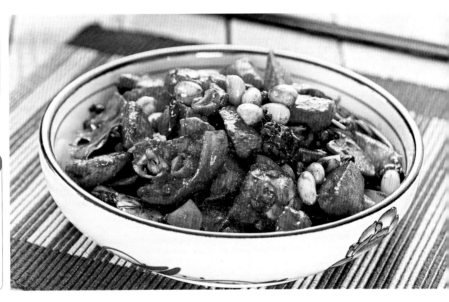

食疗功效

补肺 润肺
养阴

·烹饪小窍门·

猪手上的猪毛，可用烧燎的形式去掉。可以用冲洗—焯水—冲洗的方式给猪蹄去腥。

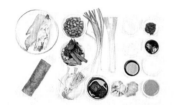

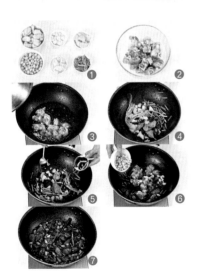

润烧猪手

食材

猪手、花生、山药、腐乳、八角、花椒、辣椒、香叶、桂皮、草果、豆蔻、大葱、小葱、姜、蒜、香菜根、海鲜酱、沙茶酱、盐、白糖、料酒、酱油、植物油各适量。

制作方法

① 花生提前用清水浸泡2小时。大葱、姜、蒜切小块，小葱切段备用。山药切块，炸成四面金黄备用。

② 一个猪手切成四半，用流动的清水冲洗，焯水后，再次用流动的清水洗净备用。

③ 锅中放油，油温五成热时，下入猪手，保持大火，盖上盖炸制约1分钟，捞出备用。

④ 热锅凉油，下入葱、姜、蒜炒香，依次加入适量香料（八角、花椒、辣椒、香叶、桂皮、草果、豆蔻），再放入小葱、香菜根翻炒。

⑤ 将海鲜酱与沙茶酱按1：1的比例放入，再加入适量腐乳汁、1块腐乳、1勺料酒、2勺酱油以及泡花生的水，翻炒均匀。

⑥ 汤汁烧开，下入炸好的猪手和泡好的花生，调入适量盐、白糖，改小火加盖熬制。

⑦ 中小火焖煮60分钟后，下入炸制过的山药，大火勾芡收汁，即可盛出食用。

养生小贴士

秋季易干燥，可食用花生饮或花生粥治疗肺燥干咳。

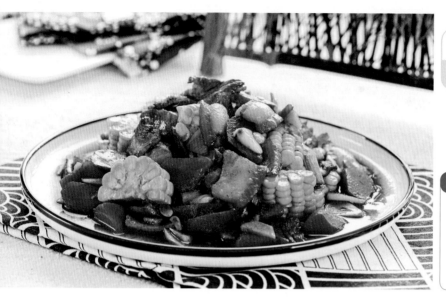

食疗功效

润肺养肺

·烹饪小窍门·

冰糖可增加菜的香甜口感，还可以产生自来芡的效果。

胡萝卜红烧肉

食材

胡萝卜、玉米、五花肉、葱、姜、蒜、冰糖、料酒、生抽、老抽、植物油各适量。

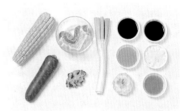

制作方法

① 胡萝卜、葱、姜、蒜切块，五花肉切片，玉米煮熟切块备用。

② 开小火，锅内少油，油热后加入五花肉，慢煸五花肉至有焦边，放入葱、姜、蒜。

③ 煸炒至五花肉吐油，呈焦黄色，放入胡萝卜，翻炒均匀。

④ 烹入适量料酒，倒入开水，开锅后调入适量老抽、生抽。

⑤ 盖上盖，小火焖煮5～10分钟。

⑥ 下入煮熟的玉米后，再加入六七颗冰糖，收浓汤汁即可。

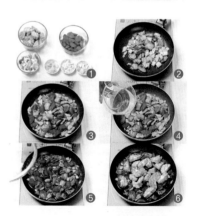

养生小贴士

黄色的食物富含 β－胡萝卜素，有助于保护呼吸系统。

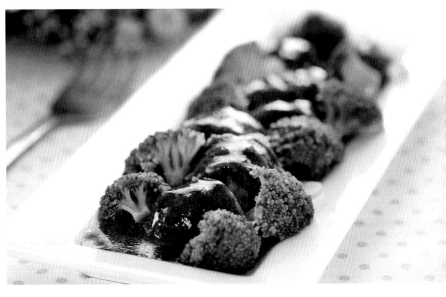

食疗功效

养肺润肺

·烹饪小窍门·

把海参剖开之后在里面撒上一层干淀粉，这样可使酿进去的东西在最后切的时候不至于脱落。

百合山药扒海参

食材

百合（大头的）1个，铁棍山药半根，海参1头，西蓝花、大蒜、盐、淀粉、蚝油、植物油各适量。

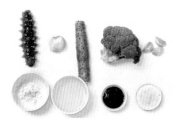

制作方法

① 山药切片，百合掰瓣，西蓝花焯水，蒜切片备用。
② 百合和山药上锅蒸制10分钟。
③ 把海参剖开之后在里面抹上薄薄的一层干淀粉。
④ 百合和山药出锅后碾成泥状，山药里可放入一点盐。
⑤ 将山药和百合一起放入海参中，上锅蒸10分钟。
⑥ 蒸好后将海参切成段摆在盘中，中间摆上焯好的西蓝花。
⑦ 锅中倒入底油，油温不要太高，放入蒜片、1大勺蚝油，并加入水。
⑧ 锅中勾入少量淀粉调成汁，最后淋在海参上即可。

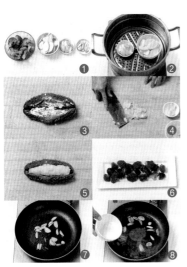

养生小贴士

食用山药宜尽量蒸制，这样可以最大程度保持其营养素。

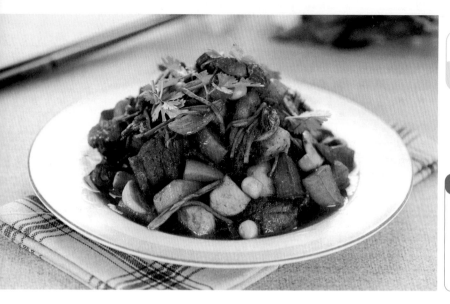

食疗功效

清热化痰

·烹饪小窍门·

炒金针菇不要焯水，这样能最大限度保持金针菇的口感。

白玉四宝

食材

鸭胸肉、金针菇、白萝卜、荸荠、豌豆、彩椒、葱、姜、蒜、水淀粉、料酒、酱油、蚝油、植物油各适量。

制作方法

1. 金针菇切段，白萝卜、彩椒、荸荠切块备用。
2. 葱切段，姜、蒜切片备用。
3. 鸭胸肉中放入葱、姜、料酒、酱油、蚝油和水淀粉腌制 10 分钟。
4. 锅中倒入底油，然后放入腌制好的鸭胸肉煎至两面金黄。
5. 将鸭胸肉盛出改刀成块。
6. 另起锅，倒入底油，放入葱段、姜片、蒜片。
7. 放入鸭胸肉块、彩椒块、白萝卜块、金针菇段翻炒。
8. 放入一大勺酱油，再放入荸荠，最后放入豌豆翻炒一下，即可出锅。

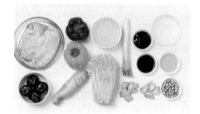

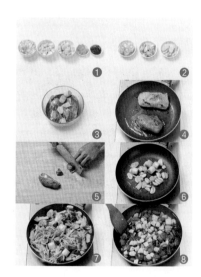

养生小贴士

金针菇具有很高的营养价值，凉拌口味尤佳。

食疗功效
润燥 健脾胃

·烹饪小窍门·
胡萝卜擦丝后加盐去除水分，可以去掉胡萝卜的土腥味。

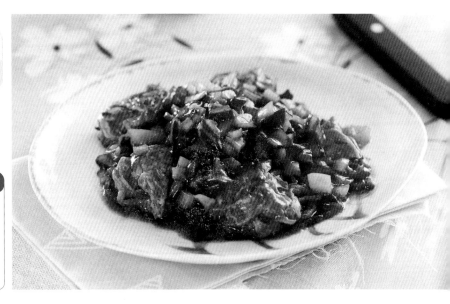

素咕咾肉

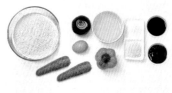

食材
胡萝卜一根半，鸡蛋1个，面粉、彩椒、洋葱、番茄酱、盐、白糖、醋、植物油各适量。

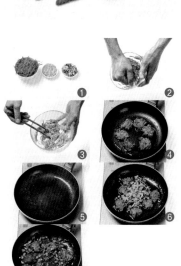

制作方法
① 取一根半胡萝卜用擦子擦成丝。取彩椒和洋葱各1/4个切成小粒备用。

② 在胡萝卜丝中加入1小勺盐，腌制5分钟后，挤净水分。

③ 在胡萝卜丝中放入半个鸡蛋的蛋清，再放入与胡萝卜1∶1比例的面粉调成糊。

④ 起锅，倒入底油，五成油温，将胡萝卜丸子下锅，炸至金黄色，捞出备用。

⑤ 另起锅，锅内用水澥开番茄酱，加入白糖、醋、盐调味。

⑥ 调味后，放入切好的彩椒、洋葱粒，然后放入炸好的胡萝卜丸子。

⑦ 翻炒均匀即可。

养生小贴士
平时生活中，有很多老年人喜欢生吃胡萝卜。而中医认为，胡萝卜属于生冷的食物，食欲不好或者是脾胃虚寒的人不宜生吃。

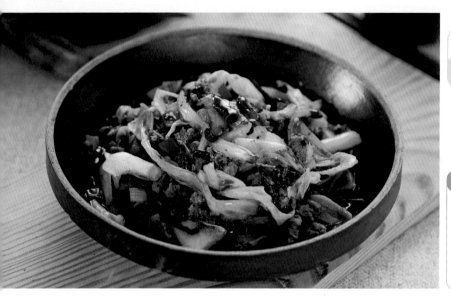

食疗功效

润肺止咳

·烹饪小窍门·

用两次煸炒的方法
能最大限度地保留
白菜的水分，吃起
来口感更爽脆。

风味小炒白菜

食材

白菜、瘦肉末、彩椒、芹菜、香葱、大葱、干辣椒、
姜、蒜、白糖、油豆豉、黄酱、酱油、植物油各适量。

制作方法

1. 香葱、彩椒、芹菜切粒备用，葱、姜切片备用，干
辣椒切小段备用。
2. 白菜洗净切成长条。
3. 大火少油，放入白菜第一次煸炒，炒至菜叶有一点
焦黄色（焦边）时，倒出备用。
4. 另起锅放油，放入瘦肉末煸散，然后下入干辣椒、
葱、姜、蒜、油豆豉、黄酱煸炒。
5. 然后放入白菜继续煸炒。
6. 加入半勺白糖、1勺酱油、彩椒、芹菜、香葱等配
料，迅速煸炒出锅即可。

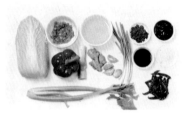

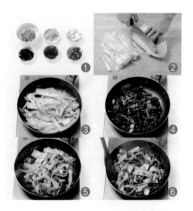

养生小贴士

白菜偏凉偏寒，对于脾胃虚寒或者中老年人来讲，
配上一点红肉，能够中和温凉。

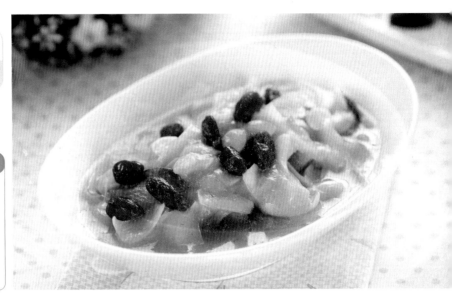

食疗功效
养肺润肺

·烹饪小窍门·

切冬瓜片的技巧：第一刀不断开，然后第二刀断开，这种切法称为"夹刀片"。

养肺三宝

食材

冬瓜、精肉火腿、小虾米、甜杏仁、百合、淀粉、葱、姜、盐、料酒、植物油各适量。

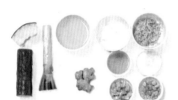

制作方法

① 百合提前浸泡一夜，火腿切片，葱、姜切块备用。

② 冬瓜去皮，切片中间开口夹火腿片装盘。

③ 冬瓜火腿里撒入少许盐，再放入葱和姜，上蒸锅蒸制 6～7 分钟。

④ 热锅，少油，放入葱姜和 3 大勺小虾米煸炒。

⑤ 待虾米炒至金黄色，加入热水熬制 1～2 分钟，制作高汤。

⑥ 将高汤中的葱姜和虾米滤出。杏仁去尖，与百合一同加入锅中继续熬制。

⑦ 水与淀粉以 4:1 比例勾芡后倒入汤中，再调入料酒和盐。

⑧ 将蒸好的冬瓜火腿里的葱姜挑出，浇上勾好芡的高汤即可。

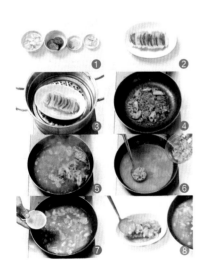

养生小贴士

杏仁种类繁多，药用的甜杏仁有润肺、止咳和化痰的作用，选购时要注意区分。

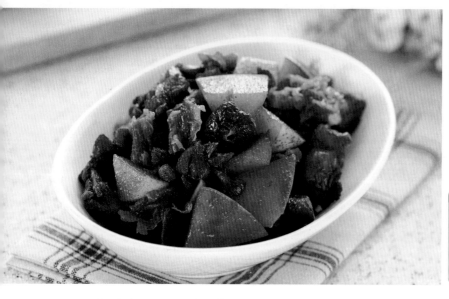

·食疗功效·

**润肺化痰
温中补脾**

·烹饪小窍门·

腌制鸡肉时，加
入少许山楂水，
可以去除腥味。

冰糖雪梨鸡

食材

鸡腿肉、雪梨、山楂干、银耳、姜、冰糖、盐各适量。

制作方法

① 山楂干泡水备用。鸡腿肉切块，雪梨带皮切块，姜切片备用。银耳泡发备用。

② 鸡腿肉加入适量盐、少许山楂水腌制。

③ 锅内倒入少量水，开锅后加入10克左右的冰糖，中火熬制糖色。

④ 待冰糖冒小细泡，炒成琥珀色时，下入鸡腿肉，翻炒均匀。

⑤ 加入适量姜片和开水，熬至开锅后下入山楂和雪梨，继续炖煮。

⑥ 然后放入银耳。

⑦ 待汤汁收浓后即可出锅。

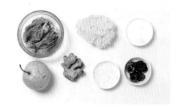

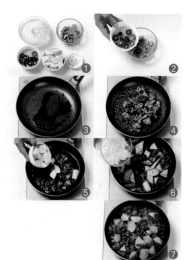

养生小贴士

润肺去痰首选雪梨，雪梨粗糙的梨皮比梨肉润肺去痰的功效更好。而冰糖比白砂糖润肺的作用更佳。

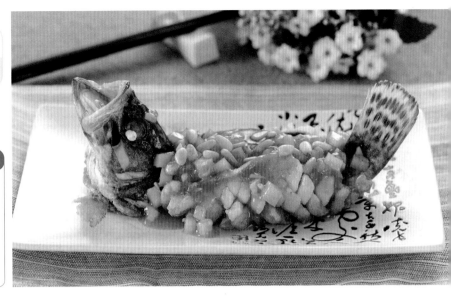

食疗功效

润肺润肠

·烹饪小窍门·

加鸡蛋清腌制鱼肉，可以使得鱼肉口感更佳，还可以更好地裹匀淀粉。

松子鳜鱼

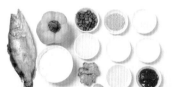

食材

鳜鱼1条，松子、鸡蛋、彩椒、姜、玉米淀粉、胡椒粉、白糖、盐、番茄酱、料酒、白醋、植物油各适量。

制作方法

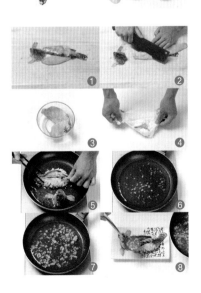

① 鳜鱼从鳍部去头，贴骨片去大骨刺，去掉腹刺，保留鱼尾。

② 鱼肉打上麦穗花刀。姜切末、彩椒切粒、松子剥好备用。

③ 鱼肉上撒适量盐、胡椒粉、料酒和鸡蛋清腌制。

④ 将玉米淀粉倒入塑料袋中，放入鱼肉摇晃20秒，使鱼肉均匀裹上淀粉。

⑤ 热锅，倒入大量底油，开大火，待油温五成热，放入鱼肉及鱼头炸1分钟定形后，改中小火再炸制5分钟，沁炸至成熟，捞起装盘。

⑥ 热锅少油，炒香姜末，下入适量番茄酱、白糖、白醋、盐、清水，大火熬制，把白糖熬化即可。

⑦ 下入彩椒粒，勾入玉米淀粉，烹入热油后出锅。

⑧ 将熬制好的汁浇在鱼上，最后撒上松子即可。

养生小贴士

肺与大肠相表里，而鳜鱼和松子两种食材结合在一起，可以"强强联手"，补肺润肠。

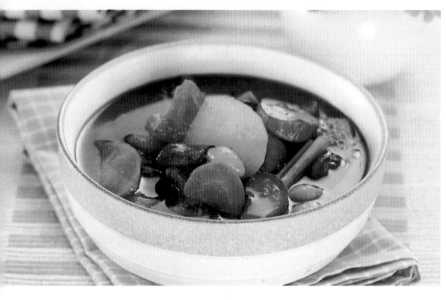

食疗功效

冬季养肺

·烹饪小窍门·

菌菇经过煎炸后再做汤，味道更香浓。

暖冬虾菇汤

食材

大虾、口蘑、鸡腿菇、杏鲍菇、白萝卜、胡萝卜、白果、番茄、芹菜、葱、姜、盐、白糖、麻酱或海鲜酱、植物油各适量。

制作方法

① 将大虾摘出虾头，葱、姜切片，白果焯熟备用。

② 将口蘑、鸡腿菇、杏鲍菇、白萝卜、胡萝卜、番茄切成滚刀块备用。

③ 热锅，倒入底油，将口蘑、鸡腿菇、杏鲍菇下锅，炸至金黄色后捞出控干油。

④ 将葱、姜放入锅中煸炒，然后下入虾头，用勺背轻轻地敲击虾头，使虾油快速渗出。

⑤ 锅中加入适量开水，大火烧开。

⑥ 开锅后，放入白萝卜、胡萝卜、蘑菇、番茄、芹菜、白果等配菜。

⑦ 待虾油完全融入至汤中后，将虾头捞出。

⑧ 加入适量的盐和白糖，待汤的底味烧出即可关火，再依据个人口味加入麻酱或者海鲜酱调味。

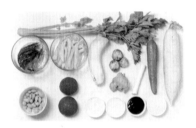

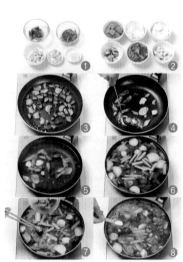

养生小贴士

蘑菇里的蛋白质和多糖类是不怕高温煎炸的。类似的还有萝卜、胡萝卜、番茄。

食疗功效

清热润肺
调经活血

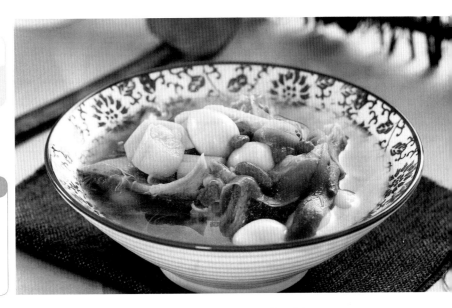

·烹饪小窍门·

霸王花口感较好，
非常容易入味，
在做炖菜时可以
增加菜的香味。

霸王花珍珠龙骨汤

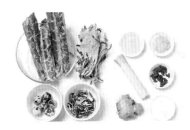

食材

龙骨500克，霸王花150克，鹌鹑蛋6个，陈皮、枸杞、葱、姜、胡椒粉、盐、料酒各适量。

制作方法

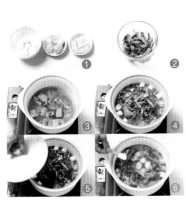

1. 大葱切段，姜切片，鹌鹑蛋剥皮备用。
2. 霸王花用水泡开后，去掉根部，撕成长条状的碎片备用。
3. 锅中加水煮开，放入龙骨焯制，去掉血沫。
4. 将焯好的龙骨盛出放入砂锅中，再倒入适量开水，开火，依次下入葱段、姜片、适量料酒、陈皮、霸王花和鹌鹑蛋。
5. 砂锅盖盖炖煮，煮开后，小火炖一个半小时左右。
6. 出锅前放入少许盐、胡椒粉、枸杞子，再煮3～5分钟即可出锅。

养生小贴士

霸王花鲜品寒性较重，蒸过或者晒过后寒性大减，加上有花期限制，因此煲汤或药用多用干花。买霸王花干品最好挑选带绿色的生晒花，枯黄陈年的花煲汤味道苦涩。

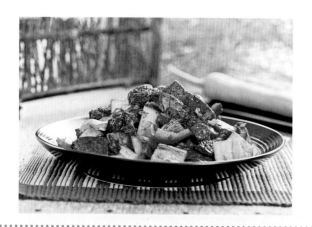

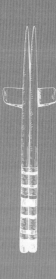

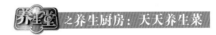

之养生厨房：天天养生菜

慢性病对症食疗篇

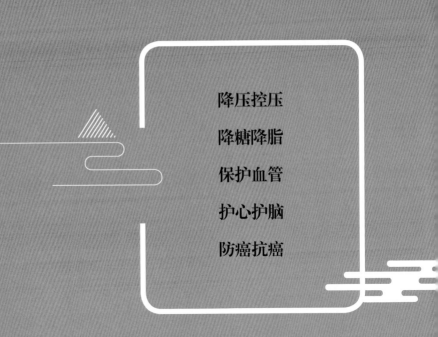

降压控压

降糖降脂

保护血管

护心护脑

防癌抗癌

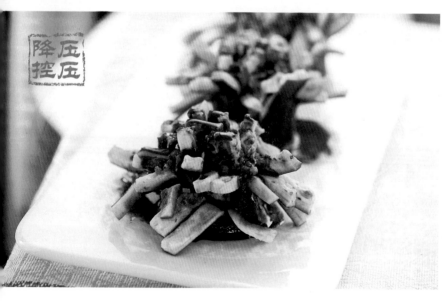

降压控 压压

食疗功效

降压 补血

·烹饪小窍门·

为了在切花刀时不把茄子切断，可以在茄子底部的两边分别放上一根筷子阻挡。

无油菊花茄子

食材

长茄子1根，瘦肉馅、鸡蛋、葱、姜、蒜、麻酱、酱油、料酒、香油、米醋各适量。

制作方法

❶ 茄子先切段，再切十字花刀，根部不要切断。葱、姜、蒜切末备用。

❷ 瘦肉馅中放入适量料酒、酱油、鸡蛋液、葱姜末、香油，搅拌均匀。

❸ 将肉馅酿在切好十字花刀的茄子根部。

❹ 上汽后蒸15分钟。

❺ 用适量酱油和水调制麻酱，再加入适量蒜蓉，少量米醋调味。

❻ 将调好的酱汁浇在蒸好的菊花茄子上即可。

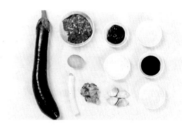

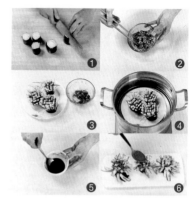

养生小贴士

茄子有很多种，紫茄子中所含花青素较多，绿茄子中含钾、维生素C较多。紫茄子更吸油，日常炒菜用绿茄子更健康。

食疗功效

降压 降脂 降糖

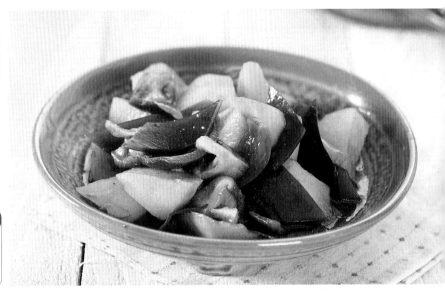

·烹饪小窍门·

土豆需要切大一些，否则容易碎。

压锅土豆

食材

土豆、海带、香菇、洋葱、压锅酱、姜、蒜、植物油各适量。

制作方法

① 土豆、洋葱、香菇切块。

② 海带切菱形块。姜切末、蒜切粒备用。

③ 热锅倒入底油，放入姜末、蒜粒炒香，再加入切好的洋葱爆香。

④ 将土豆、香菇、海带和压锅酱下锅翻炒均匀，加入适量水烧开。

⑤ 将炒制的全部食材放入高压锅内。

⑥ 上汽后压制6分钟即可。

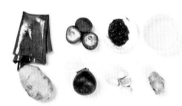

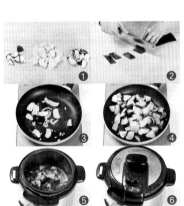

养生小贴士

土豆中的淀粉是抗性淀粉，它所含的热量并不高，100克土豆所含的热量相当于25克生米，因此糖尿病患者或者血栓患者也是可以适量食用的。

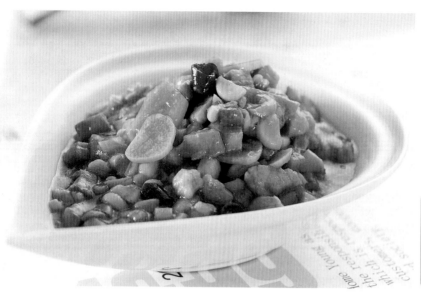

·烹饪小窍门·

为了少油，做这
道菜时要用小火
而不是爆炒。

降压炒三丁

食材

玉米渣、杏鲍菇、鸡胸肉、鸡蛋、葱、姜、蒜、淀粉、
盐、白糖、鲜酱油、料酒、植物油各适量。

制作方法

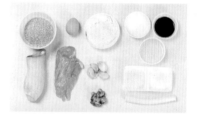

❶ 玉米渣用 8 倍的水泡 8 个小时，再上蒸锅蒸熟，不
要换水。

❷ 将杏鲍菇与鸡胸肉按玉米渣大小切丁。葱、姜、蒜
切片，辣椒掰碎备用。

❸ 将 1 个鸡蛋中 1/3 的蛋清、1 平勺淀粉与少量盐，加
少量清水调匀。

❹ 再将鸡丁放入，打匀上浆。鸡肉上浆时，搅拌时顺
着一个方向，上浆后放置一会儿。

❺ 少许油下锅，然后先下杏鲍菇。

❻ 待杏鲍菇四周微微泛起焦黄色，再下入浆好的鸡
丁，用小火炒开。

❼ 关小火，倒炝锅下入姜片、辣椒及蒜蓉。最后下入
玉米渣，烹入少许料酒、少量盐与白糖以及鲜酱油
调色。

❽ 加入水淀粉勾芡，炒熟出锅。

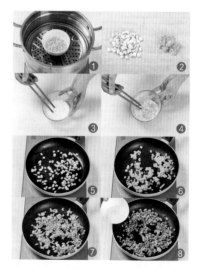

养生小贴士

高血压人群的膳食，要注意少用盐或者是用酱油代替盐来降低钠的摄入量。

食疗功效

健脾 降压

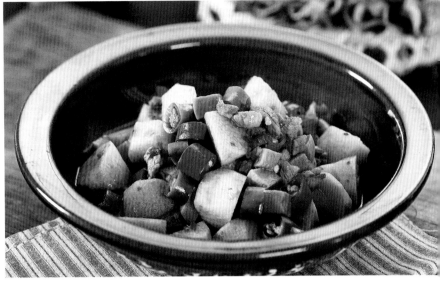

·烹饪小窍门·

山药焯水可以去掉表面黏液，能使口感变好。

山药烧猪肉

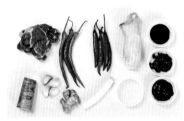

食材

猪肉、山药、杏鲍菇、红绿尖椒、葱、姜、蒜、郫县豆瓣酱、番茄酱、酱油、植物油各适量。

制作方法

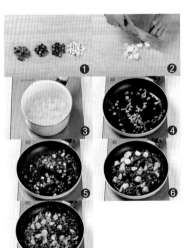

1 猪肉、杏鲍菇、红绿尖椒切丁备用，葱、姜、蒜切末备用。

2 山药去皮切段。

3 将山药热水下锅焯 3 ~ 4 分钟捞出备用。

4 热锅，倒入底油，将猪肉炒散。

5 加入豆瓣酱、葱姜蒜末、番茄酱、杏鲍菇、酱油煸炒均匀。

6 再放入焯好的山药段，加入适量开水烧制 5 分钟。

7 出锅前加入红绿尖椒炒匀即可。

养生小贴士

杏鲍菇还有抗癌、降脂的功效。

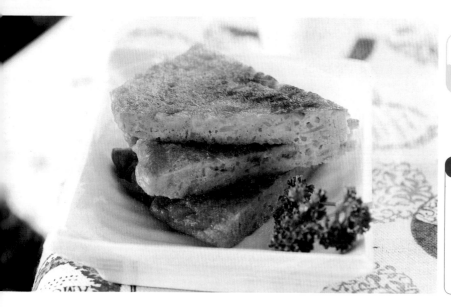

食疗功效

控制血压

·烹饪小窍门·

调味可加5克盐及半勺葱姜水，胡椒粉、味精都不加，香味从香蕉豆面而来。

香土杂面饼

食材

土豆、香蕉、鸡蛋、白面、小米面、豆面、盐、葱、姜、植物油各适量。

❶ 土豆削皮切丝。

❷ 香蕉1根去皮用刀碾成泥。葱、姜切片泡水备用。

❸ 先打两个鸡蛋，和香蕉泥调匀。

❹ 再放入土豆丝、3份白面、2份小米面、1份豆面，边加水边调成面糊。

❺ 面糊调匀后，加入适量盐、半勺葱姜水调味。

❻ 热锅，少许底油，将面糊在锅中摊平。

❼ 两面煎至成熟后即可出锅。

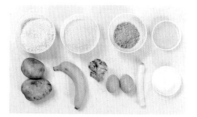

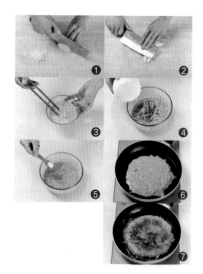

养生小贴士

土豆等薯类是低血压人群补充营养以及摄入糖分的重要食材。

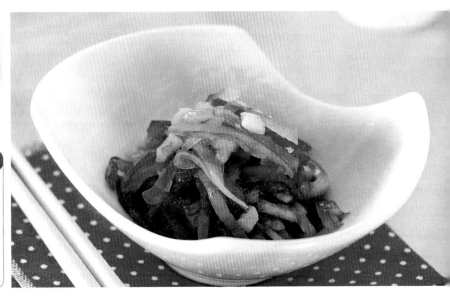

·烹饪小窍门·

高血压人群忌食辛辣，因此可将蒜末、花椒置于油中煸炒，之后去渣留油。

西瓜皮拌海蜇

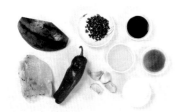

食材

西瓜皮、海蜇、彩椒、花椒、蒜、盐、陈醋、生抽、植物油各适量。

制作方法

❶ 西瓜皮的白瓤切成细丝，放入少许盐腌制。
❷ 彩椒切丝，蒜切末备用。
❸ 海蜇皮切成条。
❹ 用 70 ~ 80 度的水快速焯烫海蜇，过凉。
❺ 热锅后倒入底油，放入花椒煸香，然后捞出花椒粒。
❻ 再放入蒜末煸炒至浅金黄色。
❼ 将西瓜皮和海蜇倒入碗中，加入彩椒丝，再加 1 勺陈醋，少许生抽。
❽ 最后倒入煸好的蒜油拌匀即可。

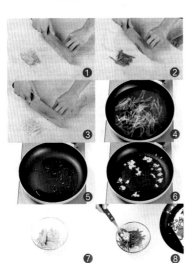

养生小贴士

海鲜中除海蜇外，海参同样适合痛风患者食用。

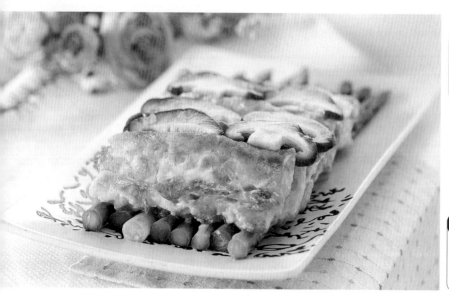

·烹饪小窍门·

做这道菜一定要
用平底锅。

改良锅塌豆腐

食材

北豆腐、芦笋、香菇、鸡蛋、面粉、葱、盐、植物油
各适量。

制作方法

❶ 葱切成段。豆腐切成 1 厘米的厚片，撒一点盐，放
上一些葱段腌制 15 分钟。

❷ 香菇切片。芦笋焯水 5 秒钟捞出备用。

❸ 1 个生鸡蛋打匀。

❹ 将豆腐先蘸面粉，再蘸蛋液，六面蘸全。

❺ 锅中少油，将豆腐下入小火煎制。

❻ 下入葱段、香菇炒香。

❼ 待豆腐将要煎熟，下入适量水炖 1 分钟，更易入味。

❽ 豆腐呈金黄色即可出锅，与芦笋一起摆盘。

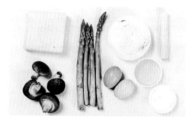

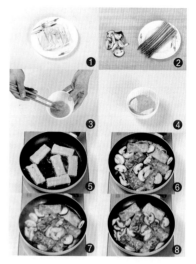

养生小贴士

因长期的素食或者饮食不均衡导致血压异常的人
群，可以不吃肉，但是可以吃点豆腐来补充蛋白质。

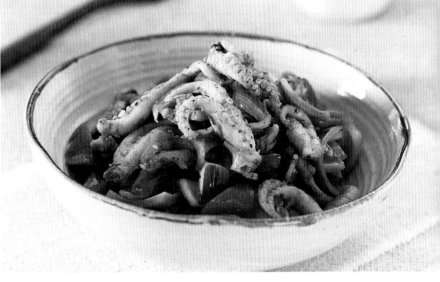

·烹饪小窍门·

八爪鱼炒熟后会缩短，所以切段时不要太短。

尖椒八爪鱼

食材

八爪鱼、洋葱、红绿尖椒、姜、蒜、盐、白糖、植物油各适量。

制作方法

① 将八爪鱼切成长度适中的段。
② 快速焯烫至七八分熟，捞出。
③ 将洋葱、尖椒切片，姜、蒜切碎，备用。
④ 锅中倒入底油，放入姜、蒜爆香。
⑤ 下入八爪鱼炒香。
⑥ 放入洋葱、红绿尖椒翻炒。
⑦ 放入适量的盐和白糖翻炒，出锅即可。

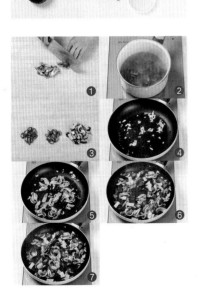

养生小贴士

体内缺锌，会使人没有食欲，还可能会有异食癖。一旦发现有这种情况，一定要到医院去检测一下，看看是不是锌缺乏。

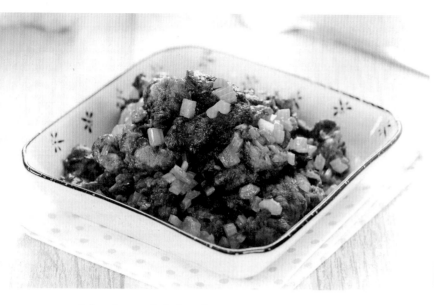

·烹饪小窍门·

香椿要选叶子小、梗粗的，味道更好。绿色的香椿要比红色的香椿味道更香一些。

煎烹香椿肉

食材

香椿、猪肉、芹菜、胡萝卜、面粉、鸡蛋、盐、料酒、香油、鲜酱油、植物油各适量。

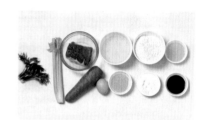

制作方法

❶ 香椿、芹菜、胡萝卜切末备用。

❷ 猪肉顶刀切片，肉片切成约与刀背薄厚相当。

❸ 将切好的猪肉放入碗里，加入适量盐、料酒、鲜酱油顺时针搅匀腌制。

❹ 在 50 克面粉中打入 1 个鸡蛋，加入 50 克水调匀成面糊。

❺ 在面糊中放入香椿末、胡萝卜末以及腌好的肉搅拌均匀。

❻ 将切好的芹菜末放入料酒、鲜酱油、香油调成清汁备用。

❼ 起锅，倒入适量植物油，将腌好的肉馅放入锅中。

❽ 肉馅煎至两面金黄，然后调成中小火翻炒。最后淋入调好的芹菜清汁，快速翻炒几下即可出锅。

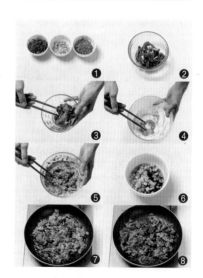

养生小贴士

香椿是一种非常适合春季养生的应季食材。春季是高血压的高发季节，这道菜有辅助降压的功效。

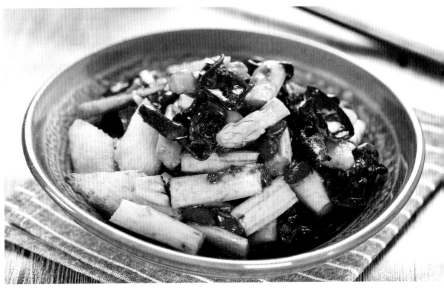

食疗功效

辅助降血压

·烹饪小窍门·

选购芦笋时，一定要选根部呈翠绿色的鲜嫩芦笋，根部发白的较老。

酱香三宝

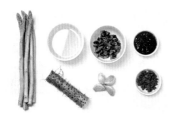

🥗 **食材**

芦笋、山药、木耳、枸杞、蒜、黄酱、植物油各适量。

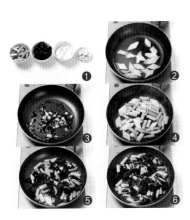

📝 **制作方法**

❶ 木耳提前泡发备用，芦笋切段、山药去皮切块、蒜切末备用。

❷ 山药块在开水中加盐焯制 1 分钟备用。

❸ 炒制酱料：锅内倒入适量油，放入蒜末煸香，加入 2 勺黄酱，小火煸炒 1 分钟盛出备用。

❹ 另起锅倒入少许油，放入山药、芦笋炒去水汽。

❺ 加入炒制的酱料、木耳，继续煸炒均匀。

❻ 最后放入枸杞，再翻炒 30 秒左右即可出锅。

养生小贴士

芦笋具有清热生津、清肺解毒、软化血管的功效，对降血压有很好的辅助作用。山药也有预防动脉粥样硬化和降血压的功效。

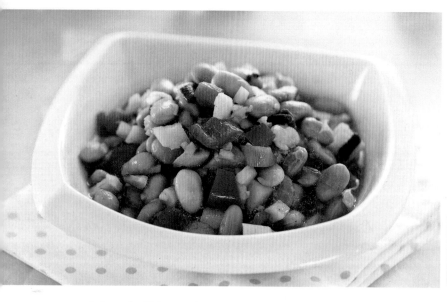

食疗功效

降压护血管

·烹饪小窍门·

毛豆先炒再煮，
香味会更加浓郁。

美味酱毛豆

食材

毛豆、香菇、荸荠、红椒、黄豆酱、八角、花椒、葱、
姜、蒜、植物油各适量。

制作方法

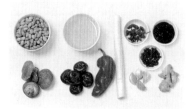

① 将洗干净的香菇、荸荠和红椒切成丁，将葱切小
　段、生姜切片、大蒜切末备用。

② 热锅，倒入少许底油，放入葱、姜、八角、花椒炒
　香，再放入毛豆翻炒。

③ 锅中加入开水煮 5 分钟后，将食材捞出并用筷子把
　姜和八角拣掉。

④ 另起锅，倒入底油，将香菇丁下锅，放入黄豆酱煸
　炒。

⑤ 再放入荸荠丁、毛豆、蒜末、红椒丁翻炒。

⑥ 出锅前撒上少许葱花即可。

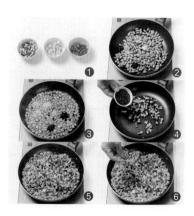

养生小贴士

毛豆除了可以炒制，还可用来凉拌，美味又营养。

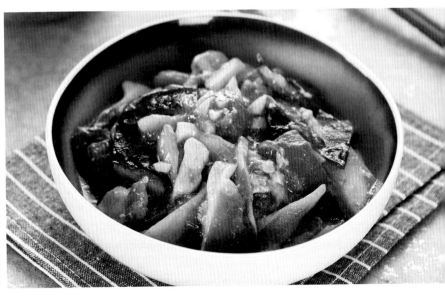

食疗功效

平稳血压

烹饪小窍门

锅烧热后放一片生姜，沿着锅边擦一下，防止原材料和锅底粘连。

香煎时蔬

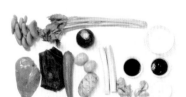

食材

鸡肉、平菇、洋葱、土豆、胡萝卜、芹菜、海带、鸡蛋、葱、姜、蒜、水淀粉、盐、蚝油、酱油各适量。

制作方法

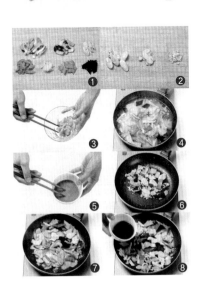

① 鸡肉、洋葱、土豆、胡萝卜、芹菜、海带切片，平菇切成小块备用。

② 葱切段、姜切片、蒜切粒备用。

③ 鸡肉片用淀粉、蛋清浆制。

④ 将浆制过的鸡肉片与土豆片、胡萝卜片、芹菜片、海带片、平菇块一同焯水，开锅后捞出备用。

⑤ 碗中放入蚝油、酱油、水淀粉，比例为2:1:1，搅拌均匀备用。

⑥ 锅烧热后，改成中火，用姜片擦锅底，然后依次放入葱段、姜片、蒜粒和洋葱，中火慢煎。

⑦ 再放入焯好水的所有食材翻炒。

⑧ 最后倒入调好的酱汁，翻炒一下，出锅即可。

养生小贴士

芹菜可有效平稳血压。土豆可保护血管。洋葱亦有助于血管的软化扩张。

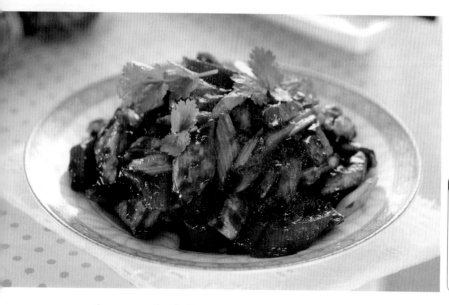

·烹饪小窍门·

白豆干要用小火慢慢地煸炒，煸的时间越长，其韧性就越好。

降压小炒

食材

白豆干、胡萝卜、芹菜、白糖、淀粉、酱油、蚝油、植物油各适量。

制作方法

❶ 将白豆干、胡萝卜、芹菜分别切成菱形块备用。

❷ 将酱油、蚝油、白糖和淀粉调成碗芡，比例为10：2：1：1。

❸ 锅中倒入底油，放入白豆干小火煸炒。

❹ 白豆干煸炒至金黄色后，再放入胡萝卜小火慢煸。

❺ 胡萝卜煸炒变软后，改大火，放入芹菜翻炒。

❻ 烹入调好的碗芡，翻炒一下，出锅即可。

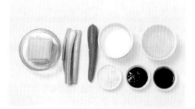

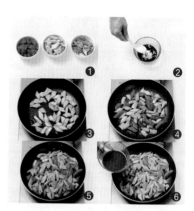

养生小贴士

豆腐干比豆腐要韧得多，不宜多吃，尤其对于中老年人来说，豆腐干如果吃多了，消化起来比较困难。

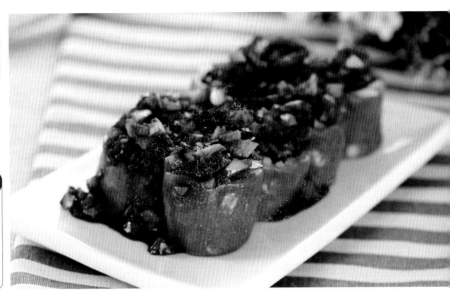

食疗功效

降三高

·烹饪小窍门·

和面时加点植物油，并且一定要搓面，可使油面均匀融合在一起。

控压莜面墩墩

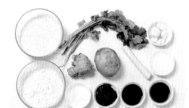

食材

莜面、白面、土豆、葱、姜、蒜、香菜、盐、豆瓣酱、酱油、醋、植物油各适量。

制作方法

❶ 煮一锅开水备用。土豆切丝，香菜切碎，葱、姜、蒜切末备用。

❷ 把莜面与白面按 3∶1 的比例混合在一起，500 克面用 350 克开水烫，进行和制。

❸ 在和好的面团里加入 2 克植物油，搓匀后切开擀制成长方形的面饼。

❹ 在土豆丝中加入适量盐和香菜调味。

❺ 将土豆丝卷进莜面饼里，制成莜面卷。

❻ 将莜面卷改刀切成莜面墩墩，上汽蒸制 15 分钟。

❼ 热锅，倒入少许底油，开小火炒豆瓣酱，然后加入少量盐，放入葱花、姜末、蒜末、酱油调味，出锅前加入 3 勺醋。

❽ 将炒好的汁浇在蒸好的莜面墩墩上即可。

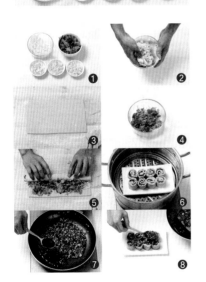

养生小贴士

莜面虽然好，但不易消化，所以要粗细粮搭配，并控制总量。粗粮一般每个人每天可以食用 50～100 克，对于胃不好的人，50 克最为适宜。

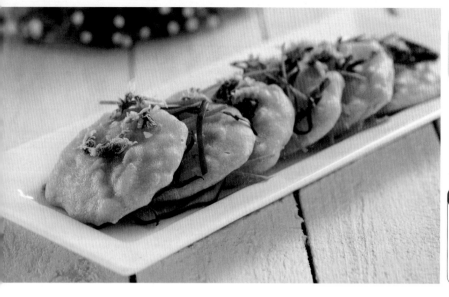

·烹饪小窍门·

加入奶粉可以增香，并使饼更加松软。

三金燕麦早餐饼

食材

燕麦50克，鸡蛋1个，玉米面、白面、奶粉、干菊花、植物油各适量。

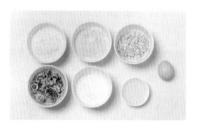

制作方法

① 将干菊花泡水后，取菊花水备用，菊花切碎备用。取1个鸡蛋打散搅匀备用。

② 将玉米面、白面和奶粉以2：1：1的比例放入碗中，加入鸡蛋液，一起搅拌均匀。

③ 再向碗中加入50克燕麦和适量的菊花水并搅拌。

④ 锅中刷少许植物油，用勺子下入面糊，摊成小饼。

⑤ 盖上盖烹制。

⑥ 饼的表面烹制至松软，底部酥脆金黄时出锅。

⑦ 用切碎的菊花点缀后即可食用。

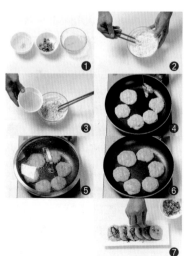

养生小贴士

玉米面、燕麦都是粗粮，富含膳食纤维，可降压控糖降脂。菊花是中医和西医公认的控压食材。

食疗功效

补钙 控压
利消化

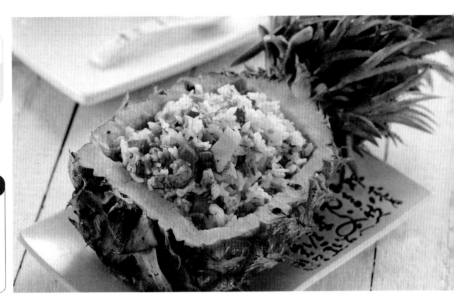

·烹饪小窍门·

燕麦米可提前泡
半个小时，然后
再蒸熟，二次加
工有利于消化。

虾仁菠萝饭

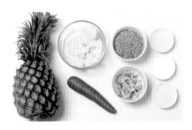

食材

菠萝1个，米饭、燕麦米、虾仁、胡萝卜、盐、白糖、
植物油各适量。

制作方法

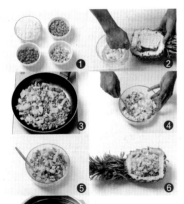

❶ 胡萝卜、虾仁切丁备用。米饭提前蒸好，燕麦米提
前泡半小时后蒸熟备用。

❷ 菠萝切开，菠萝肉用刀划十字，用勺舀出，去掉肉
的菠萝壳留下备用。

❸ 锅烧热，倒入少许油，下入虾仁、胡萝卜丁煸炒成
熟，再放入菠萝肉煸炒后出锅备用。

❹ 在蒸好的米饭中加入少许燕麦米搅拌均匀，再放入
适量盐和白糖。

❺ 倒入炒好的胡萝卜、菠萝和虾仁，拌匀。

❻ 将菠萝饭盛入菠萝壳中。

❼ 上锅蒸制15分钟即可出锅。

养生小贴士

黄色水果，例如橙子、柚子、香蕉、菠萝、芒果
等，含钾都非常丰富，有利于降压。

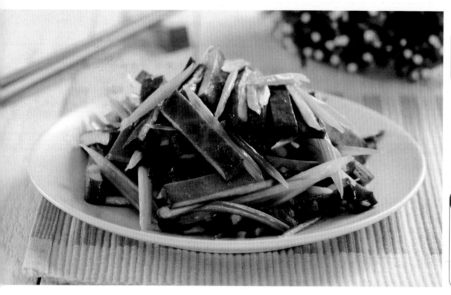

食疗功效

补钙 控压

·烹饪小窍门·

芹菜切成厚眉毛段，不会撕出筋，口感更好。

香干芹菜

食材

香干、芹菜、葱、姜、水淀粉、盐、植物油各适量。

制作方法

① 葱、姜切末，香干顶刀切条备用。

② 芹菜洗净，斜刀断筋，切厚眉毛段备用。

③ 芹菜简单焯烫四五秒钟捞出。

④ 热锅，倒入底油，香干下锅煎炒，煎至表面呈浅金黄色。

⑤ 将焯好的芹菜下锅与香干合炒，同时下入切好的葱、姜倒炝锅，并翻炒均匀。

⑥ 出锅前，调入 1 克盐和少量水淀粉，勾芡盛出。

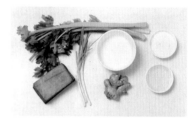

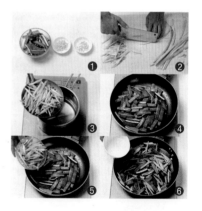

养生小贴士

芹菜的茎和叶都可以入菜，芹菜叶里富含钾，而且它还含有更多的膳食纤维，可以做汤或者凉拌，对于控制血压有很好的作用。

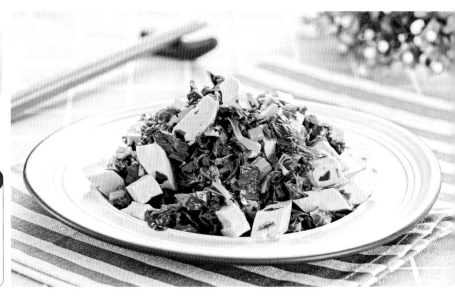

食疗功效

平肝降压
降血脂

·烹饪小窍门·

选择芹菜叶时，一定要选择新鲜的。另外，加入白糖可和味提鲜。

芹菜叶拌香干

食材

芹菜叶 150 克，香干 100 克，盐、白糖、香油各适量。

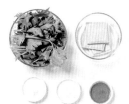

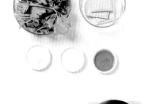

制作方法

1. 芹菜叶洗好，香干切丁备用。
2. 将芹菜叶放入烧开的水里焯煮后过凉。
3. 香干丁焯水，捞出。
4. 将过凉的芹菜叶捞出控干，切碎。
5. 将碎芹菜叶和香干放在一起，加适量白糖、盐和香油，拌匀即可。

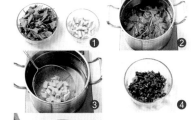

养生小贴士

芹菜性凉、质滑，因此脾胃虚寒、肠滑不固者不宜多食。

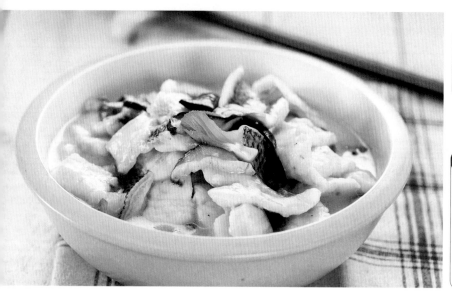

食疗功效

预防高血压与
心血管疾病

·烹饪小窍门·

做鱼汤时，一定
要在鱼煎成表面
微黄后再加入开
水，这样才能做
出奶白色的鱼汤。

过桥鱼片

食材

鲈鱼、油菜、木耳、蘑菇、胡萝卜、豆腐丝、鸡蛋、
葱、姜、淀粉、胡椒粉、盐、料酒、植物油各适量。

制作方法

❶ 胡萝卜、木耳切丝，蘑菇切条，葱、姜切片备用。
❷ 将杀好的鲈鱼去头，后挨着鱼脊骨片开，再贴着两
   侧软骨刺开，使骨头和肉分离。然后将鱼肉片成大
   片，余下的鱼头、鱼尾、鱼骨切成小块备用。
❸ 起锅放油，将鱼头、鱼尾、鱼骨下锅，煎至表面微
   黄，下葱、姜，再烹入料酒。
❹ 锅中加开水，大火熬10分钟。
❺ 将片好的鱼片洗净，加入少量盐和料酒，再加半个鸡
   蛋的蛋清、1勺干淀粉，搅匀上浆。
❻ 另起锅烧开水，先下入胡萝卜丝、蘑菇条、木耳丝，
   再放盐、豆腐丝、油菜，开锅后捞出铺到碗底。
❼ 将鱼骨汤中的鱼头、鱼尾和鱼骨全部捞出，关火。
❽ 待汤温度降到90度左右，下入鱼片，开小火烧开。
   开锅后加盐和胡椒粉，再烧1分钟左右关火，最后
   将鱼肉和鱼汤一同浇到菜上即可。

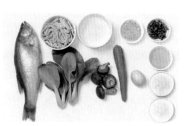

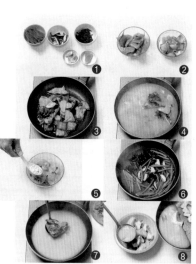

养生小贴士

民间验方有用鲈鱼与葱、生姜煎汤，治小儿消化不良。

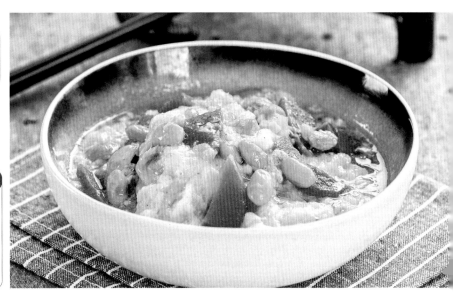

·烹饪小窍门·

蛋清下锅后要一直保持大火，并且顺时针推散鸡蛋液。

金瓜芙蓉羹

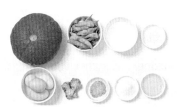

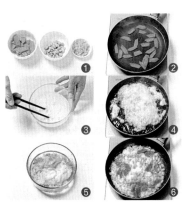

食材

南瓜1个，鸡蛋4个，毛豆、姜、盐、白糖、白胡椒粉、水淀粉、植物油各适量。

制作方法

1. 南瓜去皮切块，毛豆焯煮之后剥皮留粒，姜切末备用。
2. 将南瓜块下锅焯煮，煮至开锅后两三分钟，捞出，放到清水中。
3. 取4个鸡蛋的蛋清打匀，加入等量的水、2克盐和一勺半水淀粉搅拌均匀。
4. 开大火，锅中倒入适量底油，油温五成热时下入搅匀的蛋液，顺时针推散，制作芙蓉。
5. 待蛋液完全定型，迅速捞出并放到煮南瓜的水中，烫煮十几秒钟去油。
6. 锅洗净，加入少许清水、盐、白糖以及白胡椒粉搅匀，下入芙蓉、南瓜块以及毛豆粒，炒匀盛出，撒上姜末即可。

养生小贴士

黄色的食物中一般富含钾，有助于控压。含钙丰富的食物也有助于控压、降压。

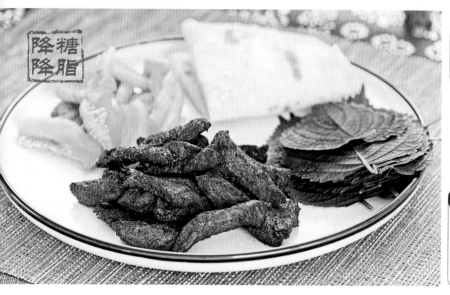

降糖降脂

食疗功效

降血脂　减肥

·烹饪小窍门·

紫苏可以代替葱、姜、蒜等，起到去腥味的作用。

紫苏牛肉卷

紫苏叶、牛肉、烙饼、腐乳、酸黄瓜、淀粉、植物油各适量。

制作方法

① 将烙饼下入平底锅稍微加热。

② 烙饼鼓起来后，取出摔打几下，将饼撕开。

③ 牛肉切小条，用腐乳腌制，再加入少许淀粉抓匀，倒入少许油，锁住香味。

④ 锅里加入少许底油，烧热后平铺牛肉，进行煎制，两面上焦色后盛出。

⑤ 紫苏叶洗净后，放在面饼上。再放上适量煎制好的牛肉、酸黄瓜。

⑥ 卷成卷即可食用。

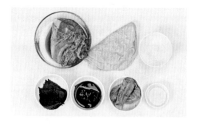

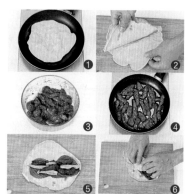

养生小贴士

降血脂方法：补充肌酸加上蔬菜补钙。本道菜中紫苏富含钙，牛肉肌酸丰富。

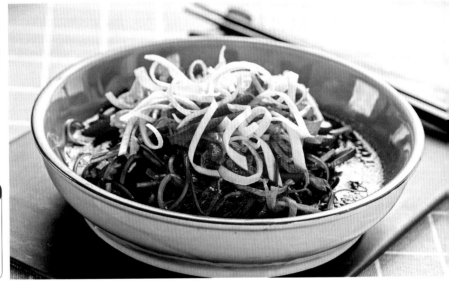

食疗功效

降低餐后血糖

·烹饪小窍门·

把海带切成细丝，一定要卷紧海带片，顶刀切。

上汤海带丝

食材

海带、鸡肉、红椒、葱、姜、盐、海鲜酱油、黄豆酱油、蚝油、植物油各适量。

制作方法

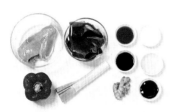

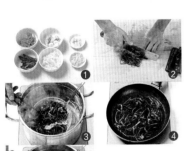

❶ 鸡肉、红椒切丝备用。葱、姜部分切块，部分切丝备用。

❷ 整张海带取边缘部位，先切成3张大小相似的大片，然后将海带片叠在一起卷成卷，再顶刀切成极细的海带丝。

❸ 将切好的海带丝与鸡丝混匀，放进漏勺中，下入放有葱块、姜块、盐的开水中焯烫，保持海带丝不离开漏勺，1分钟后捞起，待水大开再继续焯烫，反复焯烫3次。

❹ 另起锅开火，倒入少许底油，下入葱、姜丝爆香，再依次调入2勺海鲜酱油、2勺黄豆酱油、少许蚝油和1大勺清水烧开，开锅后调入少许盐做好汤汁。

❺ 红椒丝放在海带丝上，再入开水快速焯烫，捞出装碗，把汤汁浇在焯好的海带丝上即可。

养生小贴士

糖尿病患者有合并高血压或高血脂的可能性，因此要注意饮食清淡，减少脂肪和胆固醇的摄入量。

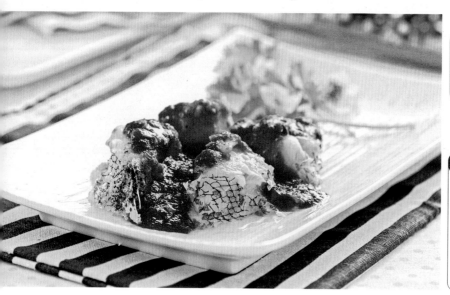

食疗功效

调节血脂
养护血管

·烹饪小窍门·

将银鳕鱼的表面拍上干淀粉，是为了防止鱼肉散掉，并可使鱼肉口感更加酥脆。

桃花银鳕鱼

食材

银鳕鱼1块，火龙果皮、香菇、西红柿、盐、白胡椒粉、干淀粉、酱油、蚝油、植物油各适量。

制作方法

① 火龙果洗净，取皮备用。香菇、西红柿切丁备用。
② 将银鳕鱼表面撒上适量盐和白胡椒粉腌制，然后在鱼肉两面拍上干淀粉。
③ 开火，锅中倒入适量底油，六成油温时，将腌好的银鳕鱼下锅煎制，翻两次面，煎 4 ~ 5 分钟，两面呈金黄色即可盛出。
④ 将煎好的银鳕鱼切小块备用。
⑤ 将火龙果果皮撕碎，放入破壁机中，加入 200 毫升水，打碎成酱。
⑥ 锅中下入香菇丁煸炒，煸香后下入西红柿丁炒匀。
⑦ 然后在锅中加入少量酱油以及蚝油，搅匀盛出。
⑧ 将炒好的酱汁与打碎的火龙果皮酱汁搅匀，浇在煎好的银鳕鱼上一同食用即可。

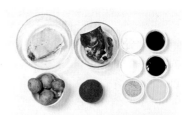

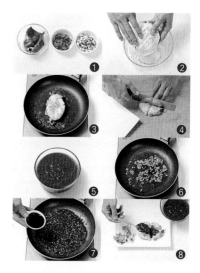

养生小贴士

通常来讲，鱼肉每人每周吃 2 ~ 4 次比较好。

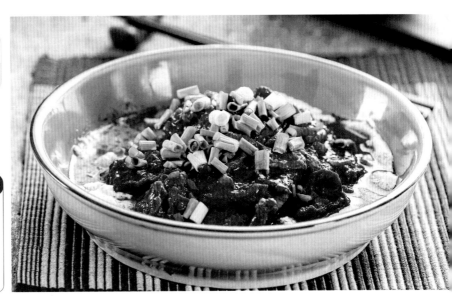

食疗功效

降糖控糖

·烹饪小窍门·

家庭自制豆花时，要按照 500 克豆浆搭配 3 克内脂粉的比例。

牛柳豆花

食材

牛里脊肉、豆浆、葱、姜、蒜、豆瓣酱、内脂粉、盐、干淀粉、鸡蛋清、生抽、料酒、蚝油、植物油各适量。

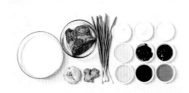

制作方法

❶ 牛里脊肉切薄片，葱、姜、蒜切末，另取部分葱姜泡水，用清水澥开内脂粉备用。

❷ 将豆浆煮开，以 500 克豆浆搭配 3 克内脂粉的比例，将内脂倒入开锅的豆浆里。

❸ 搅匀后立刻盖盖，凝固 5 分钟左右。

❹ 在牛肉片中放入少量盐、生抽、料酒、鸡蛋清、葱姜水、少量干淀粉，搅拌均匀。

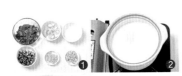

❺ 开大火，锅内少油，炒香豆瓣酱，下入姜、蒜末，放入适量料酒、生抽调味。

❻ 倒入适量清水、蚝油。

❼ 开锅后改小火，下入牛肉片氽制成熟。

❽ 将牛肉倒入豆花中，撒上葱花即可。

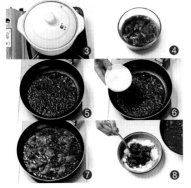

养生小贴士

糖尿病患者每日食用 50 ～ 70 克牛肉等红肉为宜。

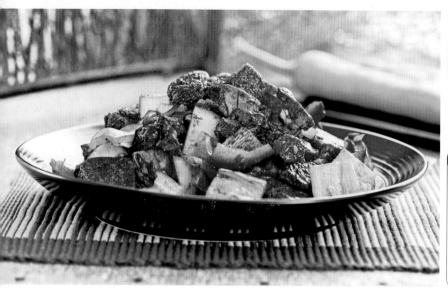

·烹饪小窍门·

牛肉先完整地烹制，再切块烹制，能够最大限度地保证牛肉的滑嫩口感。

金银满地

食材

牛肉2块，豆腐1块，洋葱、鸡蛋、彩椒、葱、姜、蒜、盐、干淀粉、黑椒酱汁、蚝油、生抽、料酒、植物油各适量。

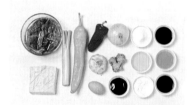

制作方法

① 牛肉提前用鸡蛋清、蚝油以及生抽腌制备用。豆腐提前撒盐腌制5分钟。葱、姜、蒜切粒，洋葱、彩椒切块备用。

② 开大火，锅内少油，五成油温将牛肉下锅，两面各煎制10秒左右，两三成熟时盛出，切成小块备用。

③ 在腌制好的豆腐上面撒上薄薄的干淀粉。然后将豆腐切块备用。

④ 开小火，锅内倒入适量底油，两三成油温时下入豆腐煎制，煎至两面起焦边盛出备用。

⑤ 锅内倒适量底油，爆香葱、姜、蒜粒，放入煎好的牛肉块和豆腐大火爆炒，再加入2勺料酒去腥。

⑥ 放入适量黑椒酱汁，最后放入洋葱和彩椒，翻炒均匀即可出锅。

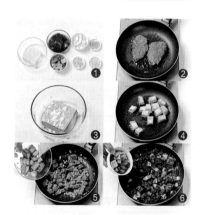

养生小贴士

用黄豆、青豆或者黑豆做成的豆腐都是减肥的好食材。

·烹饪小窍门·

保鲜槐花一定要用开水焯一下，如果是五月份左右当季的新鲜槐花则不用焯水。

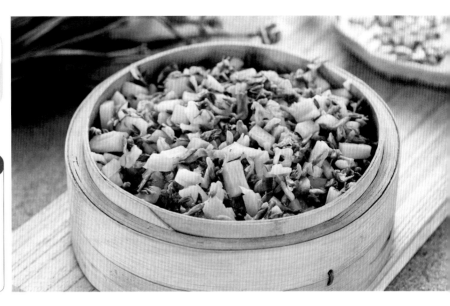

粉蒸槐树花

食材

保鲜槐花、藕、澄面、胡萝卜、蒜、盐、香油、醋、鲜酱油各适量。

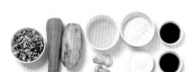

制作方法

① 保鲜槐花洗净去水，藕切小丁，胡萝卜切丝备用。
② 将洗净的槐花、藕丁同时开锅焯制 1 分钟。
③ 捞出过凉，挤干水分备用。
④ 将焯过的槐花和藕丁加入适量盐、澄面，抓匀。
⑤ 胡萝卜丝里也加入澄面，抓匀。
⑥ 将胡萝卜丝均匀撒在蒸屉底部，槐花和藕丁均匀撒在胡萝卜丝上。
⑦ 蒸锅上汽蒸制 4 分钟即可。
⑧ 做蘸汁：将蒜切末，依次放入鲜酱油、香油、醋搅匀。出锅的蒸槐花蘸汁食用。

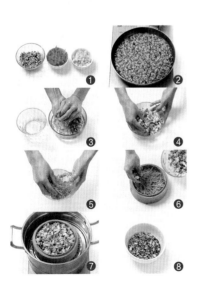

养生小贴士

干槐花可以直接煮水喝，或者研磨成粉后放到一些家常制作的菜中，有清肝泻火明目之效。但脾胃虚寒者本身虚火就重，应慎服槐花。

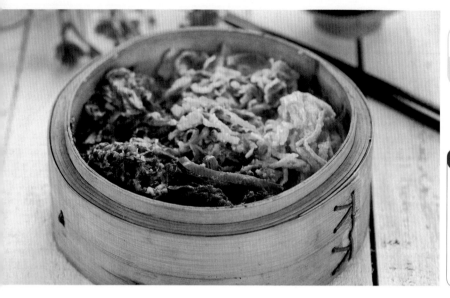

食疗功效

降低胆固醇

·烹饪小窍门·

蒸鲜蔬一定要上汽后再蒸，时间不宜过长，否则水分全失去后就会变成一坨。

▲ 蒸鲜蔬

食材

胡萝卜、紫甘蓝、榆钱、茼蒿、芹菜叶、蒲公英、白面粉、玉米面、蒜、盐、陈醋、香油各适量。

制作方法

❶ 胡萝卜、紫甘蓝切丝备用，其他的蔬菜清洗干净用水浸泡后备用。

❷ 将3份白面粉同2份玉米面粉混合后，分别均匀包裹在胡萝卜、紫甘蓝、榆钱、茼蒿、芹菜叶和蒲公英表面。

❸ 将包裹好的蔬菜均匀地放在笼屉上。

❹ 蒸锅上汽后蒸2分半左右。

❺ 将10克蒜捣碎。

❻ 做蘸汁：加少许陈醋、香油、盐以及捣碎的蒜调汁。蒸熟的蔬菜蘸汁即可食用。

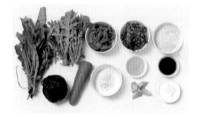

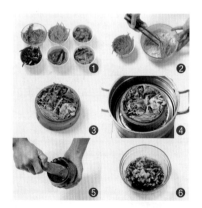

养生小贴士

做芹菜时，芹菜叶不要扔，它的胡萝卜素和维生素C的含量也是非常高的。

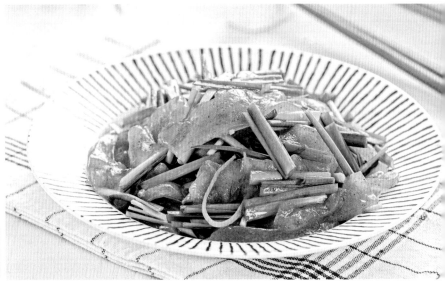

·烹饪小窍门·

加入姜丝可提香。

魔芋炒韭菜

食材

魔芋 150 克，韭菜 200 克，姜、盐、花生油各适量。

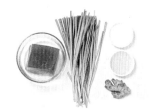

制作方法

❶ 韭菜洗净切段，魔芋切块，姜切丝备用。

❷ 锅烧热，倒入少量花生油，爆香姜丝。

❸ 放入魔芋块翻炒，加入少许盐调味。

❹ 放入韭菜翻炒均匀，即可出锅。

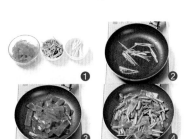

养生小贴士

魔芋可清肠排毒，但其所含营养不均衡，所以在减肥期间不宜长期大量食用魔芋。另外，生魔芋有毒，建议食用加工好的魔芋制品。

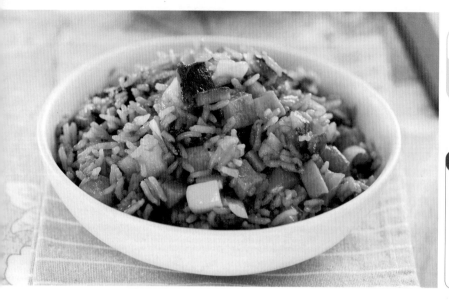

·烹饪小窍门·

在炒土豆时，不要将土豆提前用水泡或者焯，否则会损失很多营养素。

土豆焖饭

食材

土豆、大米、火腿、胡萝卜、彩椒、葱、姜、盐、白糖、胡椒粉、料酒、生抽、老抽、植物油各适量。

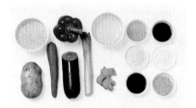

制作方法

1. 将土豆、胡萝卜、火腿、彩椒切丁，葱、姜切末备用。将大米提前浸泡 20 分钟备用。
2. 热锅底油，下入土豆煸炒至金黄色。
3. 下入火腿丁、胡萝卜丁、姜末继续煸炒，依次加入料酒、盐、白糖、生抽、老抽、胡椒粉调味。
4. 将泡好的米下入锅内，加入水与食材齐平。先加热 2 分钟，然后再开始加盖焖制。
5. 焖制过程中，待第一次水被吸收，再加入第二次水，水仍要与食材齐平，然后继续小火焖制 7 ~ 8 分钟。
6. 出锅前加入葱和彩椒以丰富色泽和口感。

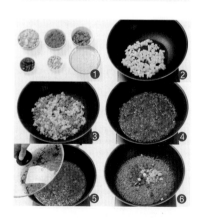

养生小贴士

土豆中含有丰富的抗性淀粉，是预防三高的佳品，选用炒的方式，对抗性淀粉的保留程度最大。

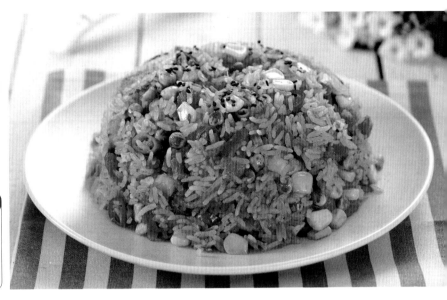

食疗功效

均衡营养
降糖降压

·烹饪小窍门·

米饭蒸完之后晾凉，炒时更加容易炒散，不会黏。

桔梗鲜虾什锦炒饭

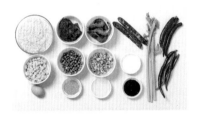

食材

鸡蛋1个，米饭、桔梗、辣白菜、虾、豌豆、玉米粒、青红辣椒、芹菜、广味香肠、黑芝麻、胡椒粉、盐、植物油各适量。

制作方法

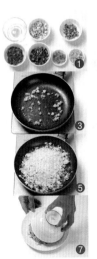
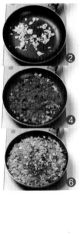

① 香肠、桔梗、辣白菜、辣椒、芹菜切丁，鸡蛋打入碗中备用。将虾去头，开背，去虾线，清洗干净，切成小段备用。

② 热锅少油，直接下鸡蛋煸炒，将鸡蛋炒至断生，出锅备用。

③ 另起锅，倒入少量底油，将虾肉下锅炒至泛红。

④ 依次下入香肠丁、桔梗丁、辣白菜丁，炒出水汽。

⑤ 锅内下入凉米饭和炒好的鸡蛋，大火翻炒均匀，然后加入少量盐。

⑥ 放入辣椒碎、豌豆、芹菜碎、玉米粒，撒一些胡椒粉，翻炒均匀后关火。

⑦ 在空碗内放入黑芝麻，再将炒饭盛入碗内，反扣到盘子上即可。

养生小贴士

糖尿病患者是需要摄取蛋白质的，红肉摄入要限量，但是鱼虾可以吃，每周至少要吃一到两次。

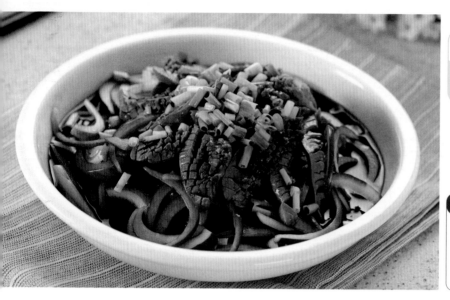

食疗功效

滋养神经
降糖降脂

·烹饪小窍门·

去除猪腰的筋膜
和臊腺可减轻其
腥臊味。

葱油腰花

食材

猪腰1个，莴笋、洋葱、芹菜、大葱、小葱、姜、花
椒、盐、胡椒粉、干淀粉、蒸鱼豉油、鲜味酱油、生
抽、料酒、植物油各适量。

制作方法

❶ 莴笋、洋葱、芹菜切丝，姜切片，大葱切段，小葱
切碎备用。把猪腰一分为二，剥去外面的薄膜。

❷ 用刀贴住猪腰内的臊腺，用平刀的方法将其去除干
净，然后将猪腰切花刀。

❸ 将切好的腰花用清水浸泡，并冲洗2～3遍。

❹ 加入2克盐、1勺料酒、4克干淀粉和少许胡椒粉。

❺ 锅中加水烧开，加少许盐，下入莴笋丝和芹菜丝，焯
好摆盘。洋葱丝快速焯烫后，捞出码在周围。

❻ 在锅中加入葱段、姜片，放入腰花焯水，开锅后捞
出腰花放在配菜上。

❼ 另起锅，加入少量清水，放入适量蒸鱼豉油、鲜味
酱油和生抽，烧开后浇在菜上，再撒上葱花。

❽ 另起锅，倒入底油，放入几粒花椒炒香，油热后将
花椒油浇在葱花上即可。

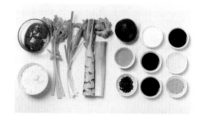

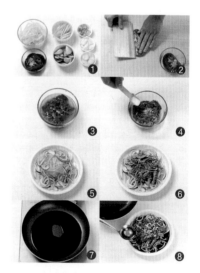

养生小贴士

动物内脏含有较高的胆固醇和脂肪，因此在食用时需搭配富含膳食纤维的蔬菜。

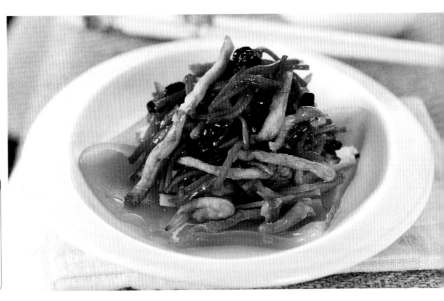

食疗功效

辅助降糖

·烹饪小窍门·

制作淀粉浆时，浓稠度以用筷子挑起淀粉可拉丝为宜。

自制补铬凉皮

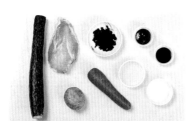

食材

鸡肉、土豆、豆豉、胡萝卜、黄瓜、盐、生抽、蚝油、植物油各适量。

制作方法

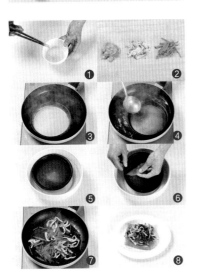

❶ 土豆榨汁，沉淀出土豆淀粉，并在土豆淀粉中加入适量水，浓度调至可以挂住筷子。

❷ 鸡肉、胡萝卜和黄瓜分别切丝备用。

❸ 将盆漂在沸水上，下入土豆淀粉，转匀。

❹ 淀粉底部变成透明状，加入适量热水烫熟表面。

❺ 土豆淀粉完全变成透明状后，将盆浸入冷水中。

❻ 在水中起皮。

❼ 热锅，倒入底油，炒香豆豉，放入胡萝卜丝、鸡丝翻炒，倒入生抽、蚝油、少许盐调味。

❽ 在凉皮里放入黄瓜丝，然后将用鸡丝炒制的卤浇到凉皮上即可食用。

养生小贴士

土豆和鸡肉中含有铬元素，有利于降糖。在家可以用土豆自制淀粉，这样更加健康营养。

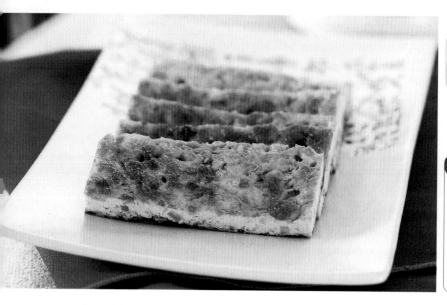

·烹饪小窍门·

在蛋液中加入少许的酱油和胡椒粉，可使"锅塌三瓜"的味道更鲜美。

锅塌三瓜

食材

鸡蛋 3 个，西葫芦、黄瓜、苦瓜、洋葱、胡椒粉、盐、生抽、料酒、植物油各适量。

制作方法

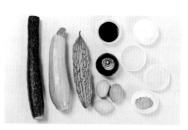

① 将西葫芦、黄瓜、苦瓜切成 1：1：1 的小丁。洋葱切片备用。

② 苦瓜在温水中焯烫去苦。

③ 热锅底油，将洋葱放入锅中煸炒，待香味出来将洋葱捞出。

④ 将鸡蛋液打匀，放入适量胡椒粉、盐、生抽调匀，分成两份。

⑤ 把三丁倒入 1 份鸡蛋液中。

⑥ 将调好的三丁鸡蛋液倒入洋葱油锅中稍加翻炒，然后倒入另 1 份鸡蛋液中。

⑦ 搅匀后重新倒入锅内，两面煎熟。

⑧ 另取 1 个碗，倒入料酒、生抽、胡椒粉，加入适量热水，倒入锅内开始塌制，待汁收干即可出锅。

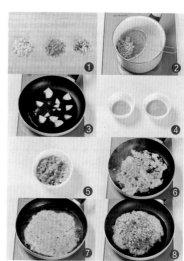

养生小贴士

苦瓜、黄瓜、西葫芦含糖量少，有饱腹感。夏季人们食欲不好，在饭中加入适量的洋葱油可以改善食欲，促进肠蠕动。

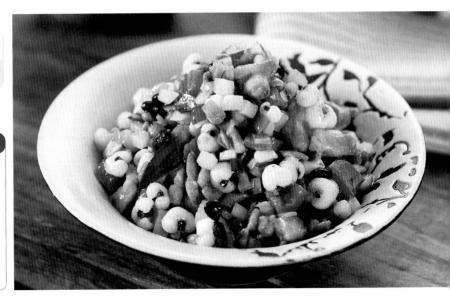

·烹饪小窍门·

鸡腿肉一定要去皮，放淀粉是为了使口感滑嫩，但是干淀粉一定要少用，量要严格控制。

口口香

食材

鸡肉、薏米、莴笋、五香豆豉、蒜、洋葱、彩椒、淀粉、盐、酱油、料酒、植物油各适量。

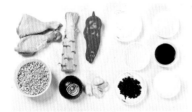

制作方法

❶ 薏米提前一晚用清水浸泡，使用前煮 35 分钟。

❷ 莴笋去皮切成小丁、洋葱切粒、彩椒切丁备用。

❸ 鸡腿肉切成丁。并加入 1 勺酱油、1 勺料酒和少量淀粉搅匀腌制。

❹ 热锅，倒入少许底油，再放入腌好的鸡腿肉，炒至泛白。

❺ 再放入豆豉和洋葱粒炒香。

❻ 最后倒入莴笋和薏米，翻炒 2 分钟，出锅前倒入彩椒炒匀即可。

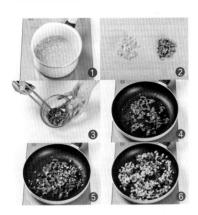

养生小贴士

糖尿病患者不是吃得越素越好，营养的补充也是非常重要的，比如优质蛋白的补充，所以少量摄入鱼、虾、鸡肉、鸡蛋、牛奶是很有必要的。

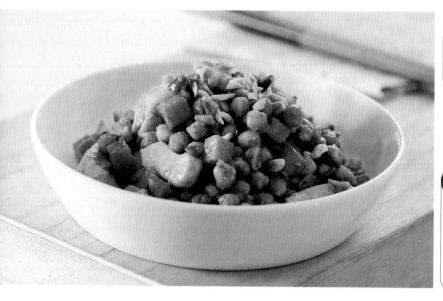

食疗功效

控制血糖

·烹饪小窍门·

鸡丁用蛋清、淀粉和少许清水上浆后，充分搅黏，以保证鸡丁滑嫩。

碎米酱香鸡丁

食材

鸡胸肉、豌豆、胡萝卜、大杏仁、鸡蛋、葱、姜、淀粉、黄酱、盐、老抽、香油、植物油各适量。

制作方法

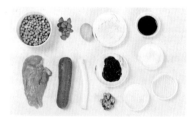

❶ 鸡胸肉和胡萝卜切丁备用。葱、姜切末备用。

❷ 取一个空碗，加入蛋清、淀粉、清水、盐，搅拌均匀。

❸ 然后放入切好的鸡丁继续搅拌上浆。

❹ 热锅底油，放入胡萝卜丁炒至半熟。

❺ 再放入豌豆和腌制的鸡丁，翻炒成熟后盛出备用。

❻ 另起锅，少许底油和香油，放入黄酱、葱末和姜末炒香。

❼ 再下入炒好的鸡肉胡萝卜丁和豌豆，最后倒入少许老抽，翻炒上色。盛出后，将大杏仁碎撒上即可食用。

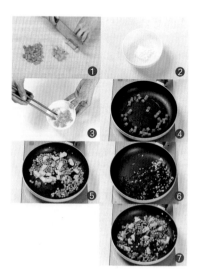

养生小贴士

膳食纤维可以减小血糖的升高幅度。补充膳食纤维，胡萝卜性价比高于芦笋。胡萝卜每 100 克含 3 克多的膳食纤维，而芦笋每 100 克含有不到 2 克的膳食纤维。

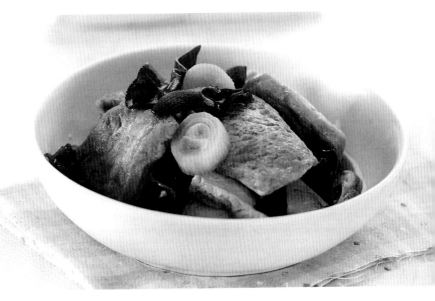

食疗功效

降血糖血脂

·烹饪小窍门·

切豆腐时为防止豆腐粘刀，可反方向切豆腐，如果右手持刀就从左侧开始切豆腐。

家常木耳炖豆腐

食材

北豆腐、木耳、八角、姜、葱、酱油、盐、白糖、料酒、植物油各适量。

制作方法

❶ 选择野生的小木耳，提前泡发3小时左右。

❷ 北豆腐切厚片，葱切大段，姜切大片备用。

❸ 热锅底油，将豆腐放入锅中，煎成一面金黄。

❹ 将八角掰碎成瓣放在豆腐块之间的空隙中，继续煎制。

❺ 待八角微微变色，放入葱、姜、1勺酱油，再加入适量开水。

❻ 开锅后下入木耳、盐、白糖、料酒调味。

❼ 最后盖上锅盖大火焖制2～3分钟即可出锅。

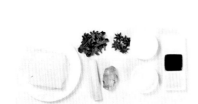

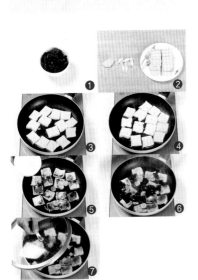

养生小贴士

木耳含有木耳多糖，还有膳食纤维，可以降血糖、降血脂、保护血管。

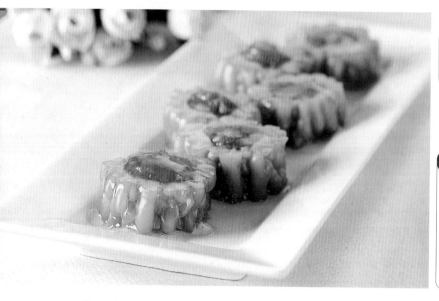

·烹饪小窍门·

水烧开后需关火才能将苦瓜浸入，因为温度太高会使苦瓜失去脆性的口感。

金麦酿苦瓜

食材

苦瓜1根，南瓜1块，燕麦、白糖、植物油各适量。

制作方法

❶ 苦瓜去瓤，切成2厘米左右的小段备用。

❷ 南瓜切成大块、燕麦蒸熟备用。

❸ 水烧开后关火，将苦瓜浸入其中，2分钟后将小段苦瓜捞出放入凉水中。

❹ 在锅中倒入少量油，待锅稍热即放入南瓜。

❺ 将南瓜炒出水汽后，放入蒸熟的燕麦，炒至略微变色，倒入适量水，焖至南瓜软烂，将燕麦和南瓜碾压成泥，出锅备用。

❻ 将金麦南瓜泥酿入小段苦瓜中。

❼ 用水和大量白糖熬制3～4分钟形成蜜汁，浇在菜上即可盛出。

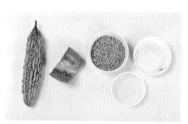

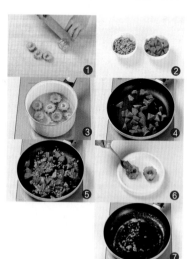

养生小贴士

苦瓜还可以与山楂糕配合制作一道凉菜——"金糕酿苦瓜"，山楂不仅可以开胃，还含有大量黄酮类物质，对于各种氧化应激反应引起的糖尿病和心脑血管疾病都有比较好的预防作用。

食疗功效

降低胆固醇

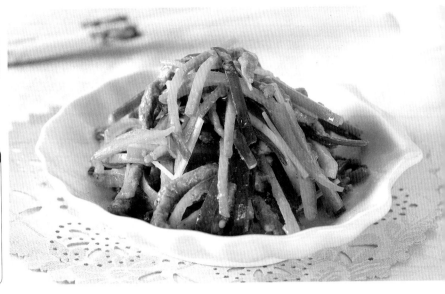

·烹饪小窍门·

里脊肉上浆时可以放少许盐和胡椒粉，搅拌均匀后往里放水，可使肉丝鲜嫩。

五彩炒肉丝

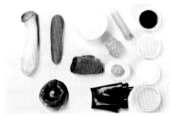

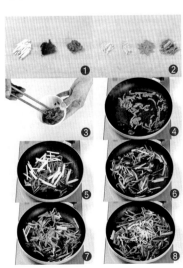

食材

里脊肉、杏鲍菇、海带、胡萝卜、青椒、葱、姜、盐、胡椒粉、酱油、香油、水淀粉、植物油各适量。

制作方法

❶ 将里脊肉切丝盛碗备用，将海带、杏鲍菇切丝盛盘备用。

❷ 葱、姜、胡萝卜、青椒切丝。

❸ 往里脊肉中加少许盐和胡椒粉，稍微搅拌，再加入一些水和少量老抽继续搅拌，用水淀粉上浆，放到冰箱冷藏室腌制 20 分钟。

❹ 热锅，放入底油，将腌制好的肉丝下锅翻炒。

❺ 肉丝变白、无血色后，依次将姜丝、杏鲍菇丝与胡萝卜丝下入肉丝中，继续翻炒。

❻ 炒至杏鲍菇丝和胡萝卜丝全都变色之后，下入海带丝翻炒。

❼ 最后再下入青椒丝炒匀。

❽ 菜出锅前，加少许盐、胡椒粉、葱丝，炒匀即可盛出食用。

养生小贴士

一般种子类的食物当中，维生素 E 的含量高，也能降低胆固醇的吸收。

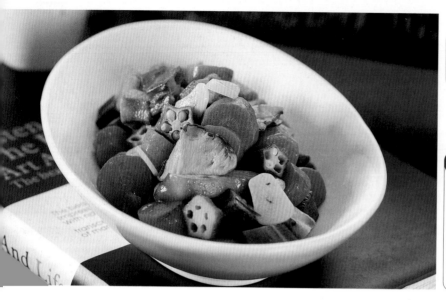

·烹饪小窍门·

选择秋葵时，可以轻轻按它的尖，弹性比较强的是新鲜的，特别硬的就是老了。

秋葵素什锦

食材

秋葵、平菇、小胡萝卜、蒜、盐、植物油各适量。

制作方法

❶ 将小胡萝卜、秋葵整根放入开水中焯烫，焯1分钟左右后，捞出。蒜切片备用。

❷ 将焯好的秋葵切块。

❸ 小胡萝卜、平菇切丁。

❹ 热锅，倒入底油，放入蒜片爆出香味。

❺ 加入胡萝卜丁、平菇丁，炒香。

❻ 最后放入切好的秋葵，快炒。关火后，加入少量盐即可出锅。

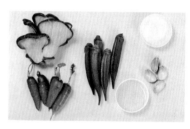

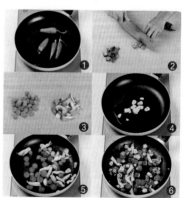

养生小贴士

冠心病患者应当减少胆固醇和脂肪的摄入量，少吃刺激性较强的食物，并且要摄入足够的膳食纤维和矿物质。

·烹饪小窍门·

蔬菜焯水的时间不宜过长，以避免丢失过多的营养物质。

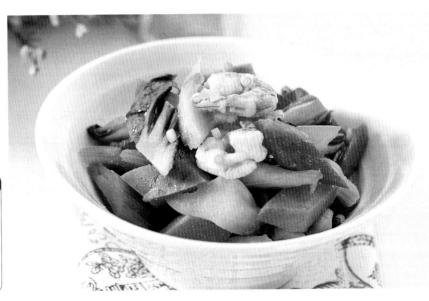

私房白汁小炒

食材

虾仁、油菜、胡萝卜、芹菜、彩椒、葱、姜、盐、胡椒粉、香油、植物油各适量。

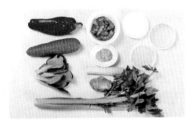

制作方法

① 油菜改刀成小块。

② 胡萝卜、芹菜、彩椒切丁，葱、姜切末备用。

③ 将切好的油菜、胡萝卜丁、芹菜丁、彩椒丁和虾仁焯水，水开后捞出备用。

④ 碗中加入少许盐、胡椒粉、葱花、香油和少许白水，调匀。

⑤ 锅中倒入少量底油，放入姜末炒香，再放入焯好水的油菜、胡萝卜丁、芹菜丁、彩椒丁和虾仁翻炒。

⑥ 将调好的碗汁倒入锅内，翻炒一下，出锅即可。

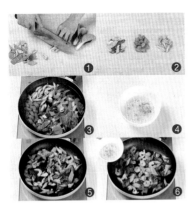

养生小贴士

蔬菜事先焯水，既可缩短其后期的烹调时间，又能减少营养流失。

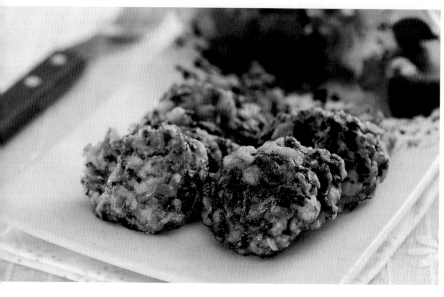

·烹饪小窍门·

为保证虾的营养价值和口感，做虾胶的时候虾线一定要取出来。

苦菜鲜虾饼

食材

鲜虾250克，苦菜、鸡蛋、葱、姜、淀粉、盐、胡椒粉、料酒、鲜酱油、蚝油、香油、植物油各适量。

制作方法

❶ 苦菜切碎，葱、姜切末备用。

❷ 将鲜虾开背去虾线并切碎。

❸ 剁成小绿豆颗粒大小的虾胶，注意要细切粗剁。

❹ 虾胶中放入适量盐、料酒、1勺鲜酱油、胡椒粉、1小勺蚝油，然后顺时针搅拌均匀上劲。

❺ 再依次加入葱姜末、半个鸡蛋清、2小勺淀粉、苦菜搅匀，最后加入几滴香油提香。

❻ 起锅倒入适量植物油，将馅料挤成圆子，然后放到煎锅里。

❼ 将圆子摁成饼并煎至金黄，翻面再煎1分钟即可出锅。

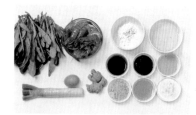

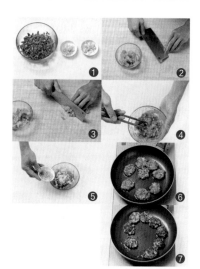

养生小贴士

苦菜具有清热解毒、降低血糖、防治中老年人便秘的功效。

健脾补肾
降脂降糖

·烹饪小窍门·

挑选牛蒡时要挑
选细长且形态笔
直的，这样的牛
蒡既整齐又颜色
均匀，不会出杈。

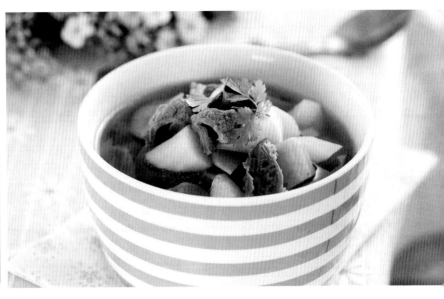

牛蒡山药汤

牛蒡 250 克，山药 200 克，牛肉 150 克，装有适量山
楂的药包，葱、姜、盐、黄酒各适量。

① 将牛肉切成块、牛蒡去皮切段、山药去皮切成滚刀
　 块、姜切片、葱切段备用。

② 把切好的牛肉直接放入冷水中，并放入姜片和两段
　 葱，加入黄酒，大火慢煮。

③ 将煮牛肉的原汤中的浮沫撇去。

④ 加入牛蒡和山楂包，小火慢炖 15 分钟。

⑤ 加入山药块，再炖 15 分钟。总共炖 40 分钟为宜。

⑥ 关火，放入适量的盐，出锅即可。

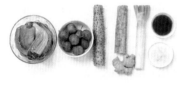

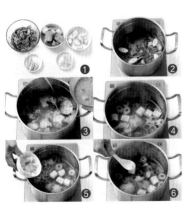

养生小贴士

日常生活中用牛蒡来泡茶，对于糖尿病也能起到一
定的预防作用。

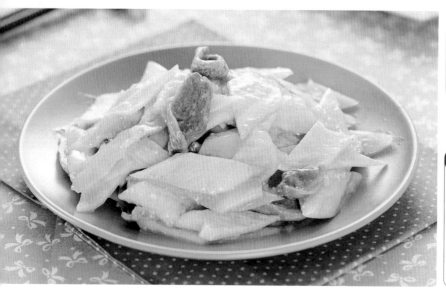

清补溜四白

食材

鸭胸肉、茭白、黄瓜、玉竹、鸡蛋、葱、姜、淀粉、盐、料酒各适量。

制作方法

❶ 将鸭胸肉切片，拍平，用刀根剁鸭胸肉斩筋备用。

❷ 玉竹煮半小时备用。黄瓜切片，葱、姜泡水，茭白焯水备用。

❸ 取一个小碗，放入淀粉、少量水、鸡蛋清、少量盐、料酒调成糊。

❹ 将鸭肉片倒入，搅拌上浆。

❺ 开锅，在沸水中慢慢下入浆好的鸭肉片，在此过程中要保持水一直处于沸腾状态，鸭肉片变色后即可盛出备用。

❻ 起锅，干锅中倒入葱姜水和煎了半小时的玉竹汤，以铺满锅底又不碍翻炒为宜。

❼ 加入少量盐和少许料酒，再下入鸭肉片和焯过水的茭白翻炒。

❽ 最后勾入淀粉汁，倒入黄瓜片，炒匀即可出锅。

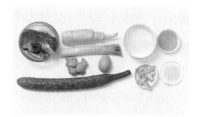

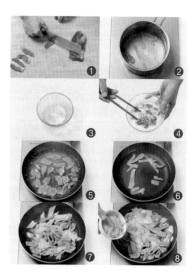

养生小贴士

平时玉竹也可以泡茶喝。嗓子发干时可取麦冬、玉竹、西洋参三种药材各少量泡茶饮用。

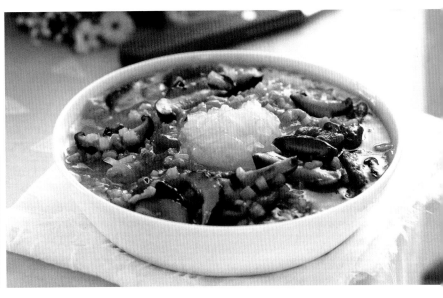

食疗功效

减肥
降糖降脂

·烹饪小窍门·

最好挑选深色皮的冬瓜，因为这类冬瓜肉质更为紧实，更适合本道菜的烹制。

"燕窝"冬瓜

食材

冬瓜、海米、香菇、枸杞、姜末、干淀粉、盐各适量。

制作方法

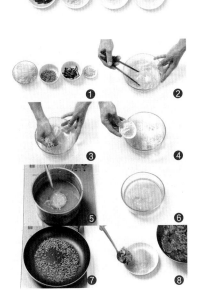

❶ 海米切碎，香菇切丝，冬瓜去皮后切成细丝，姜切末备用。

❷ 冬瓜放入大碗中，加少量盐搅拌均匀。

❸ 尽量攥干水分。

❹ 再撒上两勺干淀粉，并搅拌均匀。

❺ 锅中加水烧开，焯制冬瓜并用筷子轻轻搅动，再次开锅后捞出。

❻ 焯过的冬瓜放入冷水中，浸泡后捞出，盛入碗中。

❼ 另起锅，干锅下海米，撒上少许姜末，焙干后放入香菇丝、适量枸杞及1碗清水。

❽ 收汁浇在冬瓜上即可。

养生小贴士

人们常把香菇比作味精，做菜时放入适量香菇，可以替代味精起到提鲜的作用；而海米中则含有一定量的盐分，有增味儿的作用，可代替食盐使用。如此可减少味精和食盐的摄入量。

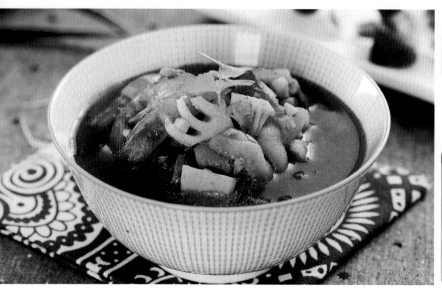

·烹饪小窍门·

姜末和蒜末可以适当多放一些，这样在提味儿的同时也可以起到开胃的作用。

自制酸汤菜

食材

冬笋、丝瓜、西红柿、海虾、泡椒、姜、蒜、盐、白胡椒粉、植物油各适量。

制作方法

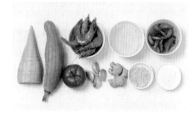

❶ 丝瓜去皮切块，冬笋、西红柿切块，姜、蒜切末，海虾洗净去除虾线。

❷ 丝瓜和冬笋下锅焯水，水开后即可捞出，放入凉水中过凉。

❸ 另起锅，加底油，油热后放入姜末和蒜末，煸香后放入西红柿。

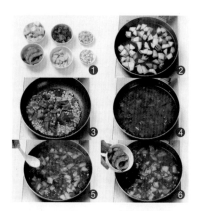

❹ 西红柿炒至成酱后倒入适量清水，再加少许泡椒水和泡椒。

❺ 再次开锅后放入丝瓜和冬笋，加少量盐和白胡椒粉调味。

❻ 放入海虾，煮至其变红即可。

养生小贴士

平时要多吃像西红柿这样红黄色的蔬菜，可在控制血糖的同时，补充丰富的维生素，有益身体健康。

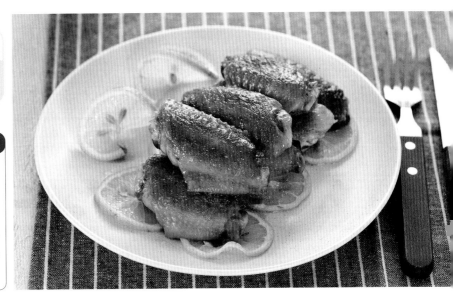

食疗功效

**健康无油
控脂**

·烹饪小窍门·

处理鸡翅时，用加了盐和柠檬的水揉搓清洗鸡翅，这样不仅可以除去鸡翅的腥味，还可以提升柠檬的香味。

无油红酒鸡翅

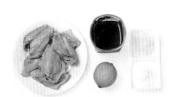

食材

鸡翅、柠檬、红酒、盐、白糖各适量。

制作方法

❶ 在鸡翅内侧一面，也就是非鸡皮的那一面，斜切两刀，方便入味，切好后把鸡翅攥一攥。

❷ 清水中先加入盐，然后将鲜柠檬切两半，挤入少量鲜柠檬的柠檬汁，揉搓清洗鸡翅。

❸ 鸡翅焯水后备用。

❹ 热锅，不加油，将鸡翅放入锅中，鸡皮的那面朝上，盖上锅盖，用小火烹饪。

❺ 出油后加入少许盐，再将鸡翅翻面，改大火煎。

❻ 鸡翅煎熟后，加入红酒及少许白糖，稍微加热即可。

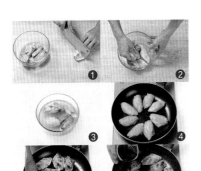

养生小贴士

有高尿酸血症或痛风病的朋友在烹饪肉类食物时，要先用水把肉焯一遍或者是煮一遍，可使它们的嘌呤含量降低，食用时更安全。

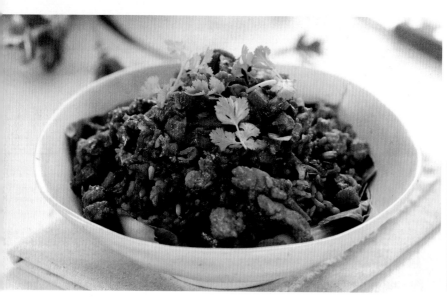

食疗功效

控制血糖

·烹饪小窍门·

香菇丁和胡萝卜丁需要先下锅焯水，这是为了便于和其他食材一起烹炒。

酱香五谷杂粮饭

食材

燕麦米、高粱米、黑米、小米、白米、猪肉、虾仁、香菇、小白菜、胡萝卜、葱、姜、鸡蛋、干黄酱、料酒、蚝油、鲜酱油、植物油各适量。

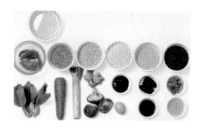

制作方法

1. 胡萝卜、香菇切丁，猪肉、葱、姜切末备用。
2. 将燕麦米、高粱米、黑米、小米各1份和4份白米混合，洗净浸泡3小时后放入电饭煲做杂粮饭。
3. 将香菇丁和胡萝卜丁焯水，约八分熟后捞出盛盘。将小白菜焯水，捞出后再焯虾仁。
4. 取1小勺干黄酱，加半碗清水澥开，然后加1勺蚝油和半小碗鲜酱油调匀备用。
5. 起锅，加底油，油热后下入猪肉末煸炒，加料酒去腥，稍加煸炒后下入姜末。将猪肉焖至微黄。
6. 再下入胡萝卜丁、香菇丁以及虾仁，翻炒均匀。
7. 锅中倒入之前调好的酱汁，烧开后，淋入鸡蛋清收汁，出锅前撒上葱末提香。
8. 将小白菜铺在碗底，将杂粮饭盛入碗中，最后将炒好的肉酱浇在杂粮饭上即可。

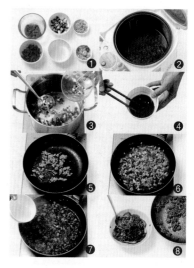

养生小贴士

相比于燕麦片，燕麦米的降糖作用更佳，因此糖尿病患者在日常饮食中可多选择燕麦米。

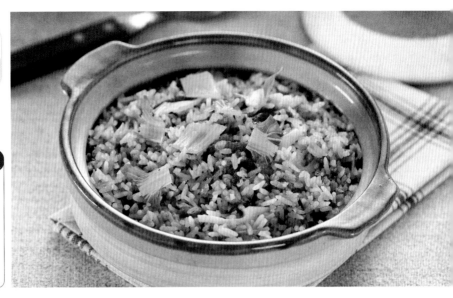

食疗功效

清热 控糖

·烹饪小窍门·

一般情况下，煲仔饭里多用干香的香肠或腊肉，这样能提升饭的香味和香气。

苦荞煲仔饭

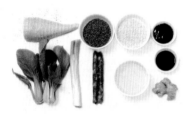

食材

苦荞、大米、香肠、冬笋、小油菜、葱、姜、豉油（或蚝油）、酱油、植物油各适量。

制作方法

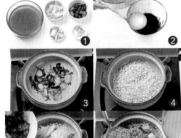

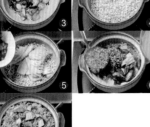

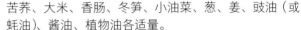

① 香肠、冬笋切片，葱、姜切片备用。苦荞泡开水备用。

② 将3份的豉油（或蚝油）和1份的酱油搅拌均匀，再加入一点苦荞水调汁备用。

③ 煲仔中少油，下入葱姜爆香后，将葱姜捞出，锅内留葱姜油。

④ 锅中下入大米，大米量约为煲仔容量的1/3。

⑤ 翻炒大米2分钟后，下入切好的冬笋和香肠。

⑥ 倒入苦荞茶水和苦荞麦仁。大米与苦荞茶水比例为1：1，苦荞麦仁的量为大米的1/4。中小火焖制15～20分钟。

⑦ 沿锅边倒入调好的碗汁，放入小油菜，再焖制4～5分钟即可。

养生小贴士

有很多糖尿病患者的血糖迅速升高与吃饭太快有很大关系，因此糖尿病患者不宜进食过快。

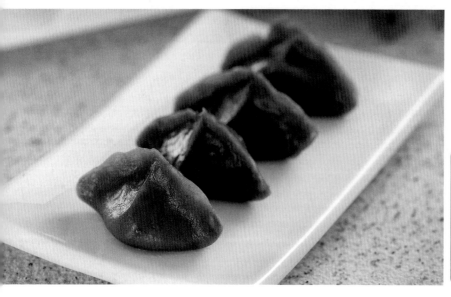

食疗功效

降血糖

·烹饪小窍门·

荞麦面黏性很差，和面时极容易散，因此一定要用 40 度左右的温水和面。

荞麦蒸饺

食材

牛肉馅 100 克，芹菜 100 克，荞麦面、高筋面粉、鸡蛋、葱、姜、盐、胡椒粉、料酒、鲜酱油、香油各适量。

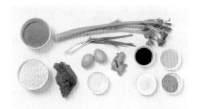

制作方法

① 芹菜切末，葱、姜切末备用。

② 在荞麦面中加入 40 度左右的温水，搅拌成疙瘩状。

③ 用手将面团一点一点揉开，面团基本上滋润均匀之后，用布稍微盖一下。

④ 在高筋面粉中加入鸡蛋清和成面团。

⑤ 将两个面团揉到一起，并加入少量盐，荞麦面和高筋面粉的比例约为 4∶1。

⑥ 在牛肉馅中加入料酒去腥、加水顺时针搅拌，然后加入盐、鲜酱油、胡椒粉、葱姜末、香油及芹菜末，并快速顺时针搅拌。

⑦ 将和好的面切成略大一点的剂子，擀成边上薄、中间厚的饺子皮。

⑧ 馅与面皮包制成饺子，蒸锅上汽蒸 10 分钟即可。

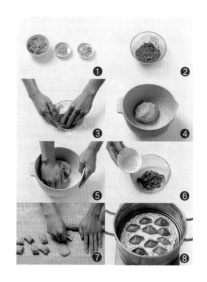

养生小贴士

糖尿病病情较重的患者做这道蒸饺时，可以不加白面，只用荞麦面，且和得稍微软一点，醒 10 分钟后，就可以直接包饺子了。

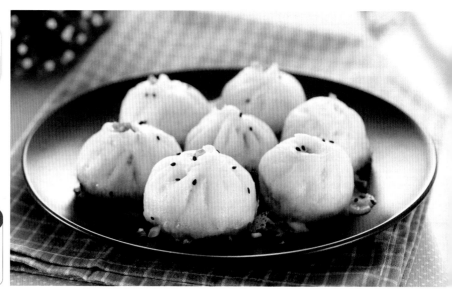

食疗功效

控制脂肪

·烹饪小窍门·

花椒水可以去腥、
增香、增嫩。

低油温水煎包

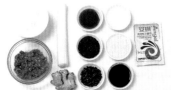

食材

面粉 200 克，酵母 3 克，白糖 10 克，牛肉馅、葱、姜、
花椒、芝麻、黄酒（或料酒）、酱油、植物油各适量。

制作方法

❶ 葱、姜切末，花椒泡水备用。煮少量开水备用。

❷ 牛肉馅中加入适量黄酒（或料酒）、花椒水、酱油调
匀，搅打上劲后放入适量姜末、植物油、葱末。

❸ 将 200 克的面粉、3 克的酵母、10 克的白糖混合，
加入温水搅拌均匀，和制成面团后自然醒发。

❹ 面团醒发后擀成面皮，包上牛肉馅，包成包子。

❺ 锅内少油，油温约两成热（70 度左右），下入水煎包，
小火煎制，保持低油温。

❻ 用 4 份水和 1 份面调制成一碗面粉水。

❼ 待锅中包子底煎制成型，烹入面粉水，盖上盖焖熟。

❽ 出锅时撒上芝麻、葱花即可。

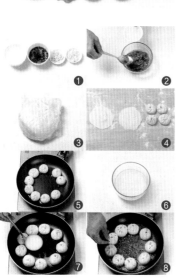

养生小贴士

低油温烹调是健康饮食的标准。

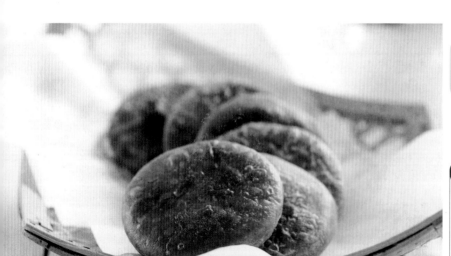

·食疗功效·

控制血糖

·烹饪小窍门·

制作南瓜饼时放入鸡蛋液可使南瓜饼更松软更香，鸡蛋液和南瓜的配比为 1：4。

南瓜饼

 盒材

南瓜、荞麦面、白面、鸡蛋、盐、植物油各适量。

制作方法

① 将南瓜蒸熟，碾压成泥后装入盆中。

② 在南瓜泥中打入两个全蛋，加入适量荞麦面、白面。

③ 搅匀后和成面团。

④ 将和好的面团分成球形小块，然后压扁成饼状。

⑤ 锅中倒上薄薄的一层油，开小火。将南瓜饼放入锅中，低油温煎至两面呈金黄色。

⑥ 出锅后，趁热撒上少许盐即可。

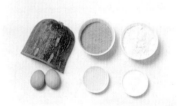

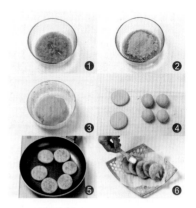

养生小贴士

粗杂粮虽然好，但不易消化，食用时可根据自身情况合理搭配。糖尿病患者食用南瓜时，应把主食量减少，而用南瓜代替主食，对控制血糖和总热量都有好处。

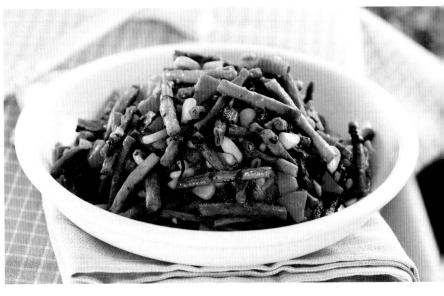

食疗功效

稳定血糖
保护心脑

·烹饪小窍门·

炆制豇豆至表面
变皱时，便是豇
豆吸收味道最好
的时候。

榄菜玉米炆豇豆

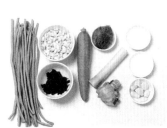

食材

豇豆1把，玉米粒、玉米须、胡萝卜、橄榄菜、葱、
姜、蒜、盐、植物油各适量。

制作方法

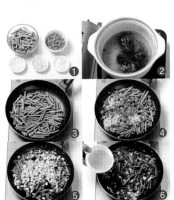

① 将豇豆切段，胡萝卜切丁，葱、姜、蒜切末备用。
② 将玉米须煮水，取汤备用。
③ 热锅，倒入底油，然后下入豇豆，稍微翻炒之后便
改为中小火炆制。
④ 待豇豆皮发皱的时候，放入胡萝卜丁以及适量的葱
姜蒜末和盐。
⑤ 再放入适量橄榄菜和玉米粒煸炒。
⑥ 最后加入煮玉米须的龙须汤，放入少量盐，稍微翻
炒一下，即可出锅。

养生小贴士

糖尿病患者或者血糖高的人，平日里可以将龙须汤
（玉米须煮水）作为饮料饮用，虽然有一些甜味，
但却不会升高人体的血糖。

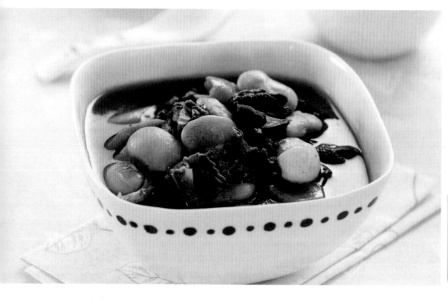

食疗功效

防控糖尿病

·烹饪小窍门·

乳鸽宜切成大块，切成小块烹饪肉质容易变老。

鸽子煲

食材

鸽子1只，白芸豆、玉竹、南乳汁、橘皮、葱、姜、蒜、蚝油、老抽、植物油各适量。

制作方法

1. 玉竹提前泡一晚，加点黄酒蒸熟后晒干备用。白芸豆提前泡24小时备用。
2. 鸽子去食道、切成大块，姜切片，葱切段，蒜整瓣备用。煮一锅开水备用。
3. 切好的鸽子加南乳汁腌制10分钟。
4. 取砂锅，凉油下入腌制好的鸽子，煸炒至表皮发紧，颜色均匀。
5. 砂锅中下入适量姜片、葱段、整瓣的蒜，煸炒出香气后加入适量蚝油调味，加入老抽调色。
6. 煸炒上色后向砂锅中加开水，水量没过肉的一倍。
7. 放入提前泡好的白芸豆和橘皮大火烧开。
8. 烧开后加入提前蒸熟晒干的玉竹，改小火盖上盖煲制40分钟，即可出锅。

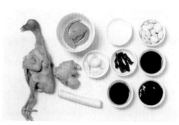

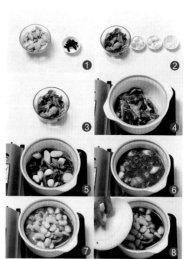

养生小贴士

临床上用的玉竹片是炮制过的，头一天泡一晚上，第二天加点黄酒，放饭上蒸，蒸熟了以后再晒干，吃起来比较软，酸酸甜甜，也可以作为滋阴小零食。

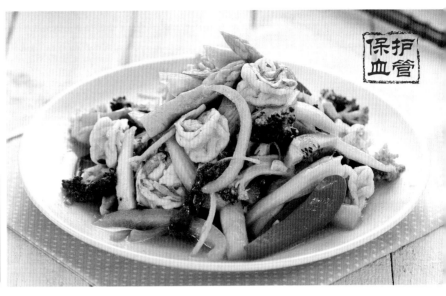

食疗功效

预防脑卒中

烹饪小窍门

猕猴桃最后放，其富含的营养素可最大限度地被保留。

保护血管

果香多宝蔬

食材

胡萝卜、西蓝花、芦笋、菠菜、小白菜、苋菜、生菜、虾仁、猕猴桃、红黄彩椒、燕麦、姜、蒜、白糖、盐、酱油、植物油各适量。

制作方法

❶ 将芦笋切段，西蓝花切小块，胡萝卜切片，彩椒切条，虾仁去掉虾线。

❷ 上述食材焯水，盛出备用。姜、蒜切末备用。

❸ 菠菜、苋菜、生菜、小白菜改刀成段，猕猴桃切条。

❹ 锅中倒入底油，放入姜、蒜末，再放入菠菜段、苋菜段、生菜段、小白菜段，炒制变软后盛出备用。

❺ 锅中再次倒入底油，放入焯好水的芦笋段、西蓝花、胡萝卜片、彩椒条、虾仁。

❻ 放入菠菜段、苋菜段、生菜段、小白菜段炒制。

❼ 放入盐、白糖、酱油调味，比例为1:2:3，再加入猕猴桃翻炒一下，最后撒上燕麦盛出即可。

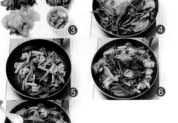

养生小贴士

早餐吃燕麦对人体也有很大好处，可以改善血液循环，同时也是补钙佳品。

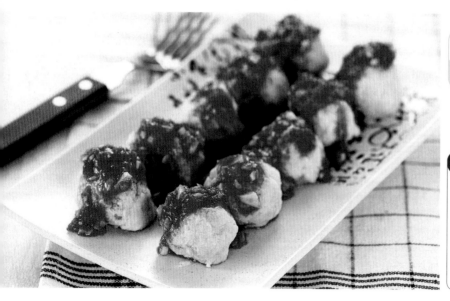

食疗功效

预防中风

·烹饪小窍门·

制作土豆泥时宜选择表面粗糙、凹凸不平、颜色深的土豆，这样的土豆比较面。

秘制土豆丸

食材

土豆、西红柿、鸡胸肉、鸡蛋、姜、蒜、盐、白糖、辣酱、料酒、酱油、植物油各适量。

制作方法

① 选用表皮粗糙的土豆，洗净切块，上汽蒸 20 分钟。

② 蒸熟后去皮放进保鲜袋中按压，制成土豆泥备用。姜、蒜切末，西红柿切成丁备用。

③ 将鸡胸肉去老筋，用刀背砸成茸。

④ 在鸡茸中放入姜末，调入半勺料酒、半勺酱油和适量的水搅匀，再加入蛋清搅匀。

⑤ 再放入等量的土豆泥一起搅匀。

⑥ 在蒸盘上抹油，将鸡茸土豆泥捏成丸子放到盘上，上汽蒸 4 分钟。

⑦ 热锅，倒入底油，下姜末、蒜末炒香，加入西红柿丁，再加 1 克盐、1 克白糖和半勺辣酱翻炒。

⑧ 炒匀后浇在蒸好的丸子上即可。

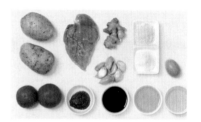

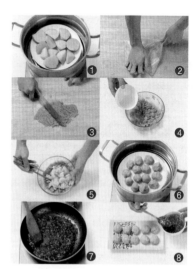

养生小贴士

高血糖患者不宜过多食用淀粉，应用蛋清代替淀粉上浆。补充钾和番茄因子等营养素，可以放松情绪，保护血管，预防血栓的形成，降低中风风险。

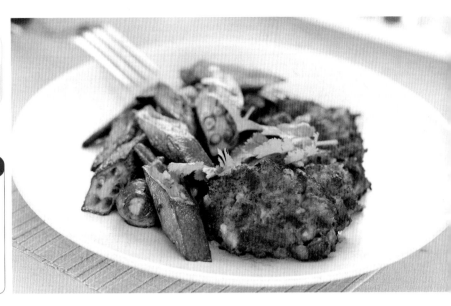

食疗功效

预防下肢
动脉粥样硬化

·烹饪小窍门·

不要买现成的牛
肉馅，应选用新
鲜的牛外脊肉，
切成粒，口感会
更韧。

秋葵牛肉饼

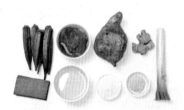

食材

牛肉、白薯、豆腐干、秋葵、葱、姜、盐、胡椒粉、
植物油各适量。

制作方法

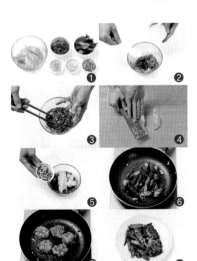

❶ 牛肉、豆腐干切粒，白薯提前蒸熟，秋葵切段，
葱、姜切末备用。

❷ 牛肉粒放入大碗中，加入2克盐，码一下底口，再
加入胡椒粉去腥。

❸ 加入适量清水打馅。

❹ 将蒸好的白薯用刀碾碎。

❺ 将碾碎的白薯与豆腐干一起加入牛肉馅中，并加入葱、
姜末拌匀。

❻ 锅中倒入底油，油热后放入秋葵，煎至两面上色
后，撒上少许盐，即可盛出码盘。

❼ 另起锅，再次倒入底油，将打好的牛肉馅先做成掌
心大小的肉饼，再下锅煎制2～3分钟，成形后翻
面再煎另一面。

❽ 煎好后出锅装盘。

养生小贴士

秋葵营养丰富，整株烹饪能最大程度减少营养流
失，不宜切薄片或切丝。

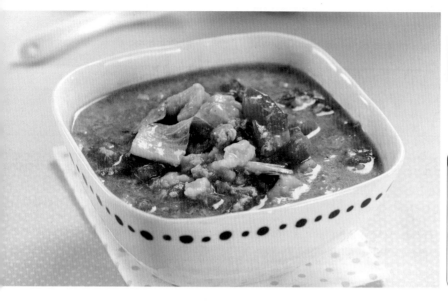

食疗功效

养护神经

·烹饪小窍门·

油可以把姜味儿煎得非常香，但是姜要切成大片，待疙瘩汤熟之前方便挑出。

珍品疙瘩汤

食材

全麦面粉、西红柿、鸡蛋、猪肉末、油菜、姜、盐、料酒、酱油、香油、植物油各适量。

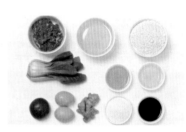

制作方法

❶ 西红柿去皮切块，姜切片，猪肉末炒好备用。

❷ 将全麦面粉放入碗里，水龙头开极细的水流，快速搅拌面粉。当还有少部分干粉的时候，停止加水，继续搅拌，使疙瘩干爽不粘连。

❸ 热锅，倒入少许底油，生姜片放入锅中，煎出香味。

❹ 将切好的西红柿倒入锅中煸炒，加少许料酒、半勺盐、1勺酱油。

❺ 西红柿炒到软烂的时候，挑出姜片，再加入水烧开，汤水与疙瘩的比例为6∶1。

❻ 将搅好的疙瘩分批摇入锅中，用勺子把疙瘩调散。

❼ 将鸡蛋液打入炒好的肉末中搅匀，顺筷子下入锅中，大火烧开。

❽ 锅开后关火，放入油菜，最后点几滴香油出锅即可。

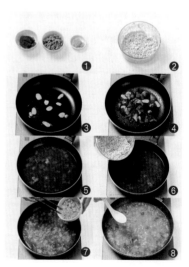

养生小贴士

三叉神经痛患者不能吃太硬的东西，尽量吃流食，还应多补充一些富含B族维生素的食材以及保护血管的蔬菜和水果。

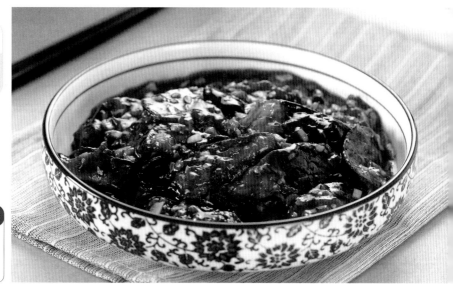

食疗功效

预防血栓
活血化瘀

· 烹饪小窍门 ·

所用糖与醋的比
例为 1 : 3。

老醋茄子

食材

茄子1根，彩椒、葱、姜、蒜、盐、白糖、淀粉、料酒、酱油、老醋、植物油各适量。

制作方法

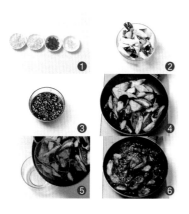

1. 蒜捣碎成泥，葱、姜、彩椒切末备用。
2. 茄子切滚刀块，倒入塑料袋中，加入1平勺淀粉并摇匀备用。
3. 调碗汁：在碗中加入2～3克盐、1勺白糖、少量料酒和酱油、100毫升老醋，再加入适量淀粉、葱末、姜末、蒜泥以及彩椒粒，搅拌均匀调成碗汁。
4. 热锅，倒入底油，开大火，待油温六成热时放入茄子煎制，并不停翻动。
5. 茄子均匀上色呈金黄色后，倒出多余的油和水，继续煎至茄子酥脆。
6. 煸出茄子的多余水汽，烹入碗汁即可。

养生小贴士

保护血管就要少吃油，但是茄子比较吃油，在烹饪时就要注意时刻保持较高油温，并保持大火不变，这样不仅可以使茄子口感酥脆，而且可以保持茄子口感清爽而不油腻。

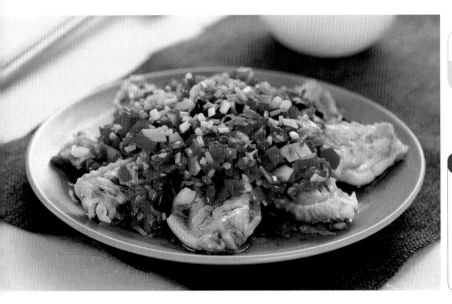

食疗功效

保护心脑血管

·**烹饪小窍门**·

自制剁椒时，辣椒和刀具、案板需保持清洁，以减少细菌，防止腐坏。

剁椒鸡翅

食材

鸡翅、辣椒、青尖椒、香葱、姜、蒜、干豆豉、盐、白糖、胡椒粉、白酒、料酒、米醋、酱油、香油、植物油各适量。

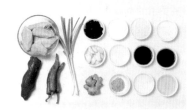

制作方法

① 制作剁椒：将辣椒洗净并用干净的纸擦干，切成小块，将辣椒块、姜末放入容器中，一斤辣椒中加入50克盐、25克白糖、几滴白酒，搅匀后表面倒上一层香油，密封保存一周即可（一个月更佳）。

② 青尖椒、香葱、姜、蒜切碎备用。

③ 将鸡翅向里侧打花刀处理，摆于盘中，加入适量香葱、姜、料酒、盐、胡椒粉腌制备用。

④ 热锅底油，下入2大勺剁椒、几粒干豆豉，小火煸炒。

⑤ 锅中加入与剁椒等量的青尖椒，适量蒜蓉、姜末一同煸炒。

⑥ 再依次加入半勺酱油、2克盐、半勺料酒、5克白糖，最后点入几滴米醋炒至干香后关火。

⑦ 将剁椒铺在鸡翅上，放入锅内蒸制10分钟左右。

⑧ 鸡翅蒸好后，撒上香葱，浇上少量六成热的油即可。

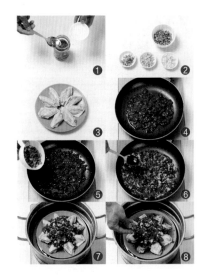

养生小贴士

一般制作剁椒时不放姜，脾胃功能差、容易胃寒的人可以加入适量姜。

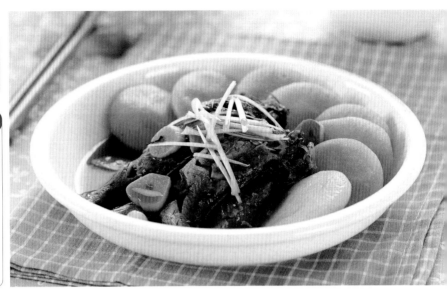

食疗功效

降三高
保护血管

·烹饪小窍门·

小黄鱼从尾部肛门处切一刀，把肠子刺断，将两根筷子从嘴部塞入，别过腮，贴着肚皮旋转一下抽出，即可去除内脏。

小黄鱼贴饼子

食材

小黄鱼、玉米面、白面、鸡蛋、葱、姜、蒜、八角、花椒、桂皮、泡打粉、盐、白糖、料酒、酱油、醋、植物油各适量。

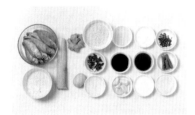

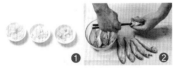

制作方法

❶ 葱、姜、蒜切小片备用。

❷ 去除小黄鱼内脏备用。

❸ 在去除内脏的小黄鱼上放适量料酒、盐、花椒、葱姜片腌制半小时，去除腥味。

❹ 在150克玉米面中加入50克白面，打入1个鸡蛋，加入少许泡打粉以及适量清水和面，至面不粘手，发制20~30分钟。

❺ 热锅，倒入底油，油热后加入适量八角、花椒、桂皮炒香，倒入适量酱油，再下入葱、姜、蒜，倒入适量清水，开锅加入少量盐、白糖、醋调味。

❻ 下入小黄鱼，盖盖小火炖制。

❼ 另起锅，倒入少量底油，将发制好的面制成面饼下入锅中，烹入一勺水，盖上锅盖，焖至锅盖上水珠消失即可。同时小黄鱼亦可出锅。

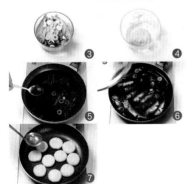

养生小贴士

小黄鱼富含硒，可抗氧化、抗自由基，使血管年轻化。

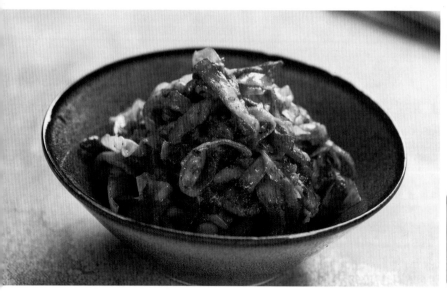

食疗功效

保护心脑血管
预防心梗

·烹饪小窍门·

亚麻籽不放油，干
炒熟得更快，而且
出锅更利落。

护心炒饼

食材

猪里脊肉、烙饼丝、圆白菜、亚麻籽、葱、姜、蒜、
酱油、米醋、植物油各适量。

制作方法

1. 亚麻籽下锅干炒。
2. 亚麻籽炒香之后，用粉碎机打成粉或用擀面杖压
   成粉。
3. 圆白菜、猪里脊肉切丝，葱姜蒜切末备用。
4. 猪里脊肉中放入两勺酱油和葱姜末，搅匀腌制。
5. 锅中倒油，油热后放入猪里脊丝炒散，然后下入圆
   白菜煸炒。
6. 圆白菜煸炒30秒后，放入烙饼丝，不搅动，盖盖
   儿焖1分钟。
7. 放入一勺酱油、一勺米醋，再放入亚麻籽粉，翻炒
   均匀，最后放入蒜末，翻炒后即可出锅。

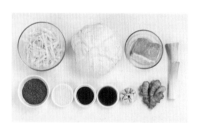

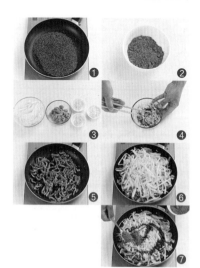

养生小贴士

亚麻籽中Omega-3含量非常高，甚至还高于深海
鳕鱼中的含量，Omega-3可以清除血管垃圾，保
持血管的通透性，从而保护心脑血管，预防心梗。

食疗功效
保护心血管

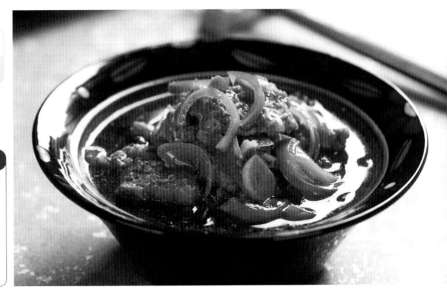

·烹饪小窍门·

带鱼段用花椒、料酒和大量的盐腌制，可快速去除其腥味。蒜切薄片，香味更浓。

香焗带鱼

食材

带鱼、大蒜、小洋葱、面粉、盐、白糖、花椒、生抽、老抽、醋、料酒、植物油各适量。

制作方法

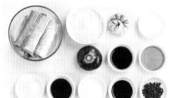

① 大蒜切薄片、小洋葱切丝备用。
② 带鱼切段，放入花椒、料酒、大量盐腌制去腥。
③ 带鱼腌制片刻后，用清水洗净裹上面粉。
④ 起锅，油热后，下入带鱼煎至两面金黄盛出。
⑤ 调汁：起锅放入底油，放入一把蒜片煸至焦黄，放入几粒花椒、少许清水、1勺老抽、2勺生抽、3勺醋、1勺白糖，大火烧开。
⑥ 汤汁沸腾浓稠后倒入砂锅。
⑦ 煎好的带鱼放入砂锅中跟汤汁一起小火炖煮。
⑧ 再次放入2勺醋、洋葱丝，煮15分钟即可。

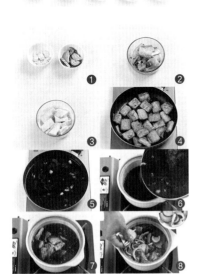

养生小贴士

带鱼、大蒜、小洋葱三种食材堪称"血管的清道夫"，有降低血液黏稠度、扩张血管、防止破裂出血的作用。

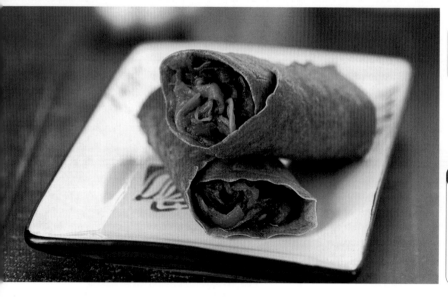

・烹饪小窍门・

青辣椒经过烤制以后，辛辣味会减轻很多，只剩下原有的香味。

擂椒茄泥卷饼

食材

青辣椒、茄子、荞麦面、鸡蛋、豆豉、蒜、盐、生抽各适量。

制作方法

❶ 茄子切条备用。

❷ 辣椒用火烤熟，撕去表面蜡皮。

❸ 茄子用大火蒸8分钟后取出。

❹ 把茄子和辣椒（茄子辣椒比例为2:1）放入擂钵中，再加适量蒜捣成泥状，加适量豆豉、盐和生抽调味。

❺ 荞麦面加水、加1个鸡蛋，调成可流动的面浆。

❻ 开火，锅稍热后，下入面浆摊饼，面饼四边翘起来时，翻面。

❼ 翻面后稍微热一下，卷入擂椒茄泥即可。

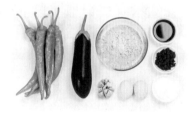

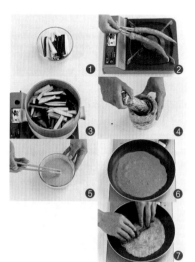

养生小贴士

豆豉虽然个头小，但功效强，它含有丰富的溶栓酶，有助于溶解血栓。茄子含有维生素P和花青素，可以更好地保护我们的血管。

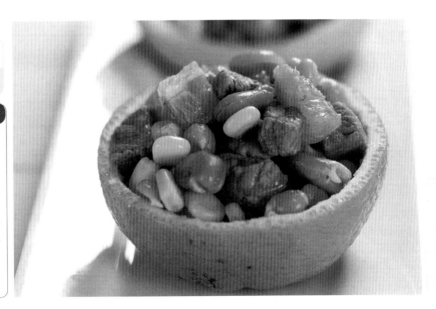

食疗功效

保护心脑血管

·烹饪小窍门·

用橙汁腌牛肉，牛肉的味道更香。煮鹰嘴豆、蚕豆和玉米粒时先泡水，煮的时候加入盐和小苏打可使豆子熟得更快，减少一半的烹煮时间。

橙香三豆

盒材

橙子、牛肉、鹰嘴豆、蚕豆、玉米粒、盐、白糖、小苏打、料酒、生抽、植物油各适量。

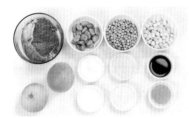

制作方法

1. 鹰嘴豆、蚕豆和玉米粒先用清水浸泡10分钟备用。牛肉切块备用。
2. 橙子对切开，用勺子挖出果肉。
3. 橙子皮用火稍加烤制，烤出清香味。
4. 鹰嘴豆、蚕豆和玉米粒加盐、小苏打下锅煮熟。
5. 牛肉中挤入橙汁，并加入料酒、盐稍加腌制。
6. 锅中少油，牛肉下锅大火快炒，加入少量料酒去腥，然后加入三豆一起入锅炒制。烹入1勺料酒、半勺生抽和少许白糖调味，加入橙肉一起翻炒。
7. 将炒好的牛肉和三豆放入到橙碗中。
8. 锅内少油，大火放入橙碗煎制，烹入橙子汁，盖上盖焖制2分钟即可。

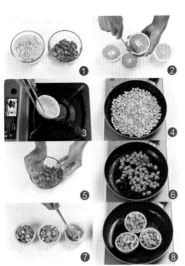

养生小贴士

鹰嘴豆富含铬、锌，不饱和脂肪酸，可促进胆固醇代谢，预防血栓形成。蚕豆富含维生素C和膳食纤维，不含胆固醇，可降低血脂。玉米富含不饱和脂肪酸，可防止胆固醇在血管壁沉积，血管硬化。

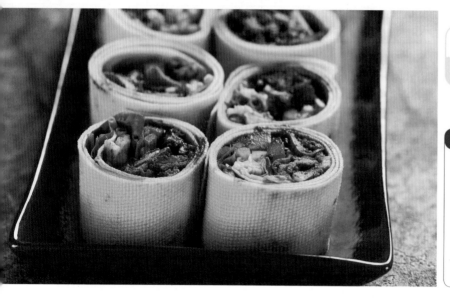

食疗功效

保护心脑血管

·烹饪小窍门·

煮鸡胸肉时，煮
到用筷子插一下
能插透时，关火
用温水泡熟即可。
这样做出的鸡肉
丝才会嫩。

农家菜卷

 食材

鸡胸肉、鸡蛋、豆皮、青椒、黄瓜、胡萝卜、香菜、
大葱、香葱、姜、干黄酱、盐、料酒、酱油、植物油
各适量。

制作方法

❶ 大葱、姜切末备用。鸡蛋打散备用。干黄酱中加入
  适量水和酱油澥开后备用。

❷ 锅中放水做开，鸡胸肉下锅煮，同时放入葱姜末，
  加入一点盐、一勺料酒。煮好后关火。

❸ 起锅放油，放入鸡蛋炒至变色后，放入澥好的黄酱
  煸炒 15 分钟。

❹ 煮熟的鸡胸肉放入干净的塑料袋中，用擀面杖敲
  打，然后撕成细丝。

❺ 黄瓜、胡萝卜、青椒切丝，香菜、香葱切小段。

❻ 豆皮铺平，依次放上鸡蛋酱，蔬菜丝，香葱、香
  菜，鸡胸肉。

❼ 卷成卷，切块即可。

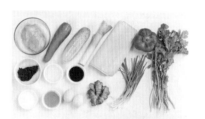

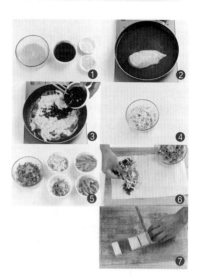

养生小贴士

香菜叶中含有丰富的槲皮素，可以帮助预防心脑血
管疾病，而且对强健心脏很有帮助。

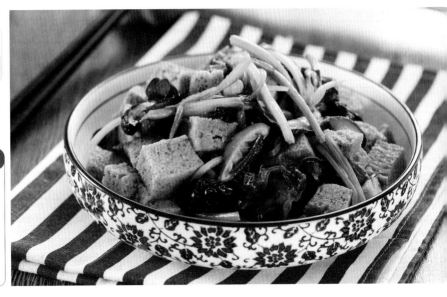

食疗功效

保护心血管

·烹饪小窍门·

煸炒烤麸时要先将烤麸炒成金黄色后，再加入葱末和姜末，以便将烤麸煸透。

三心二益麸

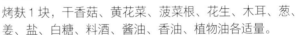

食材

烤麸1块，干香菇、黄花菜、菠菜根、花生、木耳、葱、姜、盐、白糖、料酒、酱油、香油、植物油各适量。

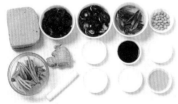

制作方法

1. 将提前泡好的香菇、黄花菜切条，葱、姜切末备用。
2. 烤麸泡发，挤干水分。
3. 将烤麸切成长与宽约1厘米的小块。
4. 热锅，倒入少量底油，大火煸炒烤麸至金黄色，加入葱末、姜末、香菇和黄花菜翻炒。
5. 加入半勺料酒、1勺半酱油、浸泡香菇的水、少许盐及1勺白糖，盖盖小火焖3～4分钟。
6. 另起锅，煮适量花生米，将木耳在花生米水中烫一下。
7. 关火，木耳与花生米捞出倒入炒锅。
8. 将炒锅中的食材翻炒至无汤，菠菜根用煮花生的水烫一下，倒入锅中，滴入香油即可出锅。

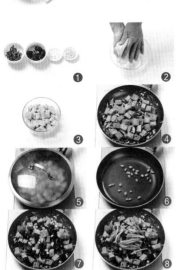

养生小贴士

菠菜的根和叶含有同样的矿物质以及膳食纤维，日常做菜时不要浪费，它对于心血管有很好的保护作用。

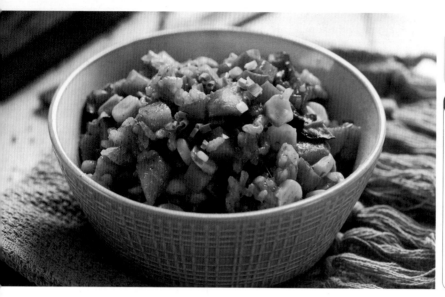

·烹饪小窍门·

用姜片擦拭砂锅，可以去除食材的草腥味。出锅前在砂锅盖上沿边倒上一圈料酒，料酒滑入锅里，使米饭和鸡肉充分结合，味道更香。

翡翠砂锅饭

食材

糙米、大米、茼蒿、鸡腿肉、香菇、胡萝卜、芋头、玉米粒、青豆、生姜片、五香粉、白糖、蚝油、生抽、料酒各适量。

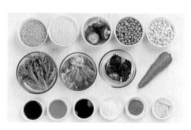

制作方法

① 糙米首先提前浸泡两小时。糙米与大米洗净，以1∶2的比例混合搅拌均匀。鸡腿肉、香菇、胡萝卜、芋头切丁备用。

② 砂锅内部用生姜片擦拭。

③ 茼蒿打成汁，与糙米大米混合，下入砂锅。茼蒿水的量，大约在一个手指的宽度左右。

④ 大火煮开后，小火焖煮至半成熟状态。

⑤ 鸡腿肉、香菇、胡萝卜、芋头放在一起，加入玉米粒，再加入蚝油、生抽、五香粉、白糖调味，搅拌均匀。

⑥ 米饭焖至半成熟后，汤汁快吸收完时，将调好的食材撒在米饭上，继续焖煮20～25分钟。

⑦ 出锅前撒上青豆，再焖1分钟。

⑧ 最后在砂锅盖上沿边倒上一圈料酒，即可出锅。

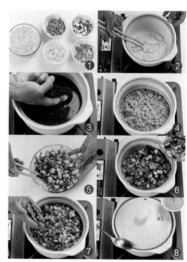

养生小贴士

在营养学上来说，茼蒿对于保护心血管的效果非常好，可以帮助降血压，预防动脉粥样硬化。

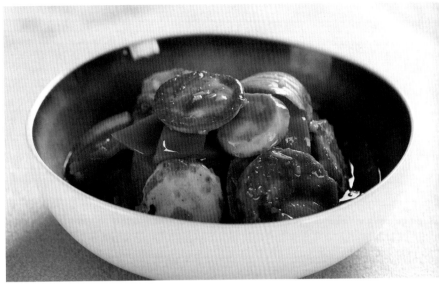

食疗功效
保护血管

·烹饪小窍门·

煮鸡蛋中的蛋黄有些干，会噎人。用摇蛋器将蛋黄蛋清完全混合在一起，煮熟后就看不到单独的鸡蛋黄了，且口感弹脆。

养心金钱蛋

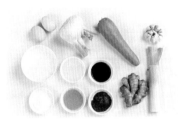

食材

鸡蛋、球茎茴香、胡萝卜、葱、姜、蒜、盐、辣酱、酱油、料酒、水淀粉、植物油各适量。

制作方法

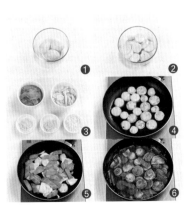

1. 鸡蛋用摇蛋器摇四五下，将蛋清和蛋黄在蛋壳内混合均匀，然后将鸡蛋煮熟。
2. 将煮熟的鸡蛋剥皮切片。
3. 球茎茴香、胡萝卜切片，葱姜蒜切末备用。
4. 起锅放少许油，鸡蛋片放入锅中煎至金黄。
5. 将球茎茴香和胡萝卜片放入锅中翻炒。
6. 加入少量辣酱，1勺料酒，然后加入酱油、盐和少许的水，用中火烧制两三分钟后用水淀粉勾芡，翻炒几下即可出锅。

养生小贴士

球茎茴香高钾低钠，含钙量高，营养含量比普通茴香高很多，尤其是其根部，保护血管、护心的营养元素更丰富是养心护心的好食材。

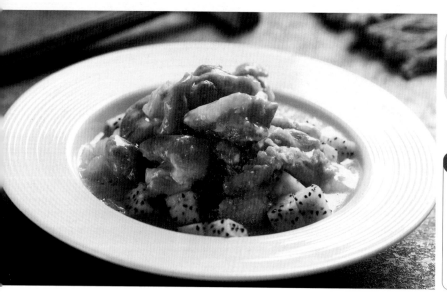

食疗功效

保护心脑血管
控制血压

·烹饪小窍门·

熬煮椰汁之前锅内先放盐，可以使椰汁口感柔和、味道更香，而且不易出汤。

幸福脆皮鸡

食材

鸡腿肉、椰子、火龙果、猕猴桃、橙子、盐、植物油各适量。

制作方法

① 鸡腿肉、火龙果、猕猴桃、橙子切块备用。

② 椰子取出果汁和果肉。

③ 将椰子果肉打碎后用来腌制鸡肉。

④ 锅中倒油，煎制鸡肉，煎到两面金黄，中间断生后盛出备用。

⑤ 锅中先放入盐，然后放少许油，再倒入椰汁，小火熬煮。

⑥ 椰汁熬煮黏稠后放入鸡肉，翻炒均匀。

⑦ 将熬煮好的椰汁鸡肉浇在水果上即可。

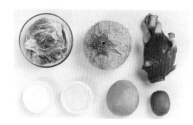

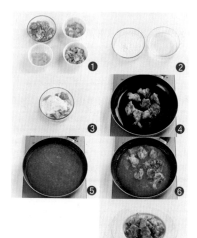

养生小贴士

我们每天都要摄入适量的水果，《中国居民膳食指南》推荐每人每天应摄入水果 200 ~ 350 克。

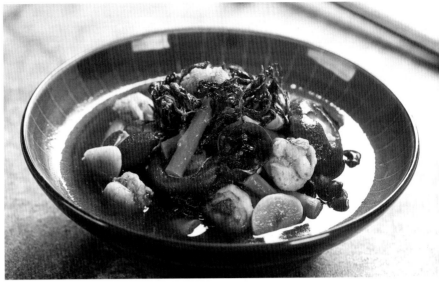

·烹饪小窍门·

烹制中放入的绿茶用冷水泡制，能够使茶叶的香味充分散发，营养也不易流失。

特殊的"水"料理

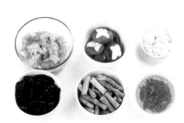

食材

青虾、香菇、芦笋、木耳、蒜、绿茶、盐、鸡精、生抽、蚝油、植物油各适量。

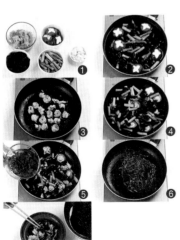

制作方法

1. 木耳泡发、香菇洗净备用。芦笋切段、蒜切片备用。青虾去皮洗净改刀。绿茶泡水备用。
2. 木耳、芦笋、香菇下锅焯熟，捞出备用。
3. 青虾下锅煎制，煎至变色后，加入蒜片倒炝锅。
4. 青虾炒香后加入焯好的蔬菜，翻炒均匀。
5. 加入适量盐、生抽、蚝油、鸡精调味。最后加入绿茶水，开锅后炖煮1分钟出锅装盘。
6. 锅里放入少许底油，加入适量盐，下入泡过水的茶叶，大火煸炒。
7. 茶叶炒至脱水酥脆后放入盘中即可。

养生小贴士

绿茶有很好的保健功效，其含有很丰富的抗氧化的物质，可以抑制心血管疾病，控制胆固醇和甘油三酯。日本人的平均寿命居世界第一，他们的饮食特点主要为：吃得少，吃的杂，很少吃外卖，很少吃油。

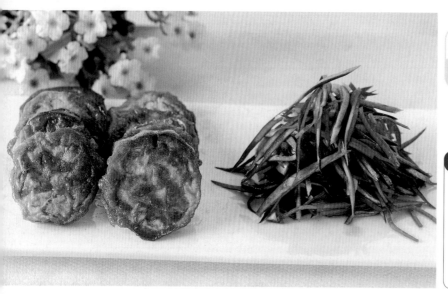

食疗功效

保护心脑血管

·烹饪小窍门·

因为茄子本身吸油，所以将茄子片裹上蛋液煎炸，可以使炸茄子所需的油量变少。

茄子双吃

茄子、胡萝卜、鸡蛋、蒜、盐、白糖、鲜酱油、醋、香油、植物油各适量。

制作方法

❶ 茄子洗净，将削下的皮斜着切成细丝，再将蒜切末备用。

❷ 茄子肉切厚片、胡萝卜切成细丝备用。

❸ 鸡蛋中加入少许盐，打成鸡蛋液。

❹ 将茄子片放入鸡蛋液中，裹上蛋液。

❺ 锅中倒入底油，将茄子片下锅，煎至两面金黄，即可出锅。

❻ 将茄子皮丝与胡萝卜丝拌在一起，加入鲜酱油、白糖、醋、盐、蒜末、香油，搅拌均匀即可装盘。

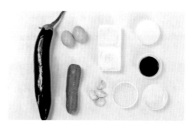

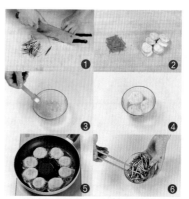

养生小贴士

茄子皮里富含抗氧化的花青素，平日在家做菜的时候，尽量不要把它扔掉，可充分利用。

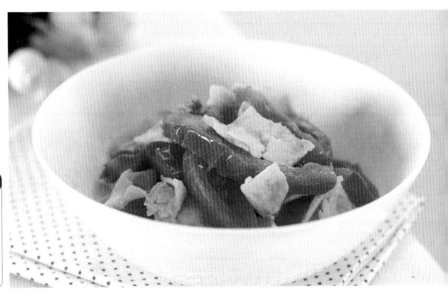

食疗功效
保护心血管

·烹饪小窍门·
沿着西红柿的纹路往下切，可以封住西红柿的汁，保留番茄红素。

西红柿炒鸡蛋

食材
西红柿、鸡蛋、淀粉、盐、白糖、酱油、植物油各适量。

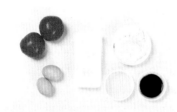

制作方法
1. 将西红柿切成厚片备用。
2. 在鸡蛋液中加入水淀粉搅匀。
3. 四成油温，将鸡蛋液倒入锅内，待下面的蛋液定壳后推动鸡蛋，让更多蛋液流入油中。
4. 待到定壳后再推，至蛋液完全凝固，翻炒出锅。
5. 热油锅下入番茄，加入盐，炒制出汤后倒入炒好的鸡蛋，放入适量白糖和酱油调味。
6. 待到西红柿炒碎，出锅即可。

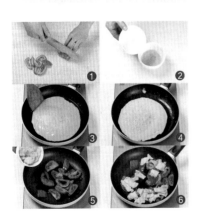

养生小贴士
小西红柿中水溶性维生素含量比大西红柿要多一些，更适合于生吃，可当水果吃。

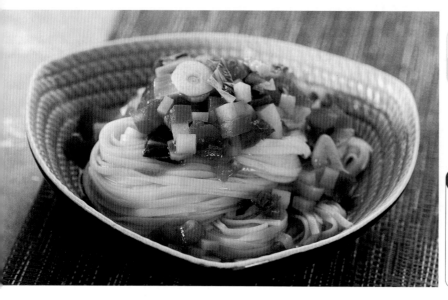

食疗功效

保护血管

·**烹饪小窍门**·

煮面前加少许盐，
待锅中水冒泡时
下入面条，可使
面条更加劲道。

四季健康酱

 食材

西红柿、土豆、洋葱、小油菜、面条、番茄酱、盐、
白糖、蒜、植物油各适量。

制作方法

① 将土豆切成丁，用水焯好备用。

② 西红柿、洋葱、小油菜切成小块，姜、蒜切片备用。

③ 锅中放水，加入少许盐，再开火烧水，在 90 度左
右冒水泡时，把面条放入水中用中小火煮。

④ 平底锅中倒入底油，油热后加入洋葱爆香，加入姜
片、蒜片，洋葱的颜色微微发黄时倒入番茄酱。

⑤ 用文火翻炒片刻，放入西红柿块后用大火翻炒。

⑥ 最后放入焯好的土豆丁。

⑦ 将面条捞出。

⑧ 在炒酱中加入小油菜、盐、少许白糖，出锅前放大
量的蒜片。

⑨ 出锅后与面条相拌。

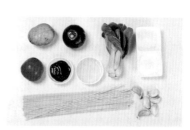

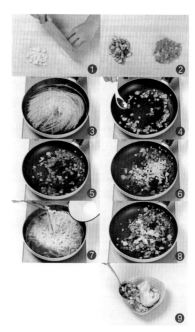

养生小贴士

挑选西红柿时要挑选颜色红里带粉、皮上面有小白
点、形状比较圆润、蒂部比较小的。

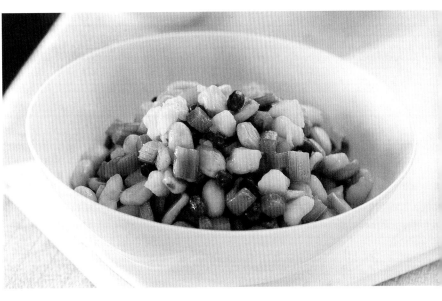

食疗功效

保护血管

·烹饪小窍门·

腌制鱼丁时加少量淀粉能减少水分流失，使鱼肉保持鲜嫩的口感。

鱼米之香

食材

龙利鱼 250 克，芹菜、胡萝卜、玉米粒、黄豆、红豆、盐、淀粉、料酒、植物油各适量。

制作方法

① 把黄豆和红豆用清水浸泡半小时。
② 上汽蒸 15 分钟，取出过凉水后备用。
③ 胡萝卜切丁焯水备用，芹菜切丁备用。
④ 龙利鱼切成小丁。
⑤ 在龙利鱼中加半克盐、少量料酒、淀粉上浆腌制。
⑥ 热锅底油，油温五成热，下龙利鱼丁小火翻炒。炒至鱼丁变白后，捞出备用。
⑦ 再起锅倒入少许底油，下入芹菜丁和胡萝卜丁。
⑧ 煸炒出香味后，依次下入玉米粒、黄豆、红豆，加适量盐和料酒炒匀。
⑨ 待蔬菜和杂粮炒熟后下入鱼丁，炒匀后即可盛出食用。

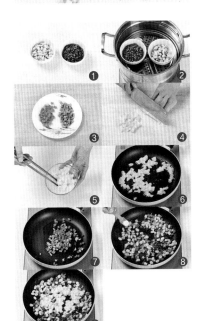

养生小贴士

中老年人每周吃一到两次鱼，可减少患心脑血管疾病的风险。

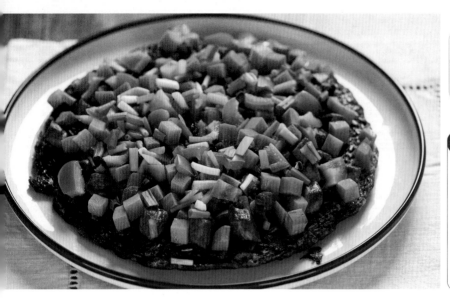

食疗功效

降血脂
保护心脏

·烹饪小窍门·

往锅中倒植物油的时候，不要只在一个地方倒，要分两三个地方倒，然后慢慢往煎饼里渗。

三兄弟煎饼

食材

鸡胸肉、黑米、燕麦米、糙米、鸡蛋、青椒、胡萝卜、香葱、辣椒酱、番茄酱、米醋、酱油、白糖、植物油各适量。

制作方法

1. 鸡胸肉、青椒、胡萝卜、香葱切丁备用。
2. 鸡肉丁下锅焯熟后捞出。
3. 鸡胸肉加入辣椒酱、番茄酱、米醋、酱油、白糖，搅拌均匀，腌制入味。
4. 黑米、燕麦米、糙米蒸熟后加入鸡蛋液搅拌均匀，鸡蛋液和三种粗粮总量的比例为1:1即可。
5. 平底锅预热，倒入米浆，小火烙制煎饼。
6. 煎饼底部定型后加入鸡肉丁、蔬菜丁。
7. 煎饼完全定型后，沿锅边倒入适量植物油，出香味即可。

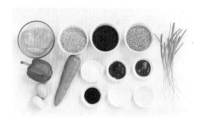

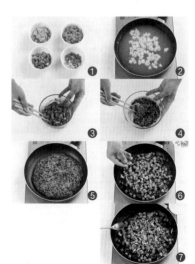

养生小贴士

降低血脂、补充蛋白质，鸡胸肉是非常好的选择，因为其脂肪含量极低。

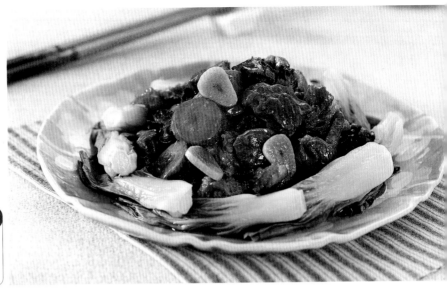

食疗功效

保护心脑血管

·烹饪小窍门·

点少量老抽可使菜品颜色更红亮。

红嫩小牛肉

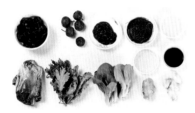

食材

牛腩、山楂、木耳、小油菜、茼蒿、姜、蒜、黄豆酱、甜面酱、老抽、料酒、植物油各适量。

制作方法

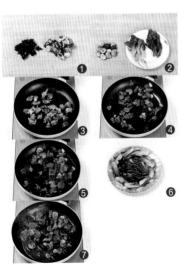

❶ 牛腩、木耳洗净切块。

❷ 小油菜和茼蒿洗净，分别焯水备用。山楂切片，姜、蒜切粒备用。

❸ 热锅，倒入底油，下入牛腩块翻炒。

❹ 炒制牛腩发白放入姜、蒜、料酒、1勺黄豆酱、1勺甜面酱、少量老抽继续翻炒。

❺ 最后放入山楂、木耳，加入开水大火炖煮15分钟。

❻ 将焯好的小油菜和茼蒿作为底菜码盘。

❼ 当锅内牛肉汁已经收得很浓时，即可出锅。

养生小贴士

心脑血管疾病患者不是说不能吃肉，但要控制量：每天大概 50 ～ 75 克即可。

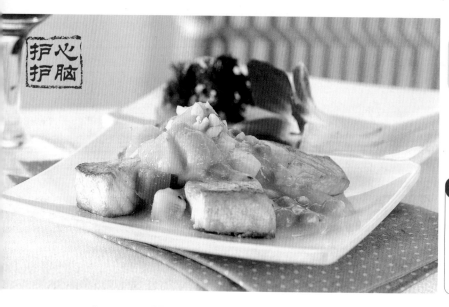

护心护脑

食疗功效

保护心脏

·烹饪小窍门·

最后加入蜂蜜能够保持蜂蜜中酶的活性，太高温会破坏酶的活性。

金玉满堂鱼米香

食材

三文鱼、玉米、豌豆、胡萝卜、蜂蜜、猕猴桃、橙子、花生碎、盐、白糖、生粉、干淀粉、植物油各适量。

制作方法

❶ 新鲜的玉米煮熟之后，剔下来玉米粒榨成玉米汁，然后倒入锅中煮制。

❷ 豌豆煮熟备用，胡萝卜切丁焯水备用。

❸ 锅中放入开水，加少量盐和白糖调匀后，下入煮过的豌豆、焯过的胡萝卜丁和煮好的玉米汁。

❹ 锅开后，下入适量水淀粉搅匀，即可盛出到小碗中，再将切好的猕猴桃丁和橙子丁下入到碗中搅匀备用，最后加入适量蜂蜜。

❺ 将三文鱼切大块，撒上少量盐和干淀粉。

❻ 油温约六成热下锅煎制三文鱼，且火候不宜过小。

❼ 当三文鱼侧面底部往上 1/3 变色之后调小火，可以将鱼块翻面，然后淋入橙汁，当鱼全熟后盛出。最后将小碗中的汁浇在三文鱼上，再撒上花生碎即可食用。

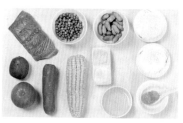

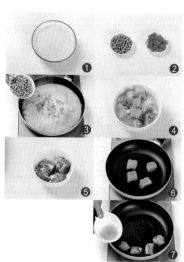

养生小贴士

玉米、豌豆、胡萝卜、猕猴桃、橙子等食材都含有丰富的辅酶 Q_{10}。

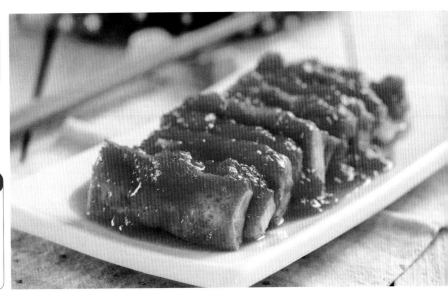

食疗功效

保护心脏

·烹饪小窍门·

番茄开水下锅烫后捞出，再浸入冷水中，更易于番茄去皮。

茄汁煎豆腐

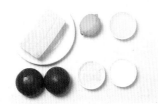

食材

番茄 2 个，豆腐 1 块，柠檬 1 个，冰糖、盐、植物油各适量。

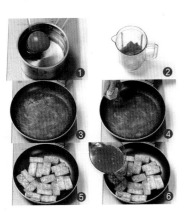

制作方法

❶ 番茄开水下锅，皮裂后捞出，再放入冷水中过凉，然后去皮、切片备用。豆腐改刀成条备用。

❷ 将切好的番茄放入破壁机中打碎成酱。

❸ 将番茄酱直接倒入热锅中，并加入适量冰糖熬煮。

❹ 番茄酱煮开后改中火，熬至浓稠之后关火，关火后挤入适量柠檬汁盛出备用。

❺ 热锅，倒入底油，放入豆腐煎制。

❻ 将豆腐煎至各面焦黄，烹入事先做好的番茄酱，加入少许盐调味即可。

养生小贴士

将番茄批量加工成汁，并放入冰箱保存，是很好的日常饮品。番茄中富含的番茄红素和 β - 胡萝卜素不怕热、不怕油，用油加工反而可以更好地将营养物质释放出来，有利于人体对它们的吸收。

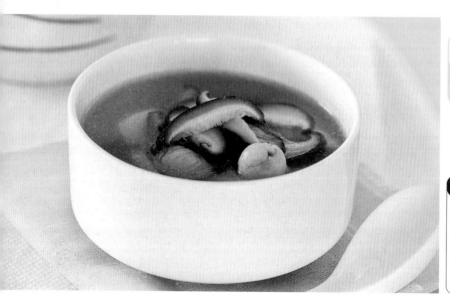

食疗功效

补充能量
保护心脏

·烹饪小窍门·

用打成鸡茸的鸡
胸肉臊汤，可去
除鸡汤中的杂质，
使其澄澈透明。

神秘清鸡汤

食材

老母鸡1只，香菇、龙眼、葱、姜、盐各适量。

制作方法

① 将老母鸡拆成鸡翅、鸡腿、鸡架、鸡胸。
② 香菇、葱和姜切片，另备葱、姜拍碎。冷水浸泡
 1：1拍碎的葱和姜，调制葱姜水备用。
③ 吊鸡汤：锅内放3倍于鸡肉的水，温水下入鸡翅、
 鸡腿、鸡架，放入葱、姜各15～20克。
④ 开锅后撇清血沫，小火盖上盖慢炖2～3小时。
⑤ 将鸡胸肉与葱姜水1：1打成鸡茸，再倒入1份葱
 姜水，搅拌均匀。
⑥ 臊汤：将吊好的鸡汤除去食材，煮开。
⑦ 大火将鸡茸搅动下入锅内。
⑧ 待鸡茸凝固，用纱布过滤鸡汤除去凝固的鸡茸。
⑨ 放入龙眼和香菇片，加适量盐调味即可。

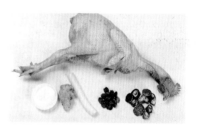

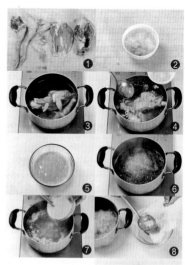

养生小贴士

有时大量运动过后不会感觉饥饿，可以利用香菇的
香气达到开胃的目的。

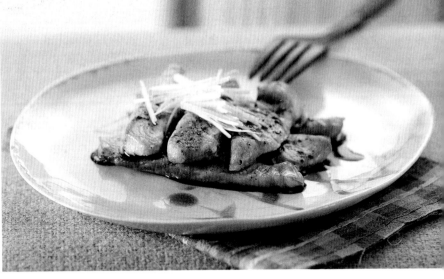

保护心脏

·烹饪小窍门·

三文鱼肉上颜色深的部分腥味最重，需要去除。

蒜香三文鱼

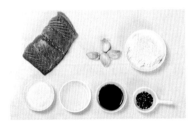

食材

三文鱼、蒜、盐、黑胡椒碎、淀粉、蒸鱼豉油、植物油各适量。

制作方法

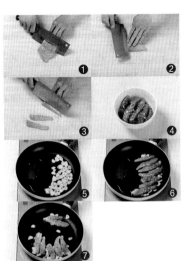

❶ 三文鱼沿白线下刀，贴着鱼皮切下鱼肉。

❷ 去掉鱼皮和颜色深的部分鱼肉。

❸ 将三文鱼切成厚片。蒜切片备用。

❹ 在三文鱼中放入少许盐、黑胡椒碎、干淀粉。

❺ 锅中倒油，放入蒜片，稍微煸炒至金黄色后改小火。

❻ 将三文鱼码放在蒜片上煎制。

❼ 三文鱼半熟后，关火用余温继续煎制三文鱼至粉红色。出锅后浇上蒸鱼豉油即可。

养生小贴士

$\Omega-3$ 不饱和脂肪酸主要包含在三文鱼的脂肪中，因此挑选三文鱼时，其白色脂肪条越多越好。

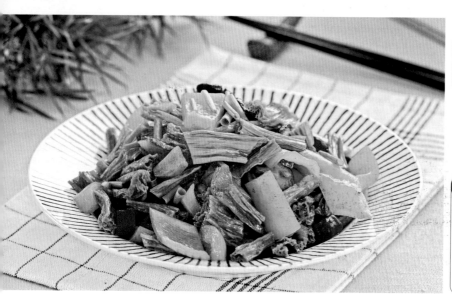

·烹饪小窍门·

挑选干腐竹时，应选择麦黄色、豆香味很浓、有肉状花纹的。

青椒烧腐竹

食材

腐竹、青椒、香菇、葱、姜、蒜、盐、料酒、酱油、植物油各适量。

制作方法

❶ 腐竹泡发切段，香菇、青椒切块，葱、蒜切末，姜切片备用。

❷ 开火，锅中倒入少量底油，油热后下入香菇煸炒出香味。

❸ 香菇炒至金黄色，加入蒜末、姜片翻炒。

❹ 倒入适量料酒、清水进行调味，然后再放入腐竹烧制。

❺ 调入少许酱油和盐，烧制3~5分钟。

❻ 待汤汁完全渗入腐竹中，加入青椒和葱花翻炒片刻即可。

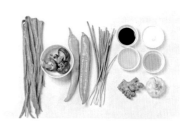

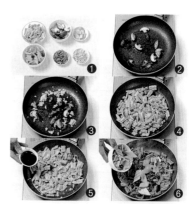

养生小贴士

腐竹属于浓缩的豆制品，相较于一般的豆制品，其营养元素都是加倍的。

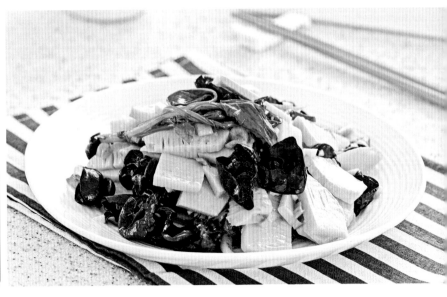

食疗功效

预防
脑小血管病

烹饪小窍门

用淘米水焯煮冬笋片，可去除冬笋的苦涩味，补充米香味。

蒜香玉兰片

食材

菠菜、冬笋、木耳、蒜、盐、白糖、淘米水、植物油各适量。

制作方法

① 冬笋切片，蒜切末备用。

② 用淘米水焯煮冬笋片、菠菜，且木耳泡发后焯水备用。

③ 开火，锅中倒入适量底油，放入蒜粒煸香。

④ 下入焯好的冬笋片、菠菜、木耳煸炒，加入适量盐、白糖调味。

⑤ 再次放入蒜末煸炒几下即可出锅。

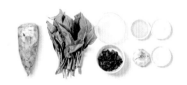

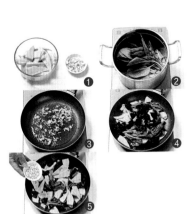

养生小贴士

家中的淘米水不要倒掉，日常生活中，淘米水可以用来洗发护发。经过发酵的淘米水效果会更好。

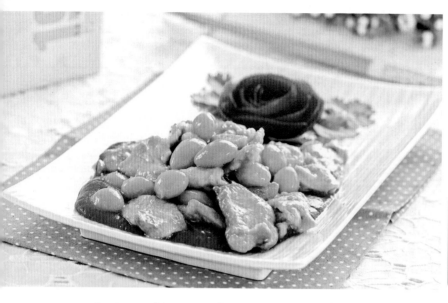

·烹饪小窍门·

制作金汤时，要注意南瓜与水的比例为1：2。

金汤白果鸡球

食材

鸡胸肉1块，白果、西红柿、南瓜、葱、姜、盐、白糖、干淀粉、料酒、白醋、植物油各适量。

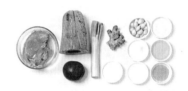

制作方法

① 将鸡胸肉切成厚片，葱、姜切段泡水，南瓜蒸好后碾碎成泥，西红柿切好摆盘备用。

② 锅中加水煮开，加入少量白醋，煮制白果。

③ 鸡胸肉加入1克盐、50克葱姜水、50克料酒腌制。

④ 将鸡肉挂上少许干淀粉，抓制均匀。

⑤ 开火，在锅中加入2勺水，放入蒸好的南瓜泥，再加少许盐，小火熬制2分钟。

⑥ 在金汤中勾入适量淀粉汁，加入少量植物油，搅拌均匀后铺在盘底。

⑦ 开火，另起锅，倒入适量油，油温四五成热时，把鸡肉分散着下入锅中，待鸡肉稍微卷曲成类球状时捞出，将锅内剩余的油倒出。

⑧ 将鸡肉与白果下入锅中，加入2克盐、少许白糖和明油，翻炒均匀即可出锅。

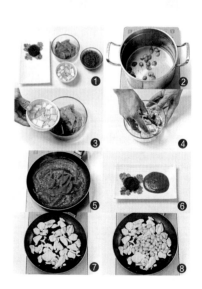

养生小贴士

西红柿可以保护心脏，可以生吃，也可以炒制。炒制可以更好地释放西红柿中的营养物质。

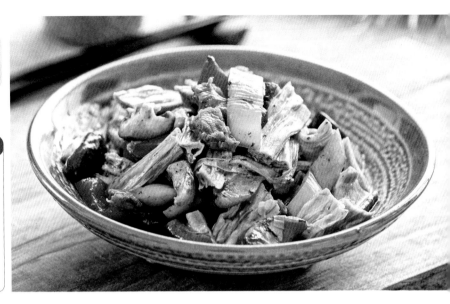

食疗功效

预防心梗

炒尖椒时，通过旺火无油的炒制方法，可以使辣椒中的辣味减少50%以上，而且还有浓郁的香味。

肉香腐竹

食材

腐竹、鸡腿肉、香菇、红绿尖椒、鸡蛋、花椒、大料、白糖、干淀粉、甜面酱、水淀粉、生抽、料酒、蚝油、植物油各适量。

制作方法

1. 花椒、大料煮水 2 分钟，将腐竹泡入，泡发后切段备用。鸡腿肉去骨、去皮、切条，香菇、红绿尖椒切块。
2. 在鸡腿肉中放入适量蛋清、料酒、干淀粉、甜面酱腌制。
3. 开大火，不放油，在锅中放入红绿尖椒煸炒后盛出。
4. 锅中倒入适量底油，下入腌制好的鸡腿肉煸炒。
5. 下入香菇、腐竹，再加入适量料酒、1 勺蚝油、半勺生抽和少量白糖调味。
6. 放入炒制过的红绿尖椒煸炒，加入少量水淀粉勾芡后即可出锅。

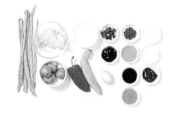
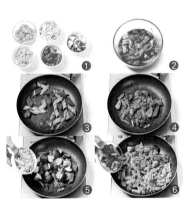

养生小贴士

菌菇类的食材对预防心梗有好处。

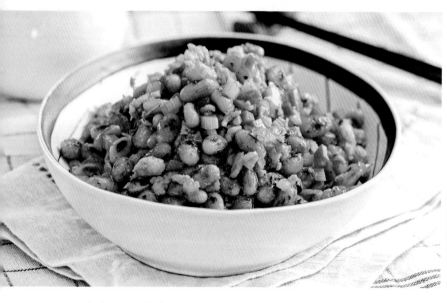

食疗功效

预防冠心病

·烹饪小窍门·

生黄豆要提前胀发，否则很难炒得酥脆。

妙香炒豆

食材

黄豆、胡萝卜、芹菜、猪瘦肉末、盐、白糖、五香粉、植物油各适量。

制作方法

❶ 胡萝卜、芹菜切丁备用。

❷ 在锅中加适量水，倒入黄豆煮 10 分钟至水干豆熟。

❸ 开大火，锅内倒入适量底油，下入猪瘦肉末煸干。

❹ 加入胡萝卜丁、芹菜丁翻炒均匀后盛出。

❺ 在煮好的黄豆中加入 15 克左右的植物油拌匀。

❻ 下锅翻炒 10 分钟左右。

❼ 下入炒好的配料，加入少量盐、白糖、五香粉调味。

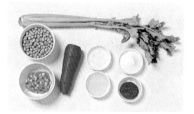

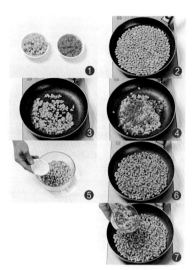

养生小贴士

完整的黄豆营养价值更高，每人每天食用黄豆 25 ～ 50 克为宜。

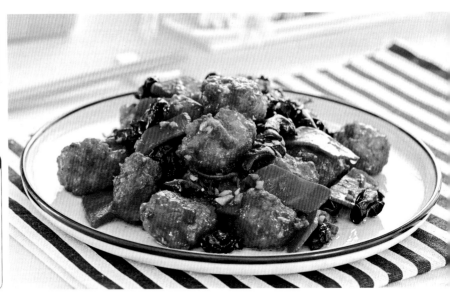

食疗功效

保护心脏

·烹饪小窍门·

按照肉馅与淀粉3：1的比例加入淀粉，可以起到酥脆和防油的作用。

焦溜丸子

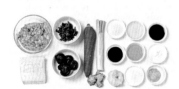

食材

猪瘦肉馅、豆腐、荸荠、木耳、胡萝卜、葱、姜、蒜、盐、白糖、干淀粉、白胡椒粉、料酒、酱油、醋、植物油各适量。

制作方法

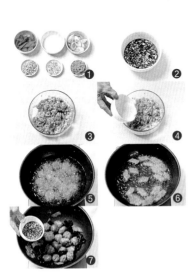

❶ 取部分葱、姜切块泡水备用。另取葱、姜、蒜切末备用。胡萝卜切片。干淀粉加入少量清水调成糊状。

❷ 在碗中放入适量葱、姜、蒜末和1勺料酒、3勺酱油、少许盐、1勺白糖和1勺醋调制碗汁。

❸ 将豆腐、荸荠拍碎，与肉馅混合均匀。

❹ 在混合的肉馅中加入少许盐、白胡椒粉、葱姜水以及糊状淀粉搅拌均匀。

❺ 开大火，在锅中倒入适量油，六成油温时，将肉馅挤成丸子下锅炸至焦黄色。

❻ 胡萝卜片用热油稍微烫一下。

❼ 将锅中的油倒出，仅留少许底油，倒入炸好的丸子、胡萝卜、木耳，烹入碗汁翻炒均匀即可。

养生小贴士

要想保护血管，平时就要注意少摄入油脂。

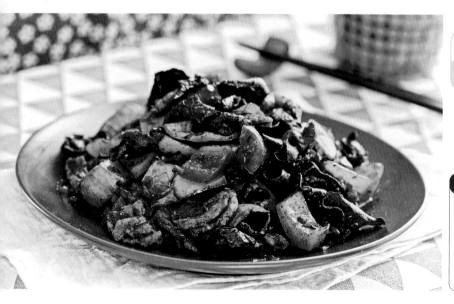

食疗功效

预防血栓

·烹饪小窍门·

五花肉本身含有油脂，因此煸炒时锅中不用放太多油。

小炒木耳

 食材

五花肉、木耳、彩椒、葱、姜、蒜、干豆豉、豆瓣酱、白糖、料酒、酱油、植物油各适量。

制作方法

① 五花肉切片，干豆豉剁碎，葱切段，姜、蒜切片，彩椒切段，木耳泡发备用。

② 开大火，锅内倒入少量底油，加入五花肉片煸炒。

③ 五花肉煸出油脂后，改小火，下入适量豆瓣酱、干豆豉碎以及葱、姜、蒜，煸炒均匀。

④ 放入木耳、彩椒继续煸炒。

⑤ 改大火，加入适量料酒、酱油、白糖调味即可出锅。

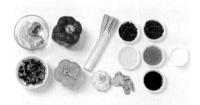

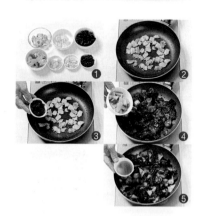

养生小贴士

豆豉和豆瓣酱是用发酵的方式制作的，这个过程中会产生大豆激酶，对血管有非常好的保护作用。

食疗功效

保护心脏

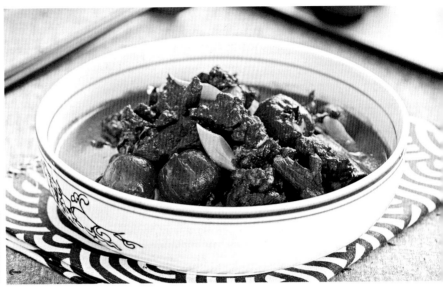

·烹饪小窍门·

用薄荷叶腌牛肉可去腥增香。

红汤牛腩

食材

生黄芪50克，红曲粉6克，牛肋条肉、山楂、薄荷叶、桂皮、八角、葱、姜、盐、白糖、白胡椒粉、料酒、老抽、植物油各适量。

制作方法

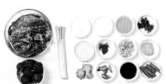
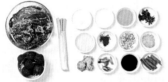
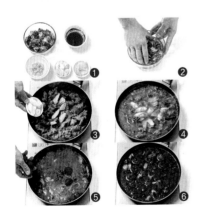

① 将牛肋条肉切成3厘米见方的块，生黄芪煮水，红曲粉泡水，葱切段、姜切片备用。

② 将牛肉块放入碗中，加入适量薄荷叶、黄芪水抓拌去腥。

③ 开大火，锅中倒入少量底油，将腌制好的牛肉下锅煎至两面焦黄，再下入桂皮、八角、葱段、姜片炒香。

④ 锅中加温水没过牛肉约1指，再倒入适量红曲水和剩余的黄芪水。

⑤ 加入适量盐、白糖、白胡椒粉、料酒、老抽调味，再下入七八颗山楂。

⑥ 水开后改为小火炖煮40分钟，最后大火收汁出锅即可。

养生小贴士

牛肋条的部分瘦肉比较多，特别适合红烧或者炖汤。

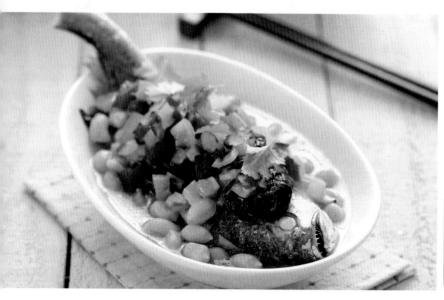

食疗功效

补养大脑
清理血管

·烹饪小窍门·

蒸鱼之前倒入半
杯清水，可保持
鱼肉的鲜嫩。

健脑蒸黄鱼

食材

黄鱼1条，花生、干香菇、青红菜椒、芹菜、洋葱、香菜、葱、姜、水淀粉、盐、白糖、料酒、植物油各适量。

制作方法

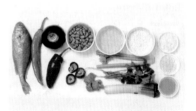

❶ 姜切片，葱切段，青红菜椒、芹菜、洋葱、香菜切丁，黄鱼去鳞、去内脏、洗净，干香菇泡发备用。

❷ 花生去皮后清水煮4分钟备用。

❸ 用刀沿黄鱼的背脊划开鱼背，并在划开的缝隙中和鱼腹内撒少许盐腌制。

❹ 将腌好的黄鱼放入大碗中，加3片姜、2段葱，码上3颗泡发好的、可提香的香菇，淋上半勺料酒。

❺ 将花生和半杯清水倒入大碗中，淋上几滴植物油，大火上汽蒸5分钟后关火，利用余温焖1分钟。

❻ 另起锅，将煮花生的水和蒸鱼的汤汁一并倒入锅中，开火熬煮混合汤汁。

❼ 汤汁煮开后，加1克盐调味，加2克白糖提鲜，以及少量水淀粉勾芡，搅拌后关火。

❽ 将青红菜椒、芹菜、洋葱、香菜放入汤汁中烫煮断生后，连汤带菜浇在鱼肉上即可。

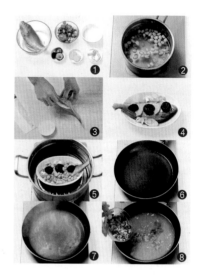

养生小贴士

采用蒸制的烹调方法，相比于煎炸，可以最大程度保留鱼的营养。

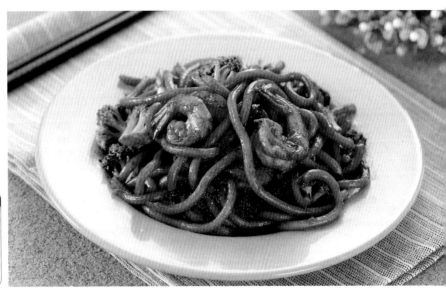

食疗功效

预防心脏病、糖尿病

·烹饪小窍门·

乌冬面拌油后口感更筋道，而且不易粘连。

豉汁鲜香乌冬面

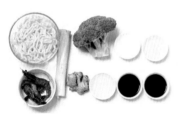

食材

乌冬面、大虾、西蓝花、葱、姜、盐、料酒、酱油、蒸鱼豉油、植物油各适量。

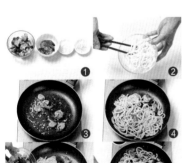

制作方法

1. 葱、姜切末备用。西蓝花焯水备用。大虾去头，剥皮，去虾线，沿背部片开后洗净，用纸巾蘸干多余的水备用。
2. 乌冬面煮熟后沥去水分，加少量植物油搅拌均匀。
3. 热锅，倒入适量底油，油热后放入大虾炒至打卷，倒入适量葱姜末翻炒。
4. 放入乌冬面略微煸炒后，倒入1勺蒸鱼豉油炒香。
5. 放入西蓝花，再次倒入适量蒸鱼豉油翻炒均匀。
6. 加入少许盐、料酒、酱油调味，即可出锅。

养生小贴士

糖尿病患者也应当注意膳食平衡，每顿饭主食是必须食用的。大虾富含钙镁元素，有益于心血管系统。西蓝花对心脏非常好，同时可有效控糖。

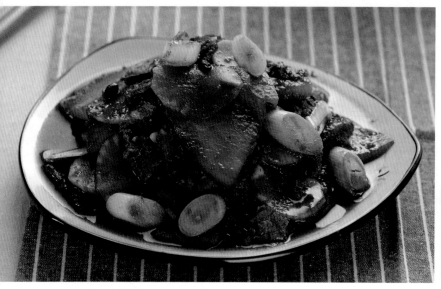

·烹饪小窍门·

冬瓜切片不宜太
薄，否则口感不
好且易碎。

回锅冬瓜

食材

牛肉、冬瓜、莴笋、葱、姜、蒜、豆豉、蒜蓉辣酱、
酱油、醋、植物油各适量。

制作方法

❶ 牛肉、莴笋、葱、姜、蒜切片备用。

❷ 将冬瓜去皮切块，底边削圆。

❸ 热锅，倒入底油，将冬瓜底部煎成焦黄色。

❹ 将煎好的冬瓜切成 0.4 厘米（约两个硬币厚）厚
的片。

❺ 把冬瓜片放在盐水中浸泡 3 分钟后捞出并挤干水分。

❻ 另起锅，倒入底油，把牛肉片煸炒至酥香，再下入
冬瓜片。

❼ 放入莴笋片，再加入适量蒜蓉辣酱和豆豉。

❽ 加 1 勺酱油、几滴醋，再放葱、姜、蒜翻炒一下，
即可出锅。

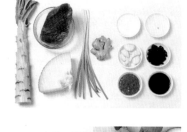

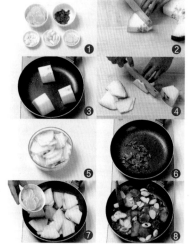

养生小贴士

在所有的红肉里，牛肉中蛋白质含量最高、脂肪含
量最低，对血脂、胆固醇的影响最小。

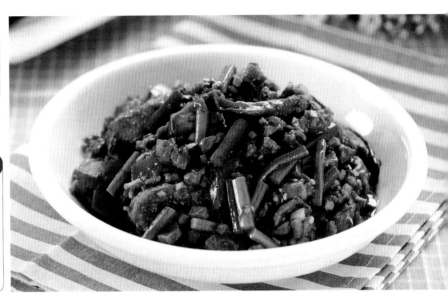

食疗功效

活血解毒
预防心梗

·烹饪小窍门·

干煎茄子时需要加盖，这样可以使茄子渗出的水分保留在锅内，口感更嫩。

无油鱼香茄子

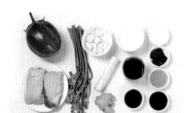

食材

鸭肉、茄子、蕨菜、葱、姜、蒜、白糖、淀粉、豆瓣酱、红酒、料酒、酱油、醋各适量。

制作方法

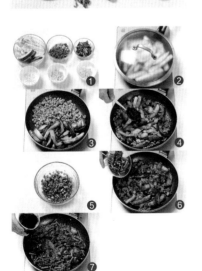

1. 茄子切条，鸭肉带皮切丁，蕨菜焯水切段备用。葱、姜、蒜切碎备用。
2. 热锅，不加油，将茄条放入锅中加盖用中火干煎，半分钟左右翻面。
3. 茄条煎2分钟左右时，放入鸭肉丁煸炒。
4. 加入适量料酒、豆瓣酱翻炒。
5. 调碗汁：碗中放入葱花、姜末、蒜粒，比例大致为2∶3∶1，再加入1勺酱油、8克淀粉和少许白糖、醋，搅拌均匀。
6. 锅中放入蕨菜段，开大火，倒入碗汁翻炒。
7. 最后烹入适量红酒，翻炒均匀即可出锅。

养生小贴士

平常用鸭肉做菜时，需要将鸭皮去掉。少摄入油是预防心梗的原则之一。

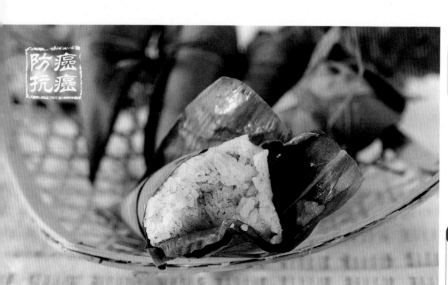

防癌抗癌

食疗功效
抗癌 抗氧化

·烹饪小窍门·
包粽子时泼些水，
粽子能更加紧实。

咖喱粽子

食材

江米 250 克，鸡肉 100 克，粽叶、咖喱粉、牛奶、盐、白糖、植物油各适量。

制作方法

① 将江米提前泡水 1 ～ 2 小时。

② 鸡肉切丁，用牛奶、料酒进行腌制。

③ 热锅，油温 60 度左右，倒入咖喱粉炒制。

④ 咖喱粉炒制均匀开始起沫时，将腌制的鸡肉下锅滑炒。

⑤ 待鸡肉稍微变色后，倒入牛奶，加入适量盐和白糖调味。

⑥ 将炒好的咖喱鸡肉当作馅料包入粽子中。

⑦ 上汽蒸 1.5 ～ 2 小时即可。时间越长口感越好。

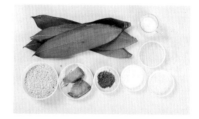

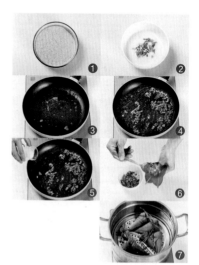

养生小贴士

咖喱对胃肠道有一定的刺激作用，食用须适量。

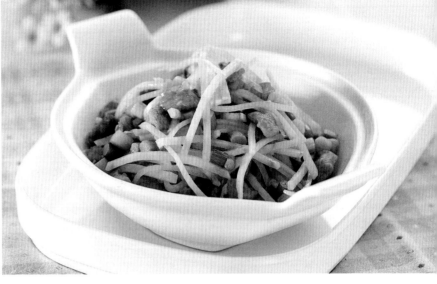

·烹饪小窍门·

鸡肉中加入酱油，去腥增鲜的效果特别明显。

脆香薯丝

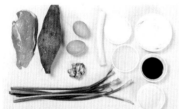

食材

鸡胸肉、红薯、蒜苗、葱、姜、鸡蛋、淀粉、酱油、醋、料酒、植物油各适量。

制作方法

① 将红薯去皮切丝。

② 鸡胸肉和蒜苗切粒，葱、姜切末。

③ 鸡胸肉粒放入碗中，放入半勺酱油和半勺料酒，用筷子将其搅匀。

④ 当肉具有黏度时，按照1斤肉1个鸡蛋的比例加入鸡蛋。

⑤ 加入适量淀粉，打浆上劲。

⑥ 热锅底油，放入浆好的鸡肉粒煸炒变色。

⑦ 放入葱姜末、红薯丝和蒜苗翻炒，放入适量的盐，烹入少许醋翻炒即可出锅。

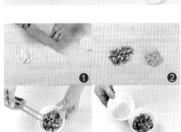

养生小贴士

叶酸是一种水溶性的维生素，属于B族维生素，在烹调中非常容易流失，将红薯炒着吃不仅可以保持它的脆性，也可以防止其所含叶酸的流失。

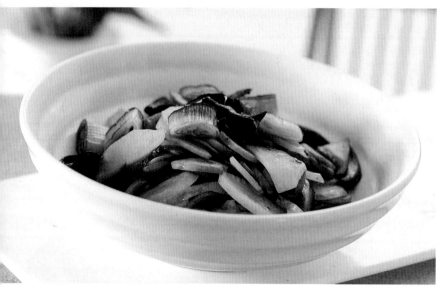

食疗功效

预防癌症

·烹饪小窍门·

应在油温稍热时下入葱段，如果油温太凉的话，葱下锅之后就会吃进很多油了。

葱烧山珍

食材

木耳、莴笋、胡萝卜、香菇、口蘑、葱、姜、蒜、白糖、淀粉、蚝油、生抽、老抽、植物油各适量。

制作方法

① 水发木耳。

② 莴笋、香菇和口蘑切片，胡萝卜切丁备用。葱切段、蒜和姜切片备用。

③ 起锅放少许油，油温稍热时下葱段炸制葱油，不停翻炒。

④ 炒至葱变焦黄微糊，将葱和葱油分别倒出备用。

⑤ 锅中加少量葱油，下入姜片、蒜片爆香，然后下入香菇和口蘑，小火炒至蘑菇变软时再次加入适量葱油，煸出蘑菇的水分。

⑥ 锅中下木耳，然后加入蚝油1勺、生抽1勺、老抽半勺、白糖适量，翻炒均匀。

⑦ 下入莴笋片并勾芡，然后关火加入胡萝卜丁，出锅后和烧过的葱段一起装盘。

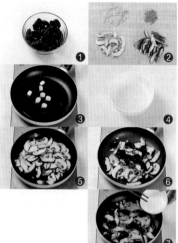

养生小贴士

胡萝卜中富含维生素C。莴笋中富含维生素B。木耳和蘑菇中富含维生素D。维生素D不怕加热，而维生素C、维生素B在高温下易被破坏，因此应尽量低温短时间烹制富含维生素C或维生素B的食物。

食疗功效

冬季抗癌菜

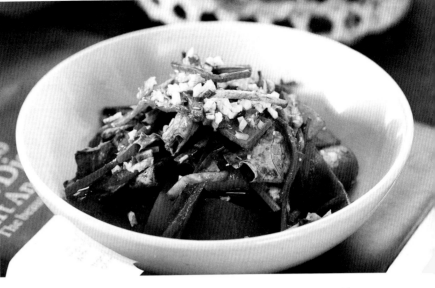

·烹饪小窍门·

澥麻酱时加入香油可便于搅开，增加香味。

美味大拉皮

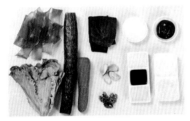

食材

拉皮、黄瓜、胡萝卜、海带、生菜、核桃仁、蒜、芝麻酱、盐、白糖、米醋、料酒、生抽、香油各适量。

制作方法

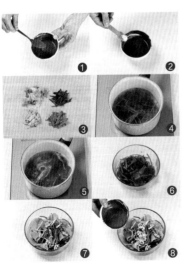

❶ 在适量纯芝麻酱中加醋、生抽、少量料酒和香油搅拌均匀，直至呈半流体状，期间若是过于黏稠，可以再加适量的醋或白开水。蒜切末备用。

❷ 在调好的芝麻酱中加入少量盐和适量的白糖，搅匀备用。

❸ 将胡萝卜、黄瓜和海带切丝备用。生菜叶撕成片。

❹ 将切好的胡萝卜丝和海带丝下锅焯水。

❺ 锅开后关火，下入泡好的拉皮简单烫一下。

❻ 一起盛出到大碗当中。

❼ 将切好的黄瓜丝、生菜叶放入到大碗中和焯过的拉皮、胡萝卜丝、海带丝一起搅匀，中和温度。

❽ 将拌好的麻酱、切好的蒜末和掰碎的核桃仁一起倒入，搅匀即可食用。

养生小贴士

平时多食用坚果如核桃、杏仁、榛子等，有助于抗癌。

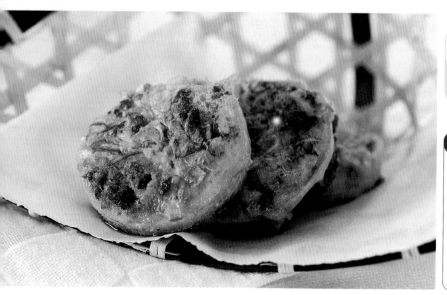

消炎糊塌子

食材

白面、肉末、苦菊、西葫芦、白洋葱、鸡蛋、生姜、
香葱、盐、料酒、酱油、植物油各适量。

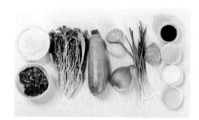

制作方法

❶ 将香葱、生姜切末备用。

❷ 选取三分肥七分瘦的肉末，热锅加底油，用小火煸
干肉末，煸的同时加入料酒、姜末、酱油，做成臊
子粒备用。

❸ 把苦菊切成小段，把西葫芦切成细丝，把洋葱切成
完整的圈状。

❹ 将备好的苦菊和西葫芦按1：1的比例放入碗内，
加入2个鸡蛋调好，然后放入大约1克的盐搅匀。

❺ 再按照稠稀度适量加入面粉，边加边搅动，最后放
入臊子粒、香葱调好。

❻ 锅中放入少许油，油温四成热时，放入洋葱圈，均
匀散开。

❼ 把调好的糊倒入洋葱圈里煎。

❽ 煎至两边都成金黄色出锅。

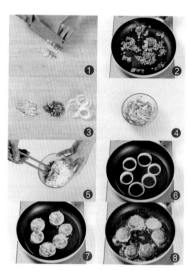

养生小贴士

苦菊清咽利喉，经常上火嗓子不舒服的人可以多吃
一些。

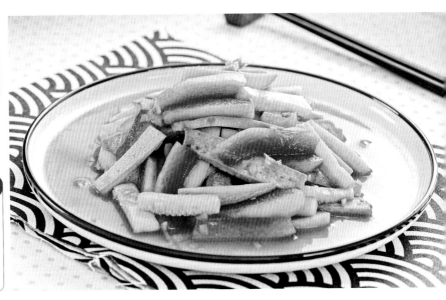

食疗功效

预防子宫
内膜癌

·烹饪小窍门·

生炒是指将食物
直接下锅炒，不
经过滑油、焯水
等环节。

生炒三样

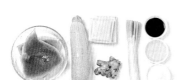

食材

白豆干、西葫芦、西瓜皮、葱、姜、盐、酱油、植物
油各适量。

制作方法

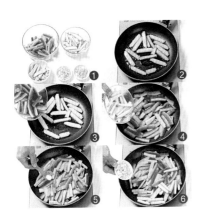

1. 将白豆干、西瓜皮、西葫芦切条，葱、姜切末备用。
2. 开火，待锅热后放入适量底油，然后放入白豆干
   煸炒。
3. 将白豆干炒至四面呈浅金黄色，放入西瓜皮，小火
   煸炒。
4. 将西葫芦条放入锅中一起煸炒。
5. 煸炒至八分熟后加入适量盐。
6. 最后放入葱末、姜末以及适量酱油，翻炒均匀即可
   出锅。

养生小贴士

西瓜皮中的含糖量比果肉中少很多，需要控制血糖
的人群也可以放心食用。

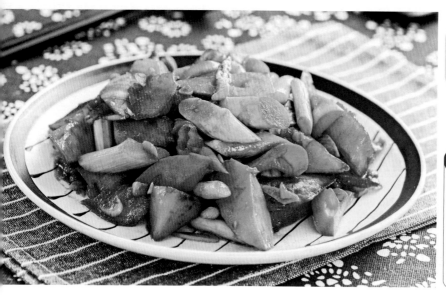

食疗功效

防癌抗癌

·烹饪小窍门·

春笋中含有一定的草酸和致过敏的物质，烹制时需要焯煮至少5分钟。

蚝油三鲜

食材

芦笋、春笋、红薯、蒜、盐、干淀粉、蚝油、水淀粉、料酒、酱油、植物油各适量。

制作方法

1. 红薯、芦笋、春笋去皮切块备用。蒜切末备用。
2. 烧一锅开水，将春笋、芦笋焯水。红薯挂上一层薄薄的干淀粉。
3. 开火，锅中倒入少量底油，将红薯煎至变软，盛出备用。
4. 开小火，利用煎红薯的底油炒香蒜末，倒入适量蚝油和1勺料酒。
5. 放入焯好的春笋和煎好的红薯，加入适量酱油调色，再加入少量的盐调味，放入焯好的芦笋翻炒，加少量水淀粉勾芡即可出锅。

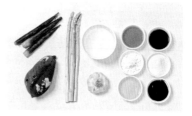

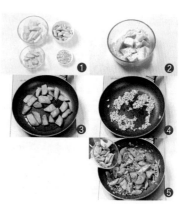

养生小贴士

现代研究发现，微量元素硒对提高人体免疫力和防癌抗癌有很重要的作用。

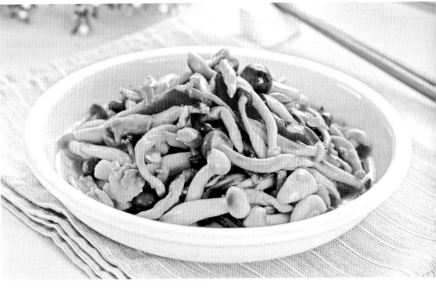

食疗功效

抗癌
提高免疫力

·烹饪小窍门·

鸡胸肉提前腌制，
在烹饪过程中不
用再调味。

双菇煎仔鸡

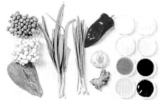

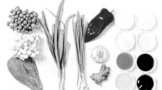

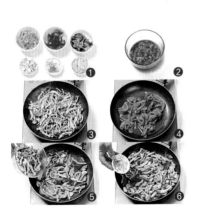

食材

蟹味菇、白玉菇、鸡胸肉、青蒜、红椒、姜、蒜、香葱、盐、白糖、干淀粉、料酒、生抽、蚝油、鸡蛋清、植物油各适量。

制作方法

❶ 将鸡肉顶刀切片，再改切成条，清洗后捞出放入碗中备用。姜、蒜切片。红椒、青蒜、香葱切碎。

❷ 鸡肉中加入半勺料酒、半勺生抽、小半勺蚝油、1克盐、2克白糖、少许鸡蛋清、半勺干淀粉，搅拌均匀腌制鸡肉。

❸ 将锅烧热，不放油，放入1:1的蟹味菇和白玉菇煸炒干水分，加入少许盐，炒熟盛出备用。

❹ 锅中放入少量的油，油烧热后将浆好的鸡肉下锅翻炒。

❺ 待鸡肉炒熟后，加入姜、蒜、红椒、青蒜，倒入煸好的蘑菇炒匀。

❻ 出锅前撒上香葱即可。

养生小贴士

牛羊肉刺激性大，鸡肉刺激性小而且温和，更适合皮肤癌患者食用。

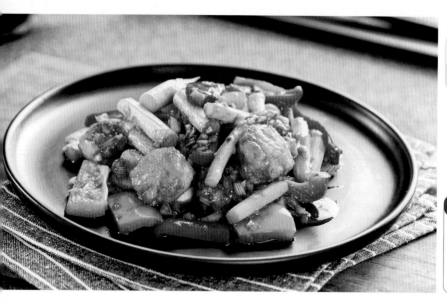

食疗功效

防癌抗癌

·烹饪小窍门·

挑选扇贝时，越厚越沉的扇贝肉越多。

翠竹嫩扇贝

盒材

芦笋、扇贝、彩椒、柠檬、葱、姜、蒜、盐、白糖、绿豆淀粉、水淀粉、生抽、蚝油、植物油各适量。

制作方法

① 扇贝去壳、去裙边洗净，取出扇贝肉备用；彩椒切条，芦笋切段，葱、姜、蒜切末备用。

② 在扇贝肉中挤入适量柠檬汁，加入少量盐、白糖抓匀。

③ 用纸巾吸干扇贝肉表面水分，裹匀绿豆淀粉备用。

④ 煮一锅开水，加入适量白糖、植物油，芦笋段下锅焯水 10 秒钟左右捞出备用。

⑤ 开大火，锅中倒入没过锅底的底油，五成油温时下入扇贝，煎制 20 秒左右，至表面略微金黄色时盛出。

⑥ 锅中煸香葱、姜、蒜，下入彩椒和焯好的芦笋炒匀，调入少量盐、白糖，再下入煎好的扇贝，烹入适量生抽和蚝油调味。

⑦ 炒匀后用少量水淀粉勾芡，翻炒均匀，即可出锅。

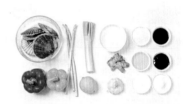

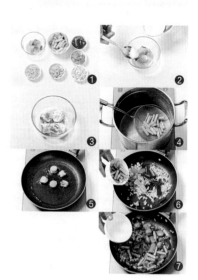

养生小贴士

沙丁鱼和贝类都含有丰富的硒和一定量的维生素 D，都可以抗癌。

食疗功效

抗癌
提高免疫力

·烹饪小窍门·

炸金蒜时一定要
用凉油，且油
与蒜的比例为
10：1。

咖喱粉丝煲

食材

猪里脊肉、大虾、鸡蛋、粉丝、蒜、姜、洋葱、青红椒、咖喱粉、盐、干淀粉、鱼露、植物油各适量。

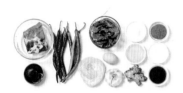

制作方法

❶ 猪里脊肉切成丝，大虾洗净去虾线后切丁，鸡蛋打散，洋葱、青红椒、姜切丝，蒜切末。粉丝用水泡好备用。

❷ 开火，锅中放入底油，炒好鸡蛋盛出备用。

❸ 蒜末凉油下锅，将蒜炸至金黄色捞出。将炸金蒜的油倒入咖喱粉中搅拌均匀，咖喱粉与蒜油的比例为2：1。

❹ 将肉丝用适量干淀粉和盐上浆。

❺ 开火，锅内倒入少量底油，滑熟浆好的肉丝，下入虾仁、姜丝，炒出香气。

❻ 倒入调制好的咖喱粉，上色后加入粉丝炒匀。

❼ 倒入适量的鱼露，开大火，加入洋葱和青红椒翻炒均匀。

❽ 下入炒好的鸡蛋，出锅撒上金蒜即可。

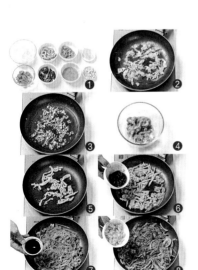

养生小贴士

咖喱有抗癌的功效，但对人体肠胃有一定的刺激作用，应适量食用。

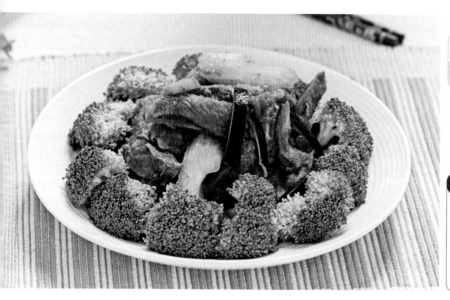

·烹饪小窍门·

西蓝花的根部较粗壮，打十字刀能使其整体熟的过程一致。

红煨牛肉

食材

牛腱子、西芹、西红柿、西蓝花、洋葱、葱、姜、花椒、桂皮、料酒、植物油各适量。

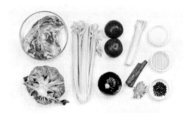

制作方法

❶ 西红柿用破壁机打成汁备用。西芹切段、洋葱切条备用。

❷ 西蓝花根部打十字刀，焯水后摆盘备用。

❸ 在清水中加入葱、姜、花椒、料酒卤制牛腱子。

❹ 牛腱子煮熟后切条。

❺ 热锅，倒入适量底油，放入葱、姜、几粒花椒、1片桂皮煸香。

❻ 下入熟牛肉，烹入少许料酒、清水。

❼ 倒入制好的番茄酱，取出香料。

❽ 西芹段下锅烹制。然后下入洋葱条，入味后即可出锅。

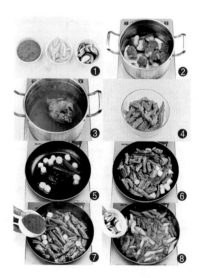

养生小贴士

生吃西红柿，可以补充维生素 C。烹熟的西红柿富含番茄红素。

食疗功效

预防肺癌
健脾开胃

·烹饪小窍门·

用白色纸巾轻轻揉搓苹果，若纸巾上出现了淡红色，就说明苹果皮上面有工业蜡。

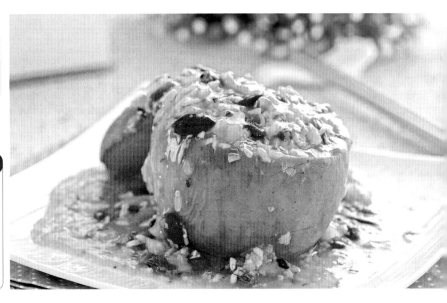

酒酿蒸苹果

 食材

苹果1个，黄瓜1根，酒酿、杏仁、葡萄干、枸杞各适量。

制作方法

① 将苹果洗净，切掉上盖，用勺子挖掉苹果肉和果核，制成苹果盅。

② 将苹果肉切碎、黄瓜切末备用。

③ 在酒酿中放入苹果碎、杏仁、葡萄干、枸杞搅拌均匀。

④ 将调好的酒酿倒入苹果盅里，盖上盖，上汽蒸15~20分钟。

⑤ 另起锅，锅内下入剩余的酒酿进行煲煮，出锅前加入适量黄瓜末。

⑥ 将熬好的汁浇在蒸好的苹果上即可。

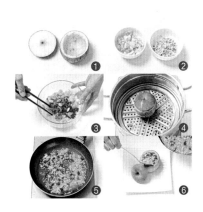

养生小贴士

苹果皮有助于预防肺癌。但苹果中所含的维生素C并不是特别多，想要补充维生素C的话，西红柿、柠檬等水果都是不错的选择。

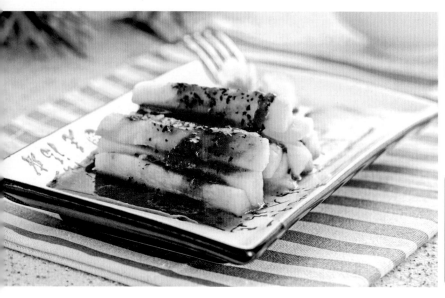

食疗功效
防癌抗癌

·烹饪小窍门·
山药表皮有一种
对皮肤有刺激作
用的成分，因此
去皮时要戴手套。

蜂蜜蓝莓山药

 食材

蓝莓100克，山药350克，蜂蜜15毫升。

制作方法

① 山药去皮，切成5厘米长的段后再切成粗条。

② 煮一锅开水。将山药条放入开水中，盖上锅盖焯烫2～3分钟。

③ 将新鲜的蓝莓放入搅拌机中，加入少量的清水进行搅拌。

④ 将蓝莓酱倒入碗中，调入适量蜂蜜搅拌均匀。

⑤ 将焯烫好的山药捞出过凉水，整齐地码在盘中，浇上蓝莓酱即可。

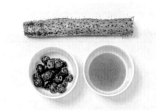

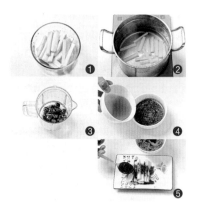

养生小贴士

蓝莓有通便的作用，所以腹泻的时候不宜食用。蓝莓的食用方法以鲜食和榨果汁为佳，也可以加蜂蜜制成蓝莓酱食用。

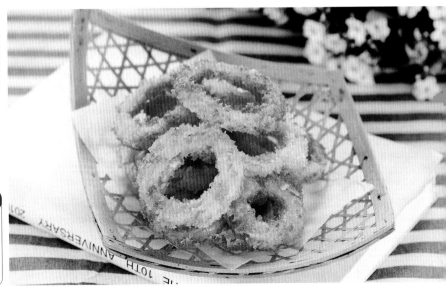

食疗功效

降压稳压
抗癌

·烹饪小窍门·

鸡蛋可起到黏合剂的效果，便于洋葱裹上面包糠。

酥香洋葱圈

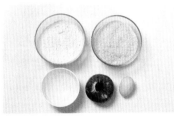

食材

洋葱 1 个，鸡蛋、面粉、面包糠、植物油各适量。

制作方法

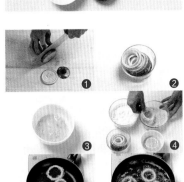

① 洋葱顶刀切成半公分左右的厚片。

② 切好的洋葱拆成洋葱圈备用。

③ 打一碗鸡蛋液备用。

④ 将洋葱圈先蘸一层面粉，再裹一层鸡蛋液，最后蘸上面包糠。

⑤ 起锅，倒入底油，待油温五成热时，再将洋葱圈下锅煎炸。

⑥ 洋葱圈炸至表面呈金黄色即可。

养生小贴士

洋葱生吃功效最好，营养保留也最全。炸蔬菜或者蘑菇时，可以在蔬菜、蘑菇上面裹上用面粉和鸡蛋制成的粉浆，同样可以使菜品具有酥脆的口感。

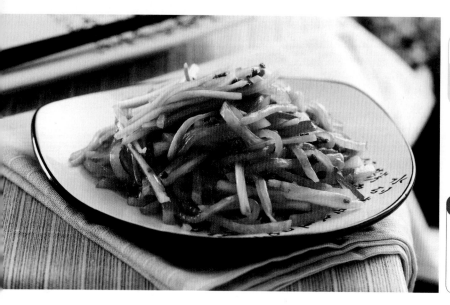

食疗功效

降压降脂
防癌抗癌

·烹饪小窍门·

大白菜和萝卜含水量大，不适宜久煮久烹。

醋溜二白

食材

大白菜1棵、白萝卜1根，猪瘦肉末、姜、蒜、香葱、彩椒、白糖、盐、水淀粉、生抽、老抽、醋、植物油各适量。

制作方法

① 大白菜择去菜叶，将白菜帮切成丝备用。白萝卜切丝，姜、蒜切末备用。

② 萝卜丝开水下锅焯煮至再次开锅，捞出过凉。

③ 调碗汁：醋和白糖以3：1比例加入碗中，再加入少许盐、1勺生抽、1勺老抽以及少许水淀粉。

④ 热锅，倒入底油，放入猪瘦肉末煸炒。待瘦肉末煸成干松状态时，放入姜蒜末提香。

⑤ 将白菜丝下入锅中，翻炒至塌秧。

⑥ 下入萝卜丝继续翻炒。烹入碗汁，勾入水淀粉，快速翻炒均匀。

⑦ 加入少许香葱和彩椒即可出锅。

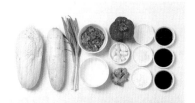

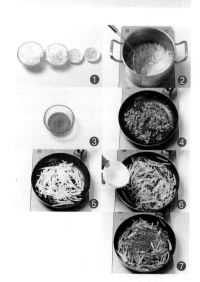

养生小贴士

白菜、圆白菜等都属于十字花科类的蔬菜，它们都含有生物活性物质，不能长时间炖煮。

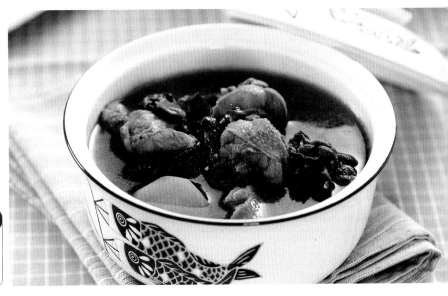

食疗功效

清理肠道
预防癌症

·烹饪小窍门·

榛蘑洗净后，一定要把水攥干。

小鸡炖蘑菇

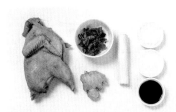

食材

笋鸡1只，榛蘑、葱、姜、白糖、酱油、植物油各适量。

制作方法

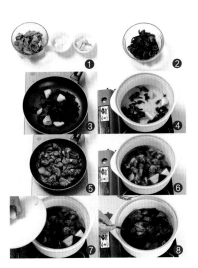

1. 笋鸡和葱、姜切块备用。锅中烧水备用。
2. 榛蘑提前用凉水泡大约十几分钟，把根部剪去约1厘米，挤干水备用。
3. 起锅，倒入少许底油，放入榛蘑，用小火煸炒，然后加入大块葱、姜煸炒。
4. 将煸炒掉水汽的榛蘑，倒入温水锅中，加盖煮制。
5. 另起锅，倒入少许底油，放入葱、姜爆香，将切好洗净的鸡块下锅煸炒至金黄。
6. 把鸡块滗去油后下入煮榛蘑的锅中，用中小火进行炖制。
7. 调入适量酱油和白糖，盖上盖炖制25分钟。
8. 关火后即可盛出食用。

养生小贴士

肠癌患者应减少红肉和脂肪的摄入，如果选择很嫩的公鸡，所含的脂肪会更低一些。

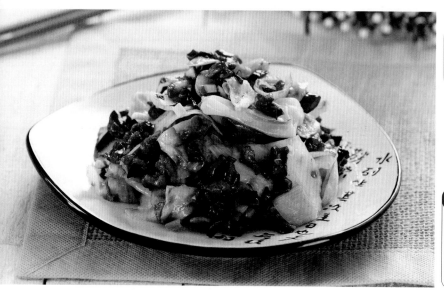

·烹饪小窍门·

圆白菜不用刀切，
直接用手撕口感
更好。

炝莲白

食材

圆白菜、猪肉末、紫甘蓝、干辣椒、葱、香葱、姜、
蒜、水淀粉、盐、白糖、醋、酱油、植物油各适量。

制作方法

❶ 圆白菜用手撕成片，干辣椒、葱、姜、蒜、紫甘蓝
切碎备用。

❷ 调碗汁：在碗中加入2克盐、5克白糖、一勺半醋、
1勺酱油、2勺水淀粉，搅拌均匀。

❸ 热锅，倒入少许底油，放入圆白菜，小火煸炒至塌
秧后盛出。

❹ 另起锅，将猪肉末放入锅中，煸炒至干香，再依次
加入干辣椒、葱、姜、蒜，煸炒出香味。

❺ 将煸炒好的圆白菜回锅，开大火，煸炒均匀，把兑
好的碗汁顺着锅边淌入锅中，待汤汁慢慢收浓。

❻ 加入紫甘蓝碎，点缀香葱即可出锅。

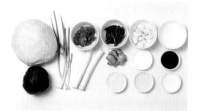

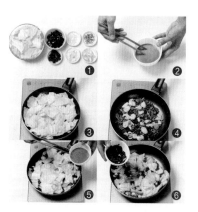

养生小贴士

圆白菜含有维生素U，可以保护胃黏膜，适合有胃
病或是胃经常不舒服的人群食用。